Implant Dentistry at a Glance

口腔种植学概览

原著第 2 版

原　著　[法] 雅克·马莱特（Jacques Malet）
　　　　[法] 弗朗西斯·莫拉（Francis Mora）
　　　　[法] 菲利普·布沙尔（Philippe Bouchard）

主　译　柴金友

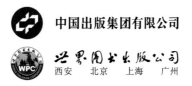

中国出版集团有限公司

世界图书出版公司
西安　北京　上海　广州

图书在版编目（CIP）数据

口腔种植学概览 /（法）雅克·马莱特（Jacques Malet），（法）弗朗西斯·莫拉（Francis Mora），（法）菲利普·布沙尔（Philippe Bouchard）著；柴金友主译 . —西安：世界图书出版西安有限公司，2023.9
书名原文：Implant Dentistry at a Glance
ISBN 978-7-5232-0652-2

Ⅰ . ①口… Ⅱ . ①雅… ②弗… ③菲… ④柴… Ⅲ . ①种植牙—口腔外科学 Ⅳ . ① R782.12

中国国家版本馆 CIP 数据核字（2023）第 133809 号

Implant Dentistry at a Glance, Second Edition by Jacques Malet, Francis Mora, Philippe Bouchard
ISBN: 9 781119292609
This edition first published 2018
© 2018 John Wiley & Sons Ltd.
Edition History
John Wiley & Sons (1e, 2012)

书　　名	口腔种植学概览	
	KOUQIANG ZHONGZHIXUE GAILAN	
原　　著	[法] 雅克·马莱特（Jacques Malet）	
	[法] 弗朗西斯·莫拉（Francis Mora）	
	[法] 菲利普·布沙尔（Philippe Bouchard）	
主　　译	柴金友	
责任编辑	马元怡	
装帧设计	新纪元文化传播	
出版发行	世界图书出版西安有限公司	
地　　址	西安市雁塔区曲江新区汇新路 355 号	
邮　　编	710061	
电　　话	029-87214941　029-87233647（市场营销部）	
	029-87234767（总编室）	
网　　址	http://www.wpcxa.com	
邮　　箱	xast@wpcxa.com	
经　　销	新华书店	
印　　刷	西安金鼎包装设计制作印务有限公司	
开　　本	889mm×1194mm　1/16	
印　　张	18.25	
字　　数	460 千字	
版次印次	2023 年 9 月第 1 版　2023 年 9 月第 1 次印刷	
版权登记	25-2023-198	
国际书号	ISBN 978-7-5232-0652-2	
定　　价	228.00 元	

医学投稿　xastyx@163.com　‖ 029-87279745　029-87285296
☆如有印装错误，请寄回本公司更换☆

译者序
Preface

随着近几十年的发展，现代口腔种植学已经成为一门涵盖甚广的综合性学科。关于口腔种植学的著作和文献琳琅满目，然而对于初学者来说，却常常找不到切入点进行学习。本书正如书名所言，是一本"概览"性著作，相对全面但又简要地介绍了口腔种植学所涉及的内容，非常适合作为学习口腔种植学的基础用书。

本书每个章节就一个小专题进行讲解，优点在于可以更自由地表达更细节的观点。相信读者在阅读的过程中可以感受到这一点。故而本书也适合有一定种植基础的专科医生在更专业的领域寻找兴趣点。此外，作者总结了每章的重点，使读者能够提纲挈领地掌握关键信息。

本书含有大量的临床图片及示意图。每一个关键的概念或操作步骤都有清晰的图片参考，这对于初学者来说是非常有用的，可以让初学者更好地理解作者的观点，也能在脑海中形成初步的印象。在临床中看到相似的情况时，读者可以联想到书中的内容，从而强化学习。反过来，对于本身有一定经验的医生，看到图片所指，也可以联想到自己的临床经验，从而有进一步的思考和提高。

本书还讲述了口腔健康相关生活质量和卫生经济学的相关内容。这在国内的书籍中提及较少，但又逐渐得到重视。希望这些内容能给读者一些新的启发，让他们在临床工作和科研中能有新的思考。

翻译讲究"信、达、雅"。然而，开始这项工作后，我发现这是一件很困难的事。鉴于这是一本专业书籍，且原作者水平远高于我，在翻译过程中，我只能尽量追求能达到"信"。本书的翻译过程中，很多专业术语参考了林野老师主译的《口腔颌面种植学词汇》。有一些术语的提法可能会存在分歧，比如对于种植体植入时机的术语，和我们大部分专家的提法有所差别。由于水平有限，翻译的准确性难免存在有欠缺的地方，希望读者们能批评指正。

特别感谢兰泽栋教授在本书的翻译过程中提供的指导和帮助，也感谢他在工作和生活中的帮助。

2023 年 8 月

　　本书第一版出版于2012年。这也意味着，本书的撰写从2010年就开始早早准备了。大约一年前，当编辑联系 Jacques、Francis 和我商量第二版的时候，我们非常惊讶，这距离第一版已经过去了7年。

　　本书第一版的初衷是为全科医生和学生在通往口腔种植学的路上提供帮助。书中尽可能多地向读者提供循证证据，梳理口腔种植操作过程。我们也很高兴地了解到：一些专科医生也对本书感兴趣，他们不仅能从本书中获取知识，也可以将其作为一些新领域的指南。需要强调的是，本书不是针对高级种植专科医生或修复专科医生的。因为对于专科医生来说，重要的临床信息在日常工作中就直接应用了。这些信息通常是潜在的，需要做出很大努力才能意识到口腔种植研究已经影响到日常临床实践。

　　我们达成一致，将本书的章节从50章增加到了63章。一些大的改变贯穿全书，包括文字和图片。另外，有一些章节增加了多选问题和视频资料。我们希望读者喜欢这种新形式。它旨在改善学生的学习曲线，以及使全科医生更容易地向一些复杂手术程序过渡。

　　第一版前言中强调，口腔种植治疗是牙科中相对新兴的领域。到现在口腔种植学仍然如此，还有无法回答的问题。不过，自2010年来，随着临床和基础研究中的巨大投入，两个有关口腔种植的期刊如今已跻身牙科期刊中的前十。过去的20年，选择口腔种植的人群已经慢慢发生变化，种植治疗不再只针对老年人；同时，世界上老年人的数量也在增加。

　　在过去10年，美学改善和缩短过程成为口腔种植学最重要的研究内容。如今，字化口腔种植学已经显现出明显的进步。口腔健康相关的生活质量、成本效益比和成本效果比也被引入口腔种植学研究领域。这些新的研究领域也证实了口腔种植被越来越多的需要牙齿修复的人接受。

　　通常认为，口腔种植治疗具有很高的可预期性，但是可预期性仍然存在挑战。这是因为种植体植入数量不断增加，专业使用者的人数也不断增加。在不久的将来，几乎不用怀疑，数字化技术将会降低种植的风险。

　　Jan Lindhe 在他里程碑式的教科书（第五版）中坚称：种植牙科已经成为牙周

医学的一个基本部分（Lindhe J, Lang NP, Karring T. Clinical Periodontology and Implant Dentistry. Fifth Ed. Blackwell Munksgaard Ed, 2008）。毫无疑问，牙周思考和实践形成了治疗种植体周围炎和维持美学的最好和最安全的道路。

我们希望本书的第二版能给读者这样的感受：非专科医生也能在口腔种植中获得成功，因为书中提供临床病例并不复杂；口腔种植中要处理好美学问题或者是软硬组织重建。书的章节不再局限于对简单程序的描述，我们希望临床医生可以被这些高级的技术所吸引，并因此受到鼓舞去进行更高级的训练。

Philippe Bouchard

致谢
Dedication

感谢我的孩子 Jeanne、Lou、Leo 和 Victor，感谢我的妻子 Lisa，感谢他们的爱和支持。谨以第二版献给那些每天激励我们不断提高知识和技能的人——我们的患者。

Jacques Malet

感谢我的妻子 Anne-Sophie，我优秀的孩子 Paul-Louis、Victor 及 Josephine，感谢他们一直的爱和忠诚。谨以本书献给我的母亲以及记忆中教会了我家庭重要性的父亲。

Francis Mora

谨以此书献给优秀的孙儿 Charlie、Elio 和 Juliette，以及所有对牙周医学和种植牙科学作出贡献的老师和学生们。

Philippe Bouchard

感谢 Rothschild 医院（法国巴黎，AP-HP 医疗集团）牙周科的老师们、研究生们和职工们。

特别感谢我们的导师 Jean Pierre Ouhayoun 教授和 Daniel Etienne 博士，没有他们，我们就不可能完成本书。

致谢
Acknowledgments ▌▌

我们想感谢以下同仁为我们提供了所列的图片：

Dr Bernard Schweitz：9 章，图 9.4。

Dr Murielle Mola：18 章，图 18.2。

Dr Catherine Artaud：18 章，图 18.3。

Dr May Feghali：24 章，图 24.3。

Dr Alexandre Sueur：29 章，图 29.3。

Dr Eric Maujean：52 章，图 52.2。

非常感谢 Pierre Carpentier 教授（4、5 章）、Olivier Fromentin 医生（24 章）和 Leonardo Matossian 医生（9 章）为本书所做的贡献。

特别感谢 Olivier Etienne 医生愿意为本书撰写关于计算机辅助设计（CAD）/ 计算机辅助制造技术（CAM）的章节（43 和 44 章）。

配套网站

本书配套网站如下：

www.wiley.com/go/malet/implant.

该网站中包含相关试题与视频供读者学习。

目录 ‖
Contents ‖

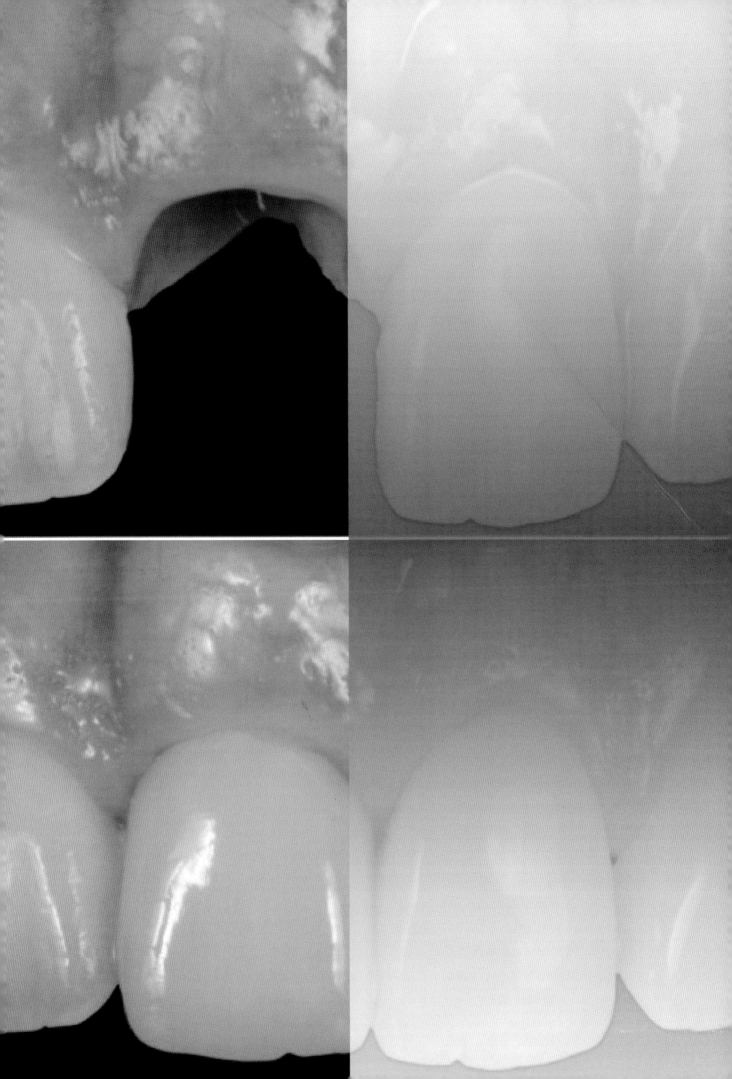

与种植修复相关的生活质量：口腔种植简介

根据世界卫生组织（World Health Organization, WHO）的定义，"健康是生理、心理、社会方面的完全良好状态，而不仅仅是没有疾病或虚弱"（WHO，1946）。基于这个定义，WHO定义生活质量（quality of life, QoL）为"个体对于他们生活的文化环境、价值体系与他们的目标、期望、标准和关注间的关系的体验"（WHO，1997）。换句话说，"生活质量是一个各方面良好的整体感觉，包含生活作为一个整体，各个方面的幸福和满足感"（CDC，2000）。

个体水平的健康相关生活质量（health-related quality of life, HRQoL）的概念为"包含生理和精神方面的健康感受（如能量状态、情绪等），以及相关的健康风险、条件、功能状态、社会支持和经济支持"（CDC，2000）。简短地说，疾病防控中心（CDC）把健康相关生活质量定义为"个体或群体生理和心理长期的健康体验"。

口腔健康相关生活质量

现在已经有很多评估口腔状况对于口腔健康相关生活质量影响的量表。口腔健康相关生活质量包含很多量表，如牙科对日常生活的影响量表（Dental Impact on Daily Living, DIDL），老年口腔健康评估指数（Geriatric/General Oral Health Assessment Index, GOHAI），口腔健康影响度量表（Oral Health Impact Profile, OHIP），以及口腔对于日常行为的影响量表（Oral Impacts on Daily performances, OIDP）等。在这些量表中，包含14个条目的OHIP-14是最常用的。由于评估内容的差异，很难采取一种综合的方法来评估牙齿缺失对于口腔健康相关生活质量的影响。

口腔种植体与口腔健康

口腔种植体的目的是修复缺失的牙齿。这是口腔医学中非常具有挑战性的一个方面：口腔科医生是否应该修复缺失的牙齿？而从患者的角度来看，这样的问题会很有意义：植入种植体有什么好处？换个方式说，应处理好以下问题：

- 缺失的牙齿是否应该修复？
- 种植牙能否提高患者的生活质量？
- 种植是不是一个性价比高的选择。

笔者希望这一章可以帮助从业者，不是说服患者选择种植，而是为他们提供足够的信息来帮助他们做出决策。

缺失的牙齿是否应该修复

探讨修复缺失牙齿的合理性超出了本书的范畴。然而，从逻辑上来说，人类需要有最少数量的牙齿和功能性咀嚼单位（functional masticatory units, FMUs）。咀嚼单位是指除切牙外，可以进行咀嚼的对应的一对牙齿或者修复体，以保证个体有可以接受的与口腔健康相关的生活质量。

牙齿数量

有学者已经证实了牙齿数量与口腔健康相关的生活质量显著相关（Tan et al，2016）。对老年人来说，少于17颗牙与较低的生活质量是相关的（Jensen et al，2008）。

有学者提出短牙弓（shortened dental arches, SDAs）的概念（Witter et al，1999）。这个概念是指牙列中有完整的前牙，而后牙缺失，这里的后牙是指磨牙。为了维持功能、美观、自然牙列，并达到口腔健康的要求，至少需要 20 颗牙的观点被作为建议提出（Petersen, Yamamoto, 2005）。牙医们支持短牙弓的实用性。近期的一项多中心研究显示，80% 参与研究的专业人员支持短牙弓的观念（Abuzar et al，2015）。

另外，短牙弓个体和戴活动义齿的个体间的口腔健康相关生活质量没有显著差异（Antunes et al，2016；Tan et al，2015）。这意味着，低口腔健康相关生活质量和短牙弓间没有相关性，治疗时修复至前牙和前磨牙而不修复磨牙，是一种可接受的方案。换句话说，需要修复一些牙，但不是所有缺失的牙。

功能性咀嚼单位

功能性咀嚼单位的概念对于简化咀嚼过程很有必要。从某种意义上说，咀嚼功能和咀嚼能力是有区别的。对于咀嚼功能的评估是基于复杂的实验室方法。定性评估有赖于视频或者肌电图检查（Hennequin et al，2005）。定量研究则通过咀嚼生的胡萝卜等，即在吞咽前收集并测量咀嚼后颗粒的大小（Woda et al，2010）。然而，在临床研究和流行病学研究中，功能性咀嚼单位是判定是否具有咀嚼能力的有效指标（Godlewski et al，2011）。在流行病学研究中，5 对功能性咀嚼单位常作为评判的阈值（Adolph et al，2017；Darnaud et al，2015）。

咬合和（或）咀嚼能力的降低对于健康的饮食是不利的，而且会导致血糖指标升高，增加脂肪的摄入，降低纤维素的摄入。换句话说，"好的营养是健康的基石（WHO，2017）"。咀嚼能力是保证健康饮食最重要的因素之一。据一项纵向研究的系统综述报道，吞咽效率受损是老年人营养不良的一个危险因素 [OR（比值比）=2.73；$P=0.015$]（Moreira et al，2016）。根据微型营养评定（Mini-Nutritional Assessment，MNA）的结果：功能性咀嚼单位的数量与 65 岁以上老年人的营养不良状况有显著的关系 [OR=2.79；95% CI（1.49，5.22）]（El Osta et al，2014）。对于

绝经女性，营养不良与炎症性生物标记物升高相关（Wood et al，2014）。在血液透析治疗的患者中，营养不良 - 炎症评分较高的患者发病率和（或）死亡率更高（Pisetkul et al，2010）。总体来说，至少 5 对功能性咀嚼单位，不仅是保障足够咀嚼能力的需要，也是保证健康饮食的需要。

最后，必须强调的是，牙齿和功能性咀嚼单位的数量并不足以描绘牙齿缺失的所有状况。牙齿同样会影响人的外貌，也就是说，牙齿还具有美学功能。牙齿美学与口腔健康相关生活质量有关（Broder，Wilson-Genderson，2007；Klages et al，2004）。牙齿对发音同样非常重要。最后但并不是最不重要的一点，牙齿缺失还与自尊心受损有关，所以牙齿缺失同样具有心理上的影响。

种植牙能否提高患者的生活质量

很多研究对下颌种植支持的覆盖义齿的优点进行评估，而对于上颌覆盖义齿的研究却非常有限。许多研究中心应用不同的方式进行了很多研究，结果显示患者在进行种植牙治疗后，生活质量有积极的改变。进行固定修复的患者往往较活动修复的患者口腔健康相关生活质量更好（OHIP-14；Brennan et al，2010）。基于 OHIP-21 量表对种植治疗后的评估显示，种植治疗后口腔健康相关生活质量有显著改善（Nickenig et al，2008）。最近一项系统综述显示，对于完全依靠义齿的患者，种植支持的覆盖义齿可以提高他们的咀嚼效率、咬合力量及满意度，但并没有显示对于营养状况的改善，生活质量的结果也仍不确定（Boven et al，2015）。

关于上颌种植支持固定修复体的研究却非常少，而且大多是基于单牙的研究。对于前牙区域至少有一枚种植体的患者，种植可以在美观和功能方面显著提高口腔健康相关生活质量（Pavel et al，2012）。另外，对所有进行了上颌前牙区单牙种植的患者，OIDP 量表也表现出了非常积极的结果（Angkaew et al，2017）。一个包含 7 个

问题的客观的、邮寄的问卷调查结果显示，接受种植治疗的老年患者，其生活质量评分结果非常好（Becker et al，2016）。

▍种植是不是一个性价比高的选择

在有种植体的无牙颌的老年患者中，70%的人愿意为种植修复支付传统修复3倍的费用（Esfandiari et al，2009）。在为了获得有效的治疗或者避免疾病或不适等情况而愿意为种植修复支付的患者中，这种支付意愿是最强的。在前牙区，94%的缺牙患者选择种植修复缺失牙齿而不是传统修复方式，并且有相当多的患者愿意选择这种治疗方式（Leung，McGrath，2010）。换句话说，性价比是一个很重要的问题，经济花费是种植市场增长的第一个障碍。

平均来说，牙支持的修复方式经济花费比种植修复高，即使种植修复的初始花费更高（Bouchard et al，2009）。一项包含14个研究的系统综述显示，对于单牙缺失的病例，一个单位的种植修复是比三单位的固定桥修复性价比更高的选择（Vogel et al，2013）。对于下颌无牙颌来说，两枚种植体支持的覆盖义齿是性价比较高的方式（Feine et al，2002；Thomason et al，

2009）。然而，仍然缺乏证据证实种植支持的固定修复比种植支持的覆盖义齿更好，尤其是性价比方面。在紧咬牙时，种植支持的固定修复和种植支持的覆盖义齿间，肌肉活动并没有显著差异（von der Gracht et al，2016）。

总体来说，与传统修复相比，种植修复有从起步到"主宰"阶段的趋势，尤其是在单牙修复及下颌无牙颌中两枚种植体支持的覆盖义齿方面。但是，未来仍需要更多设计更好的研究，来探讨种植支持的固定和活动修复对于生活质量的改善程度，尤其是对于上颌。

本章重点

· 并不是所有缺失的牙齿都需要修复。

· 短牙弓修复（不包含磨牙的20颗牙齿修复）是一种可接受且性价比高的选择。

· 对咀嚼来说，至少5~6对功能咀嚼单位是很有必要的。

· 咀嚼功能受损不仅影响全身健康，而且会影响口腔健康相关生活质量。

· 种植修复可以提高患者的生活质量。

· 两枚种植体支持的覆盖义齿是修复下颌无牙颌的一种性价比较高的选择。

2 基础篇：骨结合

种植修复的目标是先以一种微创的方式预备窝洞，然后将种植体植入其中。在这个过程中，完成对软组织的评估后，在皮质骨和松质骨中钻一个通道，将直径比通道稍宽的种植体（螺丝样的钛装置）慢慢地植入窝洞（之前钻出的通道）内。

种植体周围骨的挤压会减少种植体周围的血运，而种植体周围血运不足会导致骨－种植体界面产生非活性组织。术后炎性反应的目的在于清除损伤的组织，并启动愈合过程至产生骨结合，也就是新形成的骨和这种金属装置间的直接连接。

种植体颈部

种植体与骨间界面的初始稳定性是启动骨结合过程的重要因素。种植体的初期稳定性通常在皮质骨水平获得。在种植体颈部的皮质骨层区域，非活性的层板骨通常在种植体表面新骨形成前就开始吸收。

种植体体部

在种植体体部，即松质骨区域，愈合过程包括以下几个阶段（Berglundh et al，2003；Abrahamsson et al，2004）。

1. 凝块形成

血液充满种植体螺纹间的空隙。红细胞、中性粒细胞及巨噬细胞进入纤维蛋白网中。纤维蛋白凝块被肉芽组织代替。在富含胶原纤维的肉芽组织内，间叶细胞和血管开始增生（图2.1a、b）。

2. 骨改建

第一批骨髓来源的成骨细胞，进入肉芽组织。一周后，在血管周围的间叶组织即可观察到骨基质。在骨基质中，羟基磷灰石的沉积导致编织骨（不成熟骨）的产生。编织骨的产生（图2.1c）和局部血管再生的增加是相关的。编织骨以方向随机的胶原纤维、大量的骨细胞和较低的矿化密度为特点。编织骨填充于种植螺纹间隙，形成手术窝洞骨内壁与种植体外表面间的骨桥。骨结合的第一个阶段表现为编织骨和种植体间的直接连接，然后编织骨逐渐覆盖种植体的大部分表面。

3. 骨重建

在接下来的几周，在新形成的组织内，可以观察到板层骨的同心层（骨单元）（图2.1d、e）。编织骨渐渐被板层骨和骨髓（成熟骨）所代替（图2.1f）。板层骨是新形成骨中最强壮的类型，也是骨组织中最复杂的类型：它由胶原纤维组成，这些胶原纤维互相交错，并被包绕成平行排列的层。

种植负载

在愈合阶段，骨－种植体界面会有微量移动，但这个移动是有限度的，超过这个限度的微动度会导致结缔组织包绕种植体。另一方面，研究表明在人体中，即刻负载会导致高水平的骨－种植体接触（bone-to-implant contact，BIC）。初期稳定性的获得依赖于一些因素，包括骨密度和质量，种植体形状、设计和表面特征，以及手术技术。

即使愈合期完成（大约术后 3 个月），BIC 也达不到 100%。研究表明，种植体的功能负载可以增加 BIC（Berglundh et al，2005）。这个重要发现说明骨结合是一个连续的生物学过程，其与骨改建相关，并不随着愈合期完成而停止。对于机械负载的位点特异性骨适应性反应会增加骨结合的总时间，这就强调了维持阶段控制咬合负载和微生物的重要性。

本章重点

· 手术过程应尽可能微创。

· 良好的初期稳定性是骨结合的一个关键因素。

· 初期稳定性的获得与一些因素有关。

· 愈合期之后，功能性负载能增加种植体的骨－种植体接触。

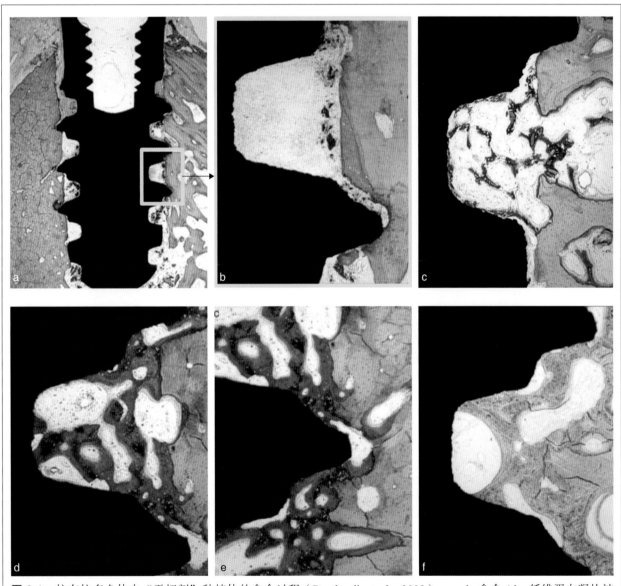

图 2.1 拉布拉多犬体内"无切割"种植体的愈合过程（Berglundh et al，2003）。a、b. 愈合 4d。纤维蛋白凝块被肉芽组织替代。c. 愈合 1 周。编织骨形成。d、e. 愈合 4 周。新形成的骨，包含编织骨和板层骨的结合。在斜面区域，骨改建表现活跃。e、f. 愈合 12 周。成熟的骨（板层骨和骨髓）与种植体近距离接触，并且覆盖大部分表面（获得 John Wiley & Sons 许可）

3 基础篇：种植体周围黏膜

种植体植入后，一个微妙的黏膜附着就建立了。种植体周围黏膜封闭了种植体表面，以保护骨组织，并且阻挡微生物和其他物质的渗入。关于人体的数据还很有限，以下大部分信息来自动物实验的推测。因此，愈合时间的数据很难直接转换到临床环境。

种植体周围黏膜是关闭种植体穿龈部分的瓣膜后，种植体周围软组织愈合过程的结果。

从临床角度来看，种植体周围黏膜是被口腔内的角化上皮所覆盖的，其质地坚韧、颜色粉红，与牙龈的临床表现没有不同（图 3.1a、b）。与天然牙周围的牙龈相比，种植体周围黏膜往往会更厚、高度更低。

从组织学角度来说，与牙周模型相比，种植体模型有以下特点（图 3.2）：

- 缺乏牙骨质。
- 缺乏牙周韧带。
- 附着结构不同。
- 胶原纤维 – 成纤维细胞比不同。

▌软组织内部尺寸

上皮屏障长约 2mm，结缔组织封闭厚 1~1.5mm。

无论黏膜厚度如何，这个尺寸会维持稳定。这就意味着，如果黏膜较薄（如 <2mm），将会发生骨吸收来维持这个尺寸。简短地说，就像天然牙一样，必须维持种植体周围的生物学宽度（图 3.3）。

▌软组织封闭

屏障上皮与种植体表面通过半桥粒连接，这种封闭和天然牙周围的上皮封闭完全一致。

结缔组织区域与种植体表面直接接触。结缔组织纤维与种植体表面平行，而不与金属种植体连接（黏附）。因此，对种植体周围进行探诊，阻力会较天然牙小。然而，对健康组织进行探诊时，在种植体和天然牙中，探入水平相似。与天然牙相比，种植体周围边缘性炎症与过深的探诊侵入有关。

▌软组织组成

与牙龈相比，种植体周围黏膜含胶原纤维更多，而成纤维细胞和血管较少。

▌软组织愈合

由于缺乏牙周韧带的血管丛，种植体的血供有两个来源：种植体周围黏膜和骨膜下血管。

成熟的屏障上皮可见于愈合 8~9 周，而胶原纤维在愈合后 4~6 周形成。

种植体周围黏膜的修复潜能是有限的，因为：

- 缺乏牙周膜。
- 黏膜中细胞成分减少。
- 血管较少。

本章重点

- 种植体周围黏膜封闭种植体，但不附着于种植体。
- 无论黏膜厚度如何，生物学宽度都会得到维持。
- 与牙龈相比，种植体周围黏膜是一种类瘢痕组织，胶原纤维丰富，成纤维细胞较少，血供有限。
- 相比于牙龈组织，种植体周围黏膜的修复潜能更加有限。

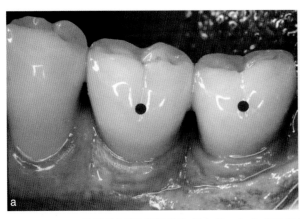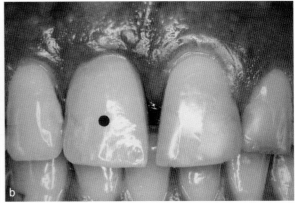

图 3.1 a、b. 种植体周围黏膜的临床表现。红点表示种植支持的修复体

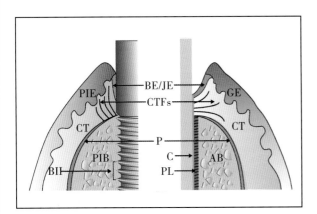

图 3.2 牙和种植体周围组织的差异。AB：牙槽骨；BE：屏障上皮；BII：骨 – 种植体界面；C：牙骨质；CT: 结缔组织；CTFs：结缔组织纤维；GE：牙龈上皮；JE: 结合上皮；P: 骨膜；PIB：种植体周围骨；PIE: 种植体周围上皮；PL: 牙周韧带

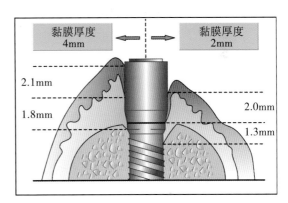

图 3.3 种植体周围的生物学宽度

4 基础篇：下颌手术解剖

植入种植体需要到达骨组织的通路（通常需要翻瓣），以便进行骨的预备。对软组织（牙龈和牙槽黏膜）的处理和骨的预备必须遵循一些解剖结构，以避免造成较难处理的损伤：如可逆或不可逆的神经损伤、血肿，以及侵入不希望的解剖区域。下文将描述风险水平（高、中、低）及预防方法。

前牙区

这个区域通常认为是手术损伤的低风险水平区域。但是，一些解剖结构必须认清。

切牙管（图4.1、图4.2）是下颌管的延伸，内有神经和血管。这个结构的损伤通常没有临床后果，但在第一前磨牙区域除外，有时尖牙区域亦除外。

在超过80%的病例中，可以在X线片或者CT图像上观察到舌侧孔（图4.3），位于颏棘附近。舌下动脉的一个分支进入此孔，为骨供血。

神经血管结构
- 骨内：切牙管内的切牙神经。
- 颊侧：颏动脉、颏下动脉、颏神经。
- 舌侧：舌下动脉。

重 点

·舌下动脉和颏下动脉（中度风险）：在侧切牙和尖牙区域，当骨预备的过程中发生下颌骨基底穿孔时，不能忽视损伤动脉的风险，这可能导致口底和咽旁间隙出血。术中翻开舌侧骨膜并进行充分压迫或者结扎可以预防此问题。

后牙区

下牙槽神经从下颌支远中经下颌孔进入下颌管，从舌侧走行到唇侧，在颏孔（大多位于第一和第二前磨牙间）处变成颏神经，分为皮肤和牙龈的三条分支。牙齿未缺失时，牙槽嵴顶与颏孔上缘的距离为（10±5）mm。下牙槽神经偶会有一个前袢（图4.1）。

目前对于变异（双下颌管、多个神经孔）情况的报告较少。

下颌体的后部区域常会出现舌侧凹陷（图4.3），容纳下颌下腺。

舌神经（图4.2、图4.4）在智齿区域走行接近下颌内表面，然后斜行向前向内、向下到达舌尖。

神经血管结构
- 骨内：下牙槽神经、下牙槽动脉。
- 颊侧：颊神经、面动脉分支、颏神经。
- 舌侧：舌神经。

重 点

·下牙槽神经（高风险）：骨预备时，撕裂或压迫下颌管内的下牙槽神经或者切割到前袢都会导致永久性感觉异常。在这个区域，精确的术前三维影像（CT或CBCT扫描）非常重要。

·颏神经（中度风险）：可能会被切割（分离过程中）或压迫（通过器械）。

·舌神经（中度风险）：如果操作不够谨慎，那么在翻开舌侧全厚瓣时，可能会损伤或压迫舌神经。

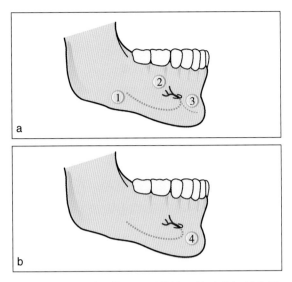

图 4.1 下颌：神经管。下牙槽神经的两种解剖变异。a. 前部延伸：切牙管。b. 前袢。1. 下牙槽神经；2. 颏神经；3. 切牙管；4. 下牙槽神经的前袢

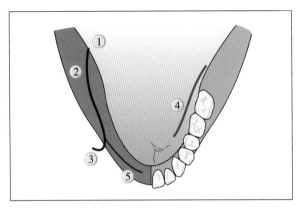

图 4.2 下颌：水平截面和（或）咬合面观。1. 下颌孔；2. 下颌管（下牙槽神经）；3. 颏孔；4. 舌神经；5. 切牙管

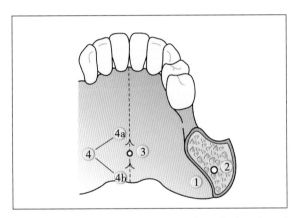

图 4.3 下颌：后部垂直截面。1. 舌侧骨皮质凹陷：下颌下凹；2. 下颌管（下牙槽神经）；3. 舌侧孔；4. 颏棘：a. 颏舌肌附着点；b. 颏舌骨肌附着点

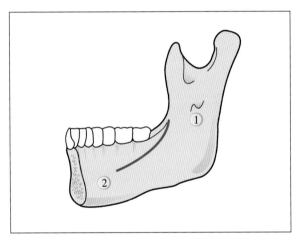

图 4.4 下颌：舌侧观。1. 下颌孔；2. 舌神经

基础篇：上颌手术解剖

▎前部区域

这个区域位于上颌窦前壁间，通常骨质较好。在此区域，根尖常受与上颌窦相通（通过中鼻道）的鼻腔的影响（图5.1）。鼻底轻度的侵入或者穿孔可能不产生不良后果。

基于机械应力的分布，尖牙区域具有非常重要的意义。

切牙孔（延伸为切牙管）位于中切牙间略偏腭侧（图5.1），其占位可能影响种植体的植入。切牙孔的内容物（小血管和神经）为非必需的，可以通过植骨材料或骨替代品填充，以改进骨床。

神经血管结构
颊侧（图5.2）

骨内结构

- 眶下动脉分支：上牙槽前动脉。
- 眶下神经末端分支：上牙槽前神经。

软组织结构

- 眶下动脉分支。
- 眶下神经末端分支。
- 面动脉（上唇动脉）和面神经分支。

舌侧（图5.1）

切牙孔和切牙管：进入鼻腔的腭大神经终末分支，以及来自鼻腔的鼻腭神经的终末分支。

> **重 点**
>
> 上颌前部区域风险低，但应避免鼻底穿孔，并避开切牙孔（必要时去除其内容物）。

▎后牙区

上颌窦是一个很大的空腔，衬有一层薄膜。对健康的上颌窦底轻微的侵入或穿孔可能不会有不良后果。

上颌窦和高等级手术

在这个区域，通常应用上颌窦提升术增加骨量。由于上颌窦分隔的存在，常常会使这个手术复杂化。上颌窦分隔见于大约30%的上颌窦，最常位于第一、第二磨牙间。上颌窦内的通透性必须在手术前仔细检查。

上颌结节与翼腭窝区域（图5.3、图5.4）：为了避开上颌窦，通常在上颌结节处植入种植体。某些情况下，在骨缝处（腭骨–翼突–上颌结节）必须保证初期稳定性。

神经血管结构
颊侧（图5.4）

- 上颌动脉分支：上牙槽后动脉、牙槽上颌窦动脉。
- 上颌神经分支：上牙槽后神经、上牙槽中神经和上牙槽前神经。
- 面部：面动脉和面神经分支。

腭侧（图5.1）

腭大动脉分支、腭大神经分支、腭大孔。腭大孔位于硬腭上，接近第二磨牙或第三磨牙根尖的位置。腭大孔在腭侧内含一条大的血管——腭大动脉。这条动脉走行于牙槽突和或多或少形成深沟的硬腭转角，在分出许多细小分支后，到达或者进入切牙管。

重点

· 牙槽上颌窦动脉（中度风险）：上颌窦底提升（见51章）的过程中，可能会因为骨的预备过程切割到这条动脉而发生血肿。建议在CT图像上定位该动脉，并于手术过程中在上颌窦壁上进行定位，如果可能要尽量避免损伤该动脉。

· 腭大动脉（中度风险）：软组织移植时有血肿的风险。如果仔细操作，这种风险是很小的。切口应远离腭大孔。高度风险：后牙区种植体植入腭大管产生的血肿会波及软腭及咽旁间隙。对于腭大管的位置和神经血管蒂的认识是非常重要的。

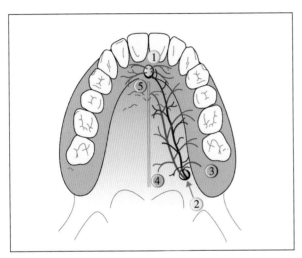

图 5.1　上颌：腭面观。1.切牙孔；2.腭大孔；3.腭降动脉；4.腭大神经；5.鼻腭神经

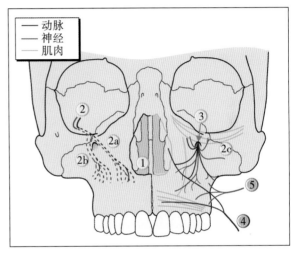

图 5.2　上颌：前面观。右侧：骨内结构。1.鼻腔；2.眶下动脉和眶下神经；2a.上牙槽前动脉和神经；2b.上牙槽中动脉和神经；左侧：软组织结构。2c.眶下动脉和神经分支；3.眶下孔；4.面动脉和上唇动脉；5.面神经

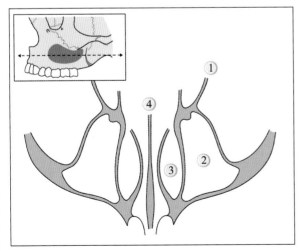

图 5.3　上颌：水平截面。1.翼突外侧板；2.上颌窦；3.下鼻道；4.鼻中隔

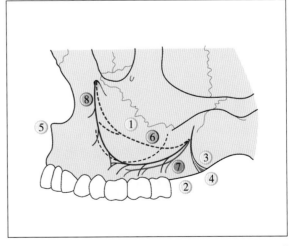

图 5.4　上颌：侧面观。1.上颌窦；2.上颌结节；3.翼突外侧板；4.腭骨（锥突）；5.前鼻棘；6.牙槽上颌窦动脉；7.上牙槽后动脉和神经；8.眶下动脉分支

6 基础篇：骨的形状和质量

骨量、形状和骨质是确定治疗计划的重要参数。这些参数极大地影响了手术程序和种植体尺寸的选择。

骨量决定了可用的骨，也就是可以用来植入种植体的骨的尺寸。骨质是指骨的密度、强度和弹性，它决定了骨支持修复体所带来的压力的能力。

▌骨的形状

骨的吸收与许多因素有关，如牙齿缺失、外伤、感染、牙周炎及拔牙程序等。牙齿拔除后，如果不考虑牙槽嵴保存技术，那么唇侧骨板的吸收要比舌腭侧重要。拔牙后的 3 个月内，牙槽骨的损失量几乎是拔牙后其他时间的 10 倍。上颌后牙区的吸收比颌骨其他区域更明显。

学者们提出了一些分类方法。Lekholm 和 Zarb 提出的分类方法（1985）是基于剩余牙槽骨的形态，可以适用于种植体的植入。他们描述了无牙患者颌骨吸收的 5 个等级，包含从最小量的吸收到严重的骨萎缩（图 6.1）。

▌骨　质

骨的内部结构的质量或者密度表现了许多生物学特性。较差的骨质可能与种植体的失败相关。根据沃尔夫定律（Wolff's laws，1892），骨的形状和功能是以生物力学概念为基础的，而这个生物力学概念来源于数学模型。因此，下颌被设计为具有致密的外部皮质骨和粗糙或致密的小梁骨的应力吸收单元。而上颌骨则是应力分散单元：颧弓和上腭分散应力，以保护大脑和眼眶。有牙齿的时候，上颌骨表现为薄的皮质骨和小梁骨。骨的形成和改建都可认为是对骨的机械压应力和拉应力的适应表现。

Lekholm 和 Zarb（1985）用有序的四分尺（图 6.1）对骨的密度进行分类。Ⅰ类密度骨位于下颌前牙区。Ⅱ类密度骨最常见于下颌。Ⅲ类密度骨上颌前牙区很常见。而骨质最差的Ⅳ类密度骨，则位于上颌后部。

一些研究应用有限元分析，对多种种植体设计和不同的骨质模型进行压和（或）拉应力分布的分析。钛－皮质骨界面与钛－松质骨界面相比，显示出较小的微应力。

根据骨密度的分类，可以对种植体的设计和表面做出选择。同样重要的是，要评估骨质，以决定理想的骨预备程序、愈合时间和负载程序。

▌临床检查

医生应充分评估上下牙弓间的水平差异，以避免生物力学方面的并发症（图 6.2）。紧邻缺牙区边缘的牙的垂直方向的骨水平与种植位点的骨水平的差异也应该得到充分评估（图 6.3a）。𬌗龈距通过对颌牙与牙槽嵴顶间的高度进行评估。

对于可用骨量的检查，可以通过临床扣诊，感知牙槽嵴顶的形状及前庭的深度，从而进行评估（图 6.3b）。CT 扫描可以对此进行确定（图 6.3c）。

骨密度可以在局麻下或者种植手术中对种植位点预备时，通过穿过黏膜的探诊进行评估。骨密度和骨预备时的手感有很强的相关性。

本章重点

· 骨的形状和质地对牙科种植中的治疗计划有很大影响。

· 在影像学分析前，可以通过临床检查评估骨的形状。

· 骨质无法在临床检查中进行评估。

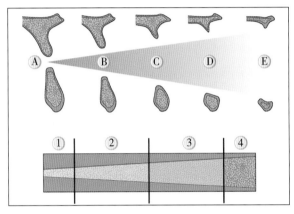

图 6.1 骨的分类。A~E 表示骨的形状。1~4 表示骨的质量。1. 皮质骨；2. 致密的皮质 – 松质骨；3. 疏松的皮质 – 松质骨；4. 薄的皮质骨和非常疏松的髓质骨

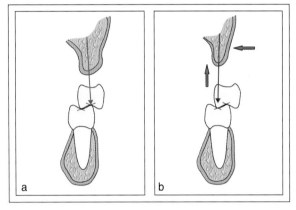

图 6.2 骨量的吸收和咬合关系。a. 拔牙后骨量轻度吸收时，种植体的轴向（蓝色箭头）与天然牙相似。b. 当骨的水平方向和垂直方向都严重吸收时，种植体的轴向（红色箭头）无法维持合适的咬合关系

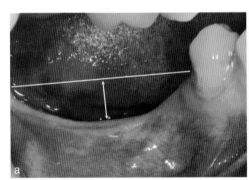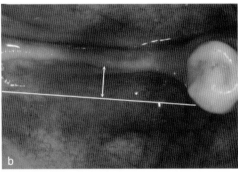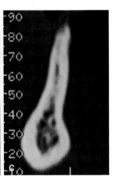

图 6.3 a、b. 临床检查所见无牙区牙槽嵴水平方向和垂直方向骨吸收。c. 影像表现证实了临床检查的情况

7 种植体宏观结构：形状和尺寸

大部分螺纹型种植体都有不同的形状和尺寸。临床医生可以根据临床情况选择最合适的种植体（见 28 章）。

牙科种植中的治疗计划目标在于将种植体表面与骨床的接触最大化，以提供良好的骨 – 种植体接触（Bone-to-implant contact, BIC）。种植体表面积随着种植体长度和直径的增加而增加，但也受种植体的设计和表面特性的影响（见 10 章）。大多情况下，使用标准种植体都可以获得理想的接触。

种植手术的另一个主要目标是获得良好的初期稳定性（primary stability）。从这个角度来看，有多种尺寸和设计的商用种植体可以选择（表 7.1）。

文献证实，在有足够的骨量和良好的骨质的情况下，标准种植体的成功率良好。在骨量有限（高度或宽度）时，可替代骨增量手术的选择是使用窄、短或宽的种植体来适应现有的骨解剖条件。

关于种植体尺寸对于种植体存活率和（或）成功率影响的证据还很有限。因此，除了标准种植体，临床指南主要基于生物力学理论，这些理论有的被临床试验证实，有的没有。

表 7.1 可获得的商用牙科种植体

	长度（mm）	直径（mm）
最小	5	2
标准植体	10	3.75~4.1
最大	20	6.9

种植体的长度

种植体的长度（图 7.2）可以定义为：植入骨里的种植体上最冠方的部分与根方的部分间的距离（图 7.1）。大多种植系统提供 4~20mm 甚至更长的种植体。

长种植体（>10mm）会被建议用在一些需要通过根尖锚定获得初期稳定性的特殊情况下，如即刻种植、骨缺损、斜种植体、骨条件过差。除此之外，不推荐使用长种植体，特别是在下颌，因为会有根尖部过热的风险。

短种植体可以作为骨增量手术的良好替代方案（见 28 章）。

种植体的直径

种植体的直径（图 7.2）表示植入骨中的种植体螺纹的外部的距离，它与修复基台的直径不同（图 7.1）。

大多数种植系统提供的种植体直径范围为 3~6mm（图 7.3、图 7.4）。理想的种植体直径选择应满足以下条件：

· 保留足量的骨（皮质骨板）。
· 与相邻牙根的间距 >1.5mm。
· 足够的穿龈袖口保证美学和口腔卫生。

使用宽种植体（直径 ≥ 5mm）有优势，也有风险（表 7.2）。

对于宽种植体的系统数据还很有限。文献报道显示，对于条件较差的位点、骨密度较低或者术者正处于学习阶段时宽种植体的失败率较高。

推荐应用一种适应性的手术方式来确保初期稳定性（较软的骨）和防止过热（致密的骨）。而对于宽种植体，推荐应用一次法手术。

窄种植体（3~3.3mm）是水平骨重建（骨宽度 <5mm）的一个很好的替代方案。窄种植体非常适用于下颌切牙和上颌侧切牙，以及近远中修复空间或骨空间非常有限的情况。

表 7.2 种植体的直径和长度：相对于标准种植体的适应证

	优点	缺点	适应证
长种植体 （>10mm）	初期稳定性	根尖部过热	即刻种植 骨缺损 倾斜种植体 骨质差
短种植体 （<9mm）	替代骨移植	难以获得初期稳定性	骨高度不足
宽种植体 （>4mm）	初期稳定性 皮质骨锚定 颈部骨接触 应力分布 抗力结构	横向过热风险	骨高度不足 骨质差 磨牙 磨牙症 较宽的位点（失败）
窄种植体（<3.7mm）	替代骨移植	机械抗力较差	直径较小的牙 空间不足

对于这种种植体，机械抗力的降低要求良好的殆力控制。

种植体的形状

由于种植体的形状可能改变手术结果（初期稳定性、骨压力）及生物力学参数（行使咬合功能时的应力分布），现已研发出不同设计的螺纹型种植体。

种植体的螺纹设计

种植体螺纹形状的设计一方面为了改善骨-种植体界面的应力分布，另一方面则是为了增加 BIC（初期稳定性和骨结合质量）。

市面上有不同螺纹设计的种植体（图 7.5）。

与其他设计相比，方形螺纹设计可以增加骨结合的质量（BIC 和反向扭矩；Steigenga et al，2004），并且可以更好地传递剪切应力。

更深的螺纹深度可以增加种植体与骨的接触面，因此适用于骨质较差的病例和殆力较大的情况，而较浅的螺纹深度可以更好地植入致密的骨内。

对种植体设计的数据应该谨慎理解，因为它们大多来源于有限元分析（理论模型）。

柱形和锥形种植体

锥形种植体可以减少对骨增量手术的需求，并且在即刻种植中增加初期稳定性，因为它与拔牙窝更接近。然而，这种差异并未被证实（Lang et al，2007）。

没有证据证实某种种植体比另一种有更高的成功率或临床优势（Esposito et al，2007）。大多情况下，术者的个人感知是特定设计的种植体的选择标准。

本章重点

· 标准种植体的文献证据充分。

· 宽种植体需要与其相适应的手术程序。

· 窄种植体不推荐用于过度的咬合负载。

· 没有证据证实种植体形状设计是影响成功率的可能因素。

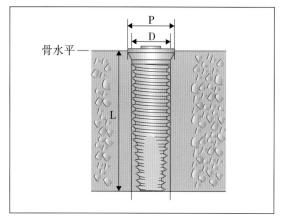

图 7.1 种植体尺寸。L: 长度；D: 直径；P: 平台

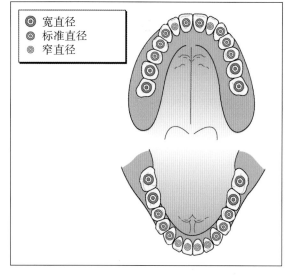

图 7.2 根据位置（牙的大小）选择种植体直径

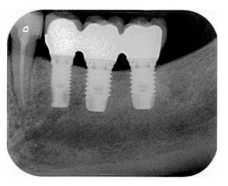

图 7.3 宽种植体（牙位 36 和 37，直径 5mm，长 8.5mm）

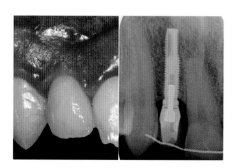

图 7.4 窄种植体（长 13mm，直径 3.3mm）

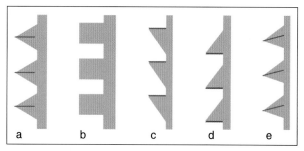

图 7.5 目前可获得的种植体的螺纹类型。a."V"形螺纹。b. 方形螺纹。c. 斜方螺纹。d. 反斜方螺纹。e. 螺旋螺纹（引自 Abuhussein et al，2010，且获得 John Wiley&Sons 许可）

8 种植体宏观结构：短种植体

短种植体和超短种植体是垂直骨增量的替代方案，可以避免种植体植入手术过程中的额外程序。与为了增加骨量的经典的种植前手术相比，短种植体和超短种植体性价比更高且更舒适。所以，研究短种植体，以及将其和传统的手术方法相比较，是很有临床意义的。近期的研究数据鼓励在萎缩牙槽嵴中使用短种植体。然而，虽然小种植体（包括短种植体和小直径种植体）从直观上看很有吸引力，但需要通过成本－收益分析和成本－效益分析来评估其长期效益。

定 义

种植体体部长度 ≤ 8mm 的种植体为短种植体（图 8.1），而 ≤ 5mm 的种植体为超短种植体（Nisand, Renouard, 2014）。由于目前缺乏共识，这种基于个人观点的定义似乎很方便。但不管怎样，即使不考虑该定义，也不会影响与种植体长度相关的预后。

存活率和成功率

在自体骨中短种植体和标准种植体的比较

种植体的长度本身对边缘骨丧失没有影响（Monje et al, 2014）。短种植体的存活率和成功率受初期稳定性的影响，但在密度较低的骨质中有时较难获得（Javed et al, 2013）。正常情况下下颌后牙区的骨密度较上颌高（Thoma et al, 2015），因此，短种植体在上颌后牙区的成功率低于下颌。现在的前瞻性研究通常显示短种植体的存活率和成功率与标准种植体相近。这种结果上的改善可能是因为使用了粗糙表面种植体

和更适合的手术方式。

在上颌窦提升术后短种植体和标准种植体的比较

虽然对照临床研究数据较有限，但是系统回顾表明，在上颌窦提升术后的再生骨中，短种植体与标准种植体相比存活率较接近，且并发症更少（Fan et al, 2017；Thoma et al, 2015）。另外，从患者的角度和成本上考虑，更倾向于短种植体，因为上颌窦提升术意味着更多的手术程序和更长时间的不健全状态（Thoma et al, 2017）。

超短种植体

有一些病例报告显示超短种植体在下颌后牙区可获得成功。但是，目前没有足够的证据支持超短种植体可以替代萎缩的下颌后牙区种植前期的骨增量手术。

局限性

如果不考虑修复设计或缺牙类型（图 8.1、图 8.2），可以推荐使用短种植体。然而，短种植体常用于牙槽骨显著吸收的情况。这种吸收不但减少了骨的尺寸，同时也会增加修复的间隙。因此，由于种植体长度的减少和牙冠高度的增加，常会看到冠根比的增加。一项系统综述表明，冠根比会影响颈部骨水平（Garaicoa-Pazmino et al, 2014）。从 0.6：1 到 2.36：1，冠根比越大，种植体周围的边缘骨丧失越多（边缘骨水平越低）。因此，颌间距过大时，不应该使用短种植体。然而，没有以证据为基础的指南提出冠根比安全阈值，已经发表的冠根比的信息很有限而又

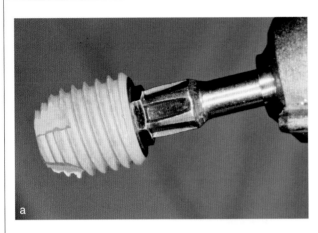

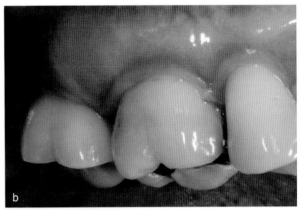

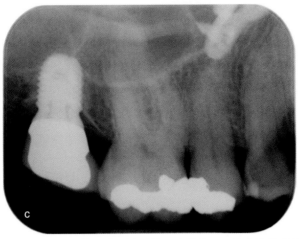

图8.1 短种植体（长度7mm，直径6mm）支持的单牙（牙位17）修复。a.植入前的种植体。b.负重两年的临床所见。c.平行投照X线片（两年后）

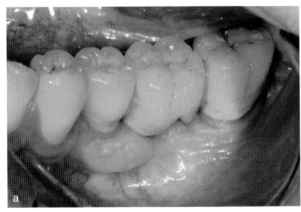

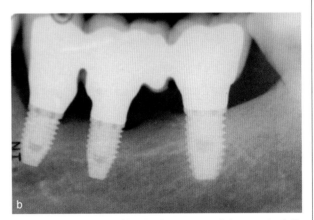

图8.2 35和36位置两枚短种植体（长度7mm，直径4mm）及37位置宽种植体（长度8.5mm，直径5mm）支持的固定局部义齿。a.临床观。b.影像表现

充满争议。目前，决策的制定仍主要基于术者的经验。

决策制定过程受很多因素影响。首先，决定使用短种植体替代骨增量手术后的标准种植体时，必须平衡病态和手术相关的风险（图8.3）。第二，必须考虑到术者的技术水平，有时很难获得初期稳定性。对短种植体来说，在手术结束时，必须获得良好的初期稳定性。第三，骨密度是一个重要的临床参数。有人推荐，对于可接受的骨密度（骨密度分类不超过Ⅱ类），短种植体或超短种植体可用于剩余骨高度5~6mm的区域。第

四，在美学区域，短种植体可用于当骨量不足、理想的种植体风险较高或者无法使用（颊侧骨凹陷，不理想的骨长轴等；图8.4）的情况。最后，对于有边缘骨丧失风险的患者，如牙周条件较差的患者或者吸烟患者，一般不推荐使用短种植体。

临床建议

以下建议适用于短种植体：
- 拔牙后有足够的时间，以便①避开骨的改

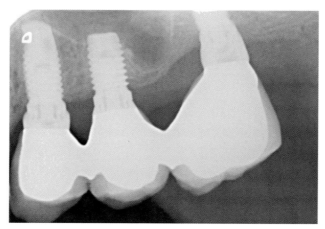

图8.3 上颌窦提升过程中的风险。3枚种植体支持的固定修复体。标准种植体用于25和27牙位。26位置用了1枚短种植体（长度7mm，直径4mm）来避免上颌窦提升手术。图示负重5年后的影像学表现

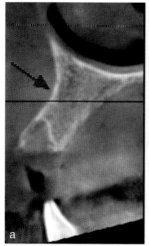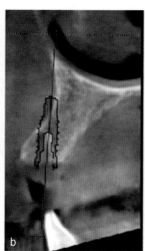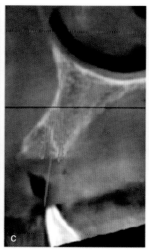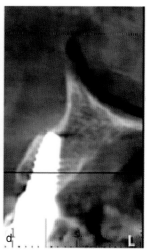

图8.4 短种植体用于美学区域。a.颊侧骨凹陷（红色箭头）导致无法使用标准种植体。b.模拟标准种植体植入时，种植体根尖穿出唇侧皮质骨。c.三维位置合适的短种植体。d.1年后随访

建；②获得皮质骨的锚定，以提高初期稳定性。

· 在较软的骨质中，推荐进行级差备洞，以便提高初期稳定性。

· 必须使用中等粗糙或者生物活性表面的种植体。

· 防止过热，如致密骨中的过度骨压力，必须严格遵循逐级预备。

· 不推荐即刻种植或即刻负载。

本章重点

· 对于需要考虑复杂骨增量手术的患者，短种植体也是一种可选方案。

· 没有足够证据推荐超短种植体。

· 骨质和初期稳定性是手术成功的基石。

· 使用短种植体要求术者技术熟练。

9 种植体宏观结构：特殊种植体

直径<3mm的种植体是一类特殊的种植体，不可用于支持永久修复体，大多是临时的，其与可长期使用的窄种植体不同，窄种植体可用于任何修复设计。两种特殊设计的种植体根据用途可定义为：①正畸微种植体（OMI），在正畸患者中作为临时支抗（图9.1）；②小种植体（MDI），可用于支持临时修复体或可摘覆盖义齿（图9.2）。

正畸微种植体

对于正畸医生，这是一种有效的支抗工具（Antoszewska-Smith et al，2017；Reynders et al，2009）。因此，根据这个目的，"微种植体（mini-implant）""微螺钉（mini-screw）"和"正畸种植体（orthodontic implant）"等术语有时也可互换使用。正畸微种植体常用于缩短治疗时间，或作为一种口外支抗的替代方法（图9.3），因为口外支抗对大多患者来说较麻烦。

对微种植体来说，由于骨结合过程不是必要条件，因此负载时间可为1天到4周。即刻负载提高了微种植体的成功率（Melsen，Costa，2000）。

正畸微种植体失败的定义为正畸微种植体的丧失或者松动。正畸微种植体的失败比传统的牙种植体更常见，青少年比成年人更常见，这种差异对下颌的影响更明显（Chen et al，2007；Watanbe et al，2017）。

种植前诊断程序

正畸微种植体植入前，必须仔细检查软硬组织。正畸微种植体必须尽可能紧密地种植在角化软组织中。通过石膏模型和X线片可以确定种植的精确位置。彻底的牙周检查可以指示牙龈生物型、膜龈联合线和系带附着。正畸医生可以在石膏模型上标示正畸微种植体的合适位置。

根尖片对于种植体植入手术是必要的。根尖片用于评估骨密度，确定种植的安全区域，即不影响牙体和解剖结构的区域，以免其受到损伤。

手术技术

微种植体的穿龈种植是一种直接的手术程序，因为不用翻瓣。但是，正畸微种植体对技术要求很严格。

手术区域进行局部麻醉。大多正畸微种植体是自攻性的，除非对于皮质骨非常厚的病例，因此通常是不需要预备的。如果有良好的手术入路，正畸微种植体可通过手动扳手很好地植入。

正畸微种植体通过反角连接低速植入。在穿透皮质骨后，减少手部施加的压力，使正畸微种植体在牙根间较软的牙槽骨中继续深入。阻力的增加暗示可能接触到了牙根。

初期稳定性对于正畸微种植体是必需的。一旦获得初期稳定性，正畸微种植体就可以在48h内进行负载。如果无法获得初期稳定，就应该在其他位置重新植入，因为这种种植体无法获得后期的稳定性。

文献显示正畸微种植体有许多并发症，如黏膜炎症、牙根损伤、神经和（或）微血管损伤、种植体折断及上颌窦穿孔，必须密切随访，因为并发症会随着时间进展。这些并发症有时出现较晚，可能出现在正畸微种植体植入后12个月。对于这种较晚出现的微种植体失败，可以在3个月后在相同位置植入另一枚正畸微种植体。

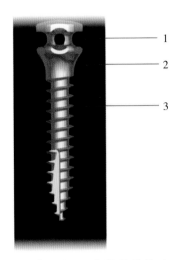

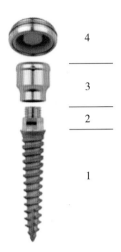

图9.1 一种典型的正畸微种植体（orthodontic mini-implant, OMI）设计。1. 头部；2. 穿龈部分；3. 体部。种植体头部有正畸丝可以穿过的沟槽

图9.2 一种典型的小种植体（mini dental implant, MDI）设计（义齿稳定器）。1. 体部；2. 种植体–基台连接；3. 基台；4. 修复部件。基台的设计与覆盖义齿中的修复部件（附着体）相匹配

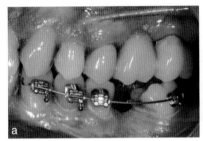
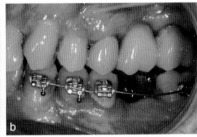
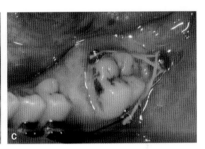

图9.3 正畸微种植体（OMI）作为远中支抗来增加牙间距离。a. 术前观：第二磨牙倾斜。b. 6个月时临床所见。c. 正畸部件的细节

小种植体

小种植体主要用于种植修复中的临时修复阶段，由于其手术方式创伤较小且花费较小，其适应证现已扩展到覆盖义齿。另外，小种植体较小的直径使其可以植入较窄的牙槽嵴，而无需骨增量手术。

现在有很多商品小种植体，其直径为1.8~2.9mm，长度为6~15mm。小种植体的设计主要基于修复目的：义齿固位（图9.2）或临时固定修复（图9.4）。

科学背景

有限的数据表明，在1~3年的随访中，小种植体支持的覆盖义齿的种植体存活率和边缘骨水平改变与标准种植体相似（Zygogiannis et al，2016）。一篇系统综述表明，种植体存活率在下颌较上颌高，且与患者的满意度和生活质量相关（Lemos et al，2017）。由于缺乏长期数据，现在无法做出应用小直径种植体替代常规种植体的建议（Bidra, Almas et al, 2013）。然而，小直径种植体的短期存活率支持其在覆盖义齿中的应用。目前，只有在无法实施成熟的传统手术方式时，才推荐使用小直径种植体。

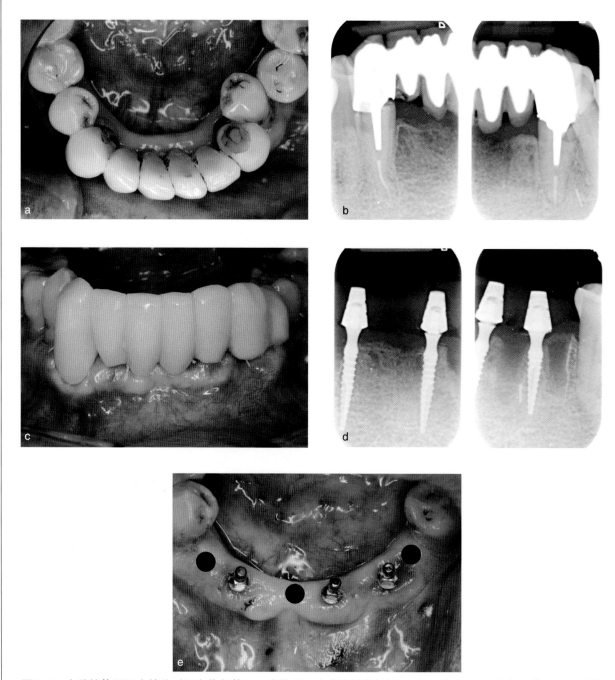

图 9.4 小种植体用于支持临时固定修复体。a. 术前照，治疗计划为拔除 43、33 和 34。b. 术前 X 线片。c. 牙拔除后，通过 3 枚小种植体支持的即刻临时桥（34-43）。d. 术后即刻 X 线片。e. 6 周后的临床照片。注意小种植体和未来种植体（黑色圆）的位置

适应证

临时修复治疗

· 固定覆盖义齿或者临时修复体，以避免种植体在愈合期受到压力。

· 在生长发育完成前，治疗牙齿发育不全（Lambert et al，2017）。

永久修复治疗

· 下颌由4枚小直径种植体支持的覆盖义齿。

· 上颌由6枚小直径种植体支持的覆盖义齿。

临床程序

小直径种植体通常通过不翻瓣手术种植于Ⅰ类和Ⅱ类自体骨。如果可能，推荐植于皮质骨来获得理想的稳定性。在穿透皮质骨后，小心地将小直径种植体拧入皮质骨板之间，以自攻的方式完成这一过程，以免骨的穿孔。当用于覆盖义齿固位时，小种植体应尽可能平行。当用于临时修复体时，小种植体必须远离最终种植的位点。植入扭矩必须控制于种植体强度可接受的范围内（15~35Ncm）。根据初期稳定性来看，即刻负载或者延迟负载都是可行的，但推荐即刻负载。

本章重点

· 应用特殊种植体需要全面的临床检查和X线检查。

· 正畸微种植体是非常有效的正畸支抗装置。

· 短期数据支持将小种植体用于支持下颌覆盖义齿。

· 只有无法进行成熟的传统手术方式时，才推荐使用小种植体。

· 目前没有小种植体长期存活率的数据。

10 种植体宏观结构：种植体－基台连接

基台连接

基台连接被定义为固位体和修复基台间的界面。这个界面有不同设计（图 10.1），并且通过基台螺丝加固（图 10.2）。种植体－基台连接必须精确而稳定。对于单牙修复体来说，须含抗旋结构。

基台连接应该能够保证机械稳定性，并且允许足够的咬合负载分布于种植体－基台界面。从临床角度看，这个连接允许在修复印模（标记）时对种植体三维位置的记录。

相关的问题有：这个连接的设计是否影响种植体的存活率、边缘骨水平及种植体并发症？

外连接

历史上，第一枚种植体的设计是平头对接界面，并且有一个外六角来记录种植体的位置，同时对抗单牙修复体的旋转。这种连接方式允许界面的微动度，并且咬合负载传导过程中刚性更小。

内连接

内连接有不同的设计：内六角、莫氏锥度和圆柱形（表 10.1）。

有些种植系统包含一个莫氏锥度连接：一个由几何学装置（三角形、六角形、八角形及十二边形等）补充的锥形设计（5° ~10° 锥度）的内连接。莫氏锥度为种植体和基台间提供了紧密连接，其目的是防止基台的旋转，并且消除微间隙。

表 10.1　一些商品种植体连接设计

	连接类型	指示装置
外连接		
Nobel Biocare（Branemark）	六角形	六角形
内连接		
Straumann（massive 基台）	莫氏锥度	无
Straumann（Synocta）	莫氏锥度	八角形
Astra	莫氏锥度	十二角形
Biomet 3i（Certain）	六角形＋十二角形	六角形＋十二角形
Nobel Biocare（Replace）	圆柱形	三凹槽
Zimmer（screw vent）	六角摩擦	六角形
Ankylos	莫氏锥度	六凹槽

负载传导

有限元分析显示，咬合力量（水平方向及轴向）本质上是传导至边缘骨的顶部。这可以解释边缘骨吸收。通过位于骨水平的莫氏锥度的连接，轴向的力量能传导至骨内更深的位置（Hansson，2003）。水平向和垂直向应力的分离对骨的稳定性有利。

基台螺丝松动

这是单牙种植修复最常见的机械并发症。螺丝松动是应力传导至界面（连接设计）的结果，但也受螺丝设计和材料的影响。机械加工的钛螺丝容易松动。

无论何种设计的内连接都和外连接的螺丝松动趋势相近（Piermatti et al，2006）。事实上，基台螺丝的材料（金合金、钛涂层）及基台设计比连接类型更能阻止螺丝松动。

▌界面位置

根据种植系统或手术程序，种植体 – 基台连接可以位于骨水平（嵴顶或嵴顶下）或者软组织水平（软组织界面以上或以下；图10.3）。

对于最初设计为埋入式手术（二期手术）的种植体，种植体 – 基台连接界面位于嵴顶或嵴顶下。这种种植体也可以通过非埋入方式植入（一次法手术）。无论如何，在接近骨水平的位置，种植体和基台间都有一个微间隙。

另一方面，穿龈种植体则为一次法手术方式设计。对于这种种植体，固位体 – 基台界面位于骨上水平，也就是在软组织边缘以上或以下。因此，穿龈种植体消除了骨水平的微间隙。

▌细菌定殖

修复基台连接到固位体后，种植体和基台间的微间隙就会有细菌定殖。理论上讲，种植体连接设计会影响细菌定殖。根据微间隙的位置和微动度水平，会有炎症反应导致骨吸收的潜在风险。

然而，这种现象的临床关联并不清楚，因为即使对于非埋入式种植体，在行使功能后第一年也会发生边缘骨丧失，并且对于大多系统，都会随着时间推移而稳定。

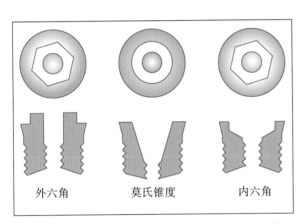

图10.1　三种种植体 – 基台连接。种植体冠方部分

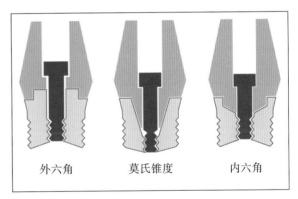

图10.2　三种种植体 – 基台连接。基台连接示意图

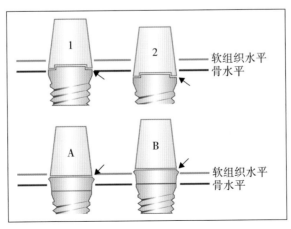

图10.3　埋入式种植体（1.嵴顶下；2.嵴顶）和穿龈种植体（A.龈沟；B.龈上）的界面位置（箭头）

▌平台转移

正如前面所解释的，种植体–基台连接与炎性细胞浸润局限于骨嵴顶附近的微间隙有关（图10.4）。这种嵴顶的炎症可以解释一些种植体颈部的种植体周围骨丧失。为了预防这种骨丧失，减小基台直径（平台转移）的建议被提出，这可以将炎性细胞浸润置于更靠近基台的位置，远离嵴顶的种植体–骨接触（图10.5）。另外，平台转移设计可以将部分应力分布从密质骨转移到松质骨，从而改善种植体–基台连接的生物力学特征。

应当注意的是，支持这个观念的证据很弱。只有一项对照研究显示，在植入新鲜窝洞中的种植体中，传统设计和平台转移设计间，骨水平改变没有显著差异（Crespi et al，2009）。

本章重点

· 没有证据证明内连接比外连接的生物力学特性更好。

· 没有证据证实种植体–基台连接的类型会影响种植体的成功率。

· 连接设计会影响应力分布。

· 微间隙的位置会影响种植体周围骨的形态。

· 螺丝的材料和设计比种植体–基台连接的类型更影响螺丝的松动。

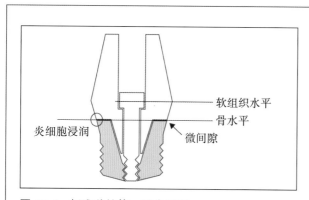

图 10.4　标准种植体–基台界面

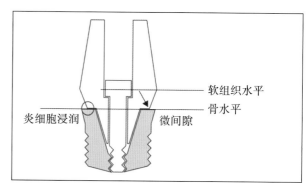

图 10.5　基台转移概念

11 种植微观结构：种植体表面

钛是牙科种植体的常用材料。种植体材料仍在持续发展中，以便获得更好的锚定和表面特性。第一代种植体具有光滑的机械加工（车削）表面（图11.1a）。种植体应用范围的扩大，使得其需要面对越来越多具有挑战性的临床情况，如：新鲜拔牙窝种植、移植骨上的种植、骨密度过低及即刻负载。机械加工表面附着的过渡结构蛋白的接触（如纤维蛋白）非常少，在复杂的临床情况中失败率也逐渐增加。

通过表面粗化处理可以提高这些蛋白在种植体表面的固定，以促进接触成骨。现已证实，与光滑表面相比，微形貌复杂化的表面可以增加骨-种植体结合。

因此，推荐使用表面粗糙的种植体，因为与机械加工的种植体相比，它们可以更快速地结合，并且具有更好的骨-种植体接触。

▌表面形貌

表面粗糙度是幅度、空间和混合性方面的特性。空间参数描述表面纹理。混合性参数描述空间和幅度的结合。三维电子扫描显微镜（3D-SEM）提供了一套可以描述所有种类工程学表面细节的参数。

幅度是表面形貌最重要的特性，平均高度（S_a）是描述种植体表面最常用的参数。低粗糙度表面（$S_a<1.0\mu m$），如机械加工种植体（$S_a=0.71\mu m$），已经被中等粗糙度表面（$S_a=1\sim2\mu m$）所取代。

种植体表面可以通过微形貌、纳米形貌及表面化学特性进行定性。然而，由以上特征导致的表面生物学反应很难进行记录。

▌一些商品种植体的表面设定

一些机械加工产品的目标在于制造出凸起的表面，而其他则与之相反，制造出窝（凹形表面；Wennerberg，Albrektsson，2010）。因此，机械加工是加法或减法的过程。另外，粗糙的种植体表面可以通过化学方法改良。

喷 砂
通过二氧化钛微粒喷砂形成纹理（TiOblast™）。

酸 蚀
通过两步法对表面进行酸蚀（Osseotite™；图11.1b）。

喷砂联合酸蚀
通过喷砂后酸蚀对表面进行改良（SLA™；$S_a=1.98\pm0.08\mu m$；图11.1c）。

羟基磷灰石涂层表面
种植体表面通过具有或大或小颗粒的羟基磷灰石以化学沉积进行涂层处理（Nobel Biocare Steri-Oss® HA-coated；$S_a=3.29\pm1.15\mu m$；图11.1e）。

表面化学
商品种植体有不同的化学处理表面，包括NanoTite™（种植体表面包含纳米级磷酸钙晶体），OsseoSpeed™（氟化物改良钛喷砂表面；图11.1f），SLActive™（亲水改良的SLA™表面），以及Inicell™。

本章重点

· 表面改良能缩短愈合时间。

· 粗糙表面可以提升即刻负载的短期预后。

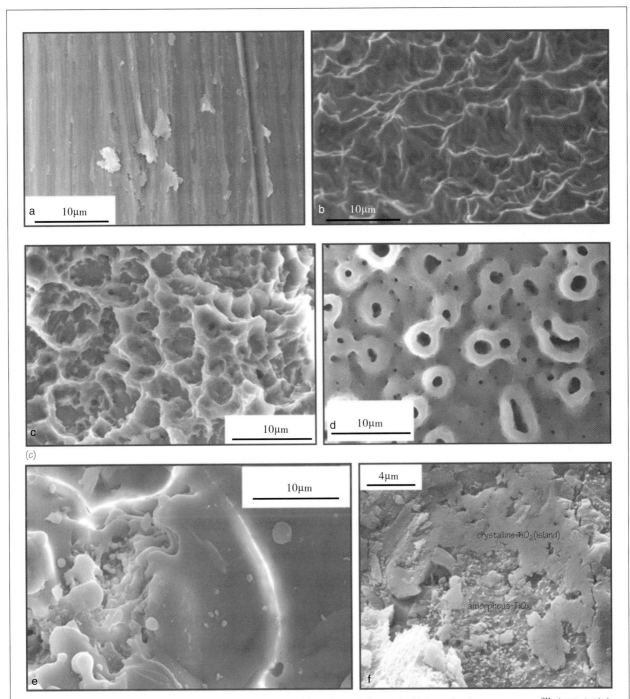

图 11.1 扫描电子显微镜图像显示了一些商品种植体的表面形态。a. 机械加工表面。b. Osseotite™ 表面（引自 www.biomet3i.com.br/implantenanotite_pg04.asp）。c. SLA™ 表面。d. TiUnite™ 表面。e. 羟基磷灰石（HA）涂层表面。f. OsseoSpeed™ 表面（引自 Jarmar et al, 2008，且获得 John Wiley&Sons 许可）

12 种植系统选择：一般考虑

种植系统的选择是一个关键的临床决策，其依据不仅包含种植系统的科学证据和工程学效率，也包含商业供应（图 12.1）。一种种植系统无法覆盖所有的临床情况，虽然每种系统都倾向于提倡一种通用的方式。任何一种系统，种植体的选择范围都很大，而且非常复杂。

市场上有大量的产品目录。由于种植体设计的多样性，一个医生不可能记住所有的品牌。另外，从实际应用的观点来看，建立一个包含所有商业品牌的种植体库是没有意义的。临床医生应该熟悉几种自己挑选的种植系统，即使选择较有限。

科学背景

科学背景应当成为种植系统选择的最重要的考虑因素。种植体的选择范围应该限制于在高质量的科学出版物中发表的长期研究证实的种植体中。

然而，大多种植体公司会提供新的种植体概念来满足患者和医生的要求，其目标在于：①简化和（或）缩短过程，以便及时地进行修复；②提高患者的舒适度和生活质量；③提高初期或长期种植体稳定性。牙科种植中的新概念大多基于新型种植体快速的商业有效性。从本质上说，新种植体概念缺乏足够的文献支持。过去 20 年中提出的许多新的概念已经被废除了，因为短期效果较差，如瓷种植体（Cionca et al，2017）、一段式种植体（Sennerby et al，2008）等。

显然，无法花费十多年再将一个研究和开发的创新成果推入市场。所以，种植体公司应该能提供完整的科学文件，而专业医生应该能够获知文件的质量。如果这种新的概念的优势大大超过了只有短期随访的局限性，那么临床医生可以谨慎考虑对该种植体的使用。

种植体工程学

生物相容性良好的种植系统应当具备良好的工程学效率及修复多能性。

工程学效率

种植系统必须满足：

· 易于使用。种植体的形状必须满足强度和稳定性的要求，并且易于植入。每种种植体系统都有配套的备洞和植入工具。简化备洞程序很重要，以避免窝洞变形，不符合种植体形状。因此，对于有明确序列的钻，建议减少钻的数量。

· 精确和灵活。备洞钻必须能在术前设计的位置进行精确的骨预备。推荐使用引导钻来维持初始设计的种植体的方向，必要时应该允许术前对种植体方向设计的改变。钻上面可视化的深度标志，以及可能的深度止点，可以提高备洞的精度。种植体输送器应该可以有效固定，但是又可以用最小的压力很容易地从种植体上取下，以防影响种植体的初期稳定性。

· 易于清洁。工具的重复使用必须基于工具盒的设计，必须与现在的消毒技术相适应。理想情况下，采用一次性钻可以进行有效的骨预备，因而可以限制骨过热风险，并且免除清洁问题。

修复多样性和精确性

种植系统应该覆盖广泛的修复选择。这种系统应该易于进行螺丝固位修复和粘接固位修复。虽然两种修复方式都是有效的，但每种方式都有特殊的适应证（见 32 章）。种植体系统同样应该适用于目前的计算机辅助设计 – 计算机辅助制造（computer-aided design and manufacture, CAD/

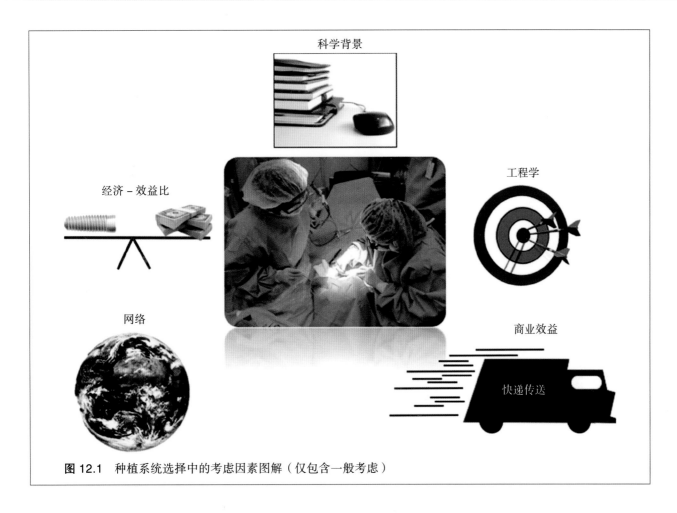

图 12.1　种植系统选择中的考虑因素图解（仅包含一般考虑）

CAM）修复技术（见 43 章，44 章）。

另外，种植体－基台连接的精确性很重要，因为精确的连接可以预防微动，并且减小咬合负载时螺丝松动和微间隙打开的风险。

成本－效益比

专业的选择必须以"用最有效而最经济的种植系统提供理想的天然牙的长期替代体"为指导。种植系统的成本对患者的花费和医生的收入都有本质的影响！因此，必须谨慎衡量每种种植系统的成本－效益比，不单考虑即时的花费，也要考虑长期的经济投入。

商业效益

在选择种植系统时，必须考虑种植体快递周期、售后服务和担保方面的问题。大多公司提供隔日达的快递服务，并且有 5~10 年的问题担保。这份担保包括种植体和修复部件的替换。伴随担保协议通常会有一份细节问卷，以支持售后监督程序。

种植体"网络"

专业的局域网系统是很重要的。一些公司和临床医生在相同的地理区域里，距离很近。这对于提供建议非常有用。对于附近医院的种植系统的认知也很重要。这些医院会持续性组织训练课程和研讨会，这非常利于私立从业者。一些公司也会有针对不同经验水平的医生训练和专业发展部门。

本章重点

· 选择种植系统时，科学背景很重要。
· 手术和修复的精确是关键因素。
· 经济－效益比和商业效益必须纳入考虑。

13 种植系统选择：临床考虑

许多临床病例采用标准手术程序（见40章）。在非美学区且剩余牙槽嵴没有过度缺损的"经典"情况下，种植体的选择比较简单，往往可以选择标准种植体（见28章）。如今，患者对美观和功能稳定越来越苛求。复杂多样的商品种植体设计可以满足患者的要求，种类繁多的种植系统可以适用于大部分的临床病例。

表13.1列出了5种文献证据充足的种植体的主要特性。这个表格强调了在种植系统选择阶段，做决策时应考虑的关键参数，包括种植体的材料和表面，颈部和体部的设计，以及基台连接。影响种植体选择的其他临床因素还包括美学、手术时间、骨量和密度，以及牙周病史，这些参数大多会在其他章节进行详细讨论。

▌ 美 学

在美学区域，为了获得种植体的长期成功，必须考虑两个主要需求。

首先，种植体必须保证软组织的稳定。种植体的颈部必须位于龈下骨水平（图13.1）。没有颈圈或者只有很小的光滑颈圈的种植体比有粗糙颈圈的种植体更适合，特别是软组织表型为薄型时。然而，最近一项meta分析表明，粗糙表面、微螺纹颈部的种植体比光滑颈部的种植体的边缘骨丧失更少（Koodaryan, Hafezeqoran, 2016）。由于种植体颈部位置通常较深，种植体－基台连接是种植体长期成功的主要决定因素。种植体－基台水平存在微动度。至今为止，仍没有一种完美的颈部几何形状或者完美的制造方式可以得到无法察觉的微动（Karl, Taylor, 2016）。

其次，美学区域通常需要引导性骨再生（guided bone generation, GBR）手术。因此，种植体常常植于移植骨中。在计划实施引导性骨再生时，应该选择粗糙表面种植体。

最后，氧化锆陶瓷被提议来替代钛，起初是基台，然后是种植体，以便提高美观性。氧化锆种植体已经有商业成品，其表现出良好的生物相容性和美学整合性，但因为早期失败率较高，仍不能推荐使用。

▌ 种植体植入的时机

种植体可以在拔牙窝完全愈合前植入，甚至在拔牙后即刻植入（见41章）。种植体的初期稳定性和骨结合速度是即刻种植、延迟种植和延期种植的关键影响因素。由于具有自攻性，锥形种植体特别适用于新鲜拔牙窝（De Bruyn et al, 2014；图13.2）。为了加速骨结合，并且提高骨－种植体接触，人们提出了多种多样的表面粗糙度类型的种植体。种植体体部螺纹截面设计，特别是在根尖部，也是一个对初期稳定性特别重要的参数。

▌ 骨 量

无牙区的骨量有可能不足以植入标准种植体。在无法实施骨增量手术或者患者拒绝增加骨量的额外手术时也可以使用"小"种植体，包括窄种植体和超短种植体（图13.3、图13.4）。窄种植体的存活率和成功率分别为93.8%~100%和91.4%~97.6%（Klein et al, 2014）。在存活率和成功率方面，窄种植体和标准种植体间没有显著性差异。

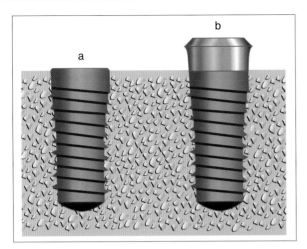

图13.1　根据美学要求选择种植体颈部类型。a. 这种种植体颈部设计用于植入骨水平。b. 这种种植体颈部光滑，不适用于美学区域

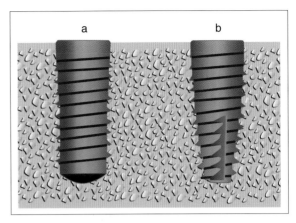

图13.2　根据初期稳定性需求选择种植体设计。a. 种植体体部为柱形，在骨完全愈合的常规情况下是一种不错的选择。b. 种植体体部为锥形，在低密度骨和（或）不完全愈合的骨中，可以用于提升初期稳定性

表13.1　5种通过详细论证的种植体系统的主要特性

	材料	表面	体部设计	颈部设计	种植体 – 基台连接
BIOMET 3i Certain®	Cp-Ti Ti6Al4V	Osseotite® MR	平行 PW NT® T	粗糙或光滑	内六角
DENTSPLY Astratech®	Cp-Ti	Osseospeed® MR	直型 PW 锥型 T	粗糙 + 微型沟槽	内圆锥
NOBELBIOCARE Branemark®	Cp-Ti	Ti Unite® MR	MKⅢ® PW MKⅣ® T	光滑 粗糙	外六角
STRAUMANN®	Cp-Ti Roxolid®	SLA® MR SLA Active MR/H	软组织水平®PW 骨水平®PW 骨水平 tapered®T	光滑和（或）两种高度 光滑 光滑	Synocta® Crossfit®
THOMMEN®	Cp-Ti	SPI® MR SPI Inicell® MR/H	Elementd®PW Contact®T	光滑和（或）四种高度	内六角 + 稳定环

Cp-Ti: 商业纯钛; Crossfit®: 内部锥度 + 沟槽; H: 亲水表面; MR: 中等粗糙度表面; mR: 低粗糙度表面; PW: 平行壁; Synocta®: 莫氏锥度 + 八角形; T: 锥形

　　窄种植体的缺点在于种植体折断风险较大。大多商业种植体是用钛制造的，因其良好的生物相容性和强度。商业纯钛（cp-Ti）和钛合金（Ti6Al4V 和 TiZr）具有优良的抗腐蚀性和生物相容性。商业纯钛根据氧含量分为四级，从Ⅰ级到Ⅳ级，氧含量逐级增高，Ⅳ级钛强度最高。

　　钛合金的发展是为了提高特定情况下钛的机械性能，例如非常短或者直径非常小的种植体。文献证据较充足的钛合金为钛 – 铝 – 钒合金（Ti6Al4V）和钛 – 锆合金（TiZr）。研究表明，添加到纯钛中的额外成分可以提高钛的生物相容性。近期的实验数据显示，cp-Ti、Ti6Al4V 及 TiZr 在骨结合和生物机械锚定方面，没有证实有显著差异（Saulacic et al, 2012; Shah et al, 2016）。然而，cp-Ti 和 TiZr 较 Ti6Al4V 种植体显示出更快的骨结合速度。另外，没有对照性临床研究显示不同材料间长期临床结果的差异。

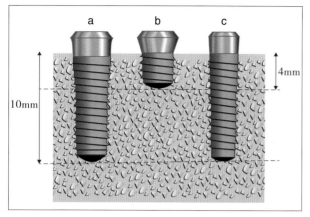

图13.3　适应骨量的种植体类型。a.标准种植体。b.超短种植体。c.窄种植体。标准种植体和短种植体也有大直径的

骨密度

自体骨

　　某些情况下，自体骨的骨密度较低（Ⅲ类和Ⅳ类），尤其是在上颌后牙区。如果初期稳定性足够并且愈合时间延长，那么在这种骨中可以获得可预期的骨结合。当使用粗糙表面种植体时，上颌后牙区的存活率与其他位点相近（Stach，Kohles，2003）。另外，如前所述，锥形种植体适用于低密度骨（图13.2）。

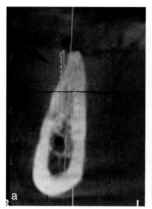
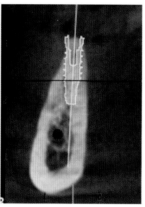
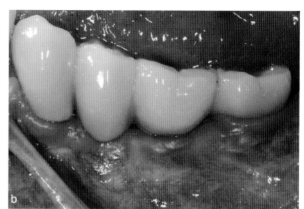

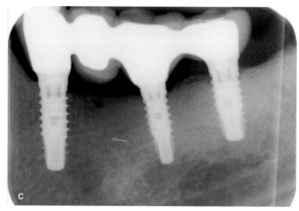

图13.4　a.当下颌牙槽嵴较窄时，应用窄种植体来避免骨增量手术。由于骨开裂（左图红色箭头）的影响，无法植入标准种植体（左图），只能植入直径3.3mm的种植体（右图）。b.临床所见（5年随访时），四单位的固定修复体，34和37牙位植入的是标准种植体（直径4.0mm），而36牙位植入的是窄种植体。c.种植体植入5年后的影像表现

再生骨

不考虑骨移植材料，再生骨中的初始BIC较自体骨低。因此，移植骨中种植体的骨结合所需要的愈合时间较自体骨中长。与切削加工或者低粗糙度表面的种植体相比，更粗糙的种植体表面可以增强骨的反应，以提高初期的BIC，并且缩短愈合期（Bornstein et al，2005；Sullivan et al，2005）。生物活性涂层（大多为亲水性）可以在愈合早期促进骨结合，并且改善愈合时间（Lang et al，2011；Smeets et al，2016）。

▌牙周条件欠佳的患者

与没有牙周病的患者相比，有牙周治疗史的患者对于种植体周围炎更易感（见21章）。减少基台连接后种植体周围边缘骨的初期改建，以及预防种植体周围炎，是种植体选择时考虑的临床因素。种植体–基台连接的稳定性和微间隙的位置是预防或减少边缘骨改建的两个主要因素。

理想情况下，微间隙应远离骨嵴顶来防止骨嵴顶的改建及种植体表面的暴露。图13.1b显示了满足这个建议的一种种植体设计。光滑的颈部只与软组织接触，微间隙远离了骨嵴顶。种植体颈部的光滑表面也可以减小种植体周围炎的风险，因为可以阻止菌斑的形成。

本章重点

- 推荐在美学区域使用没有光滑颈部的粗糙骨水平种植体。
- 在新鲜拔牙窝中应该使用具有粗糙表面的锥形种植体。
- Ti6Al4V和TiZr合金是制作小种植体的足够强度的材料。
- 具有粗糙表面的锥形种植体适用于低密度骨区域。
- 具有生物活性改良表面的种植体适用于再生骨区域。
- 对于牙周条件欠佳的患者，推荐使用具有光滑颈部设计的种植体。

14 成功、失败、并发症和存活

影响种植体寿命的因素很多（图 14.1）。从统计学的观点来看，很难对于种植体的"成功"率得到一个明确的结论。2008 年，瑞士伯尔尼大学的研究获得了一个相对较为全面的牙科种植学流行病学数据，现在仍然有效（图 14.3~图 14.5）。图 14.2 为不同修复类型的种植体寿命的数据。最近的一篇系统综述，包含 23 个研究，平均随访时间为 13.4 年，结果显示种植体成功率和边缘骨吸收分别为 94.6% 和 1.3mm（Moraschini et al，2015）。评估种植体"成功"的第一步是通过寿命表分析的方法来评估种植体整体的存活情况，统计单位为种植体。目前，没有并发症也是评估种植体成功的一项考虑因素。

种植牙：最好的治疗选择？

对于单颗牙的修复治疗，与牙支持的固定局部义齿相比，种植体支持的单冠修复是占主导地位的修复方案（花费低，效益高，性价比高；Bouchard et al，2009；Popelutet al，2010a）。文献显示种植治疗的成功率是可预测的（图 14.3）。

什么是成功

种植是一种可选的治疗方案，而在评估时以患者为中心的方案是最佳选择。因此，种植"成功"的定义可以简化为：随着时间的推移，种植治疗没有出现并发症，并且患者满意。

目前，经常使用与种植体植入后的稳定性相关的以下定义。

成功

定义：种植体和修复体存在于患者口内，并且没有并发症。

在牙科种植学中，对于建立成功的标准有过很多尝试。"成功"应该能长久地、很好地评估种植体 - 修复体复合体作为一个整体结构的主要结局（Papaspyridakos et al，2012）。最常报道的标准列于框表 14.1 中。

框表 14.1　文献中最常报道的基于不同水平的种植体成功标准（引自 Papaspyridakos et al，2012）	
种植体水平	**修复体水平**
·没有动度	·没有并发症和（或）不需要修复体维护
·没有疼痛	
·放射检查没有透射影	·足够的功能性
·没有种植体周围骨丧失（>1.5mm）	·美观
种植体周围软组织	**患者水平**
·没有化脓	·没有不适
·没有出血	·没有感觉异常
	·对外观满意
	·咀嚼和（或）味觉能力

失败

根据与种植体相关或与修复结构相关，失败可以分为两类。

种植体失败（同义词：种植体丧失）

定义：种植体不能再使用或者不再存在于患者口内。

传统意义上，有两种类型的种植体失败。

· 初期失败（早期失败）：没有形成骨结合。

· 二期失败（晚期失败）：无法维持已形成

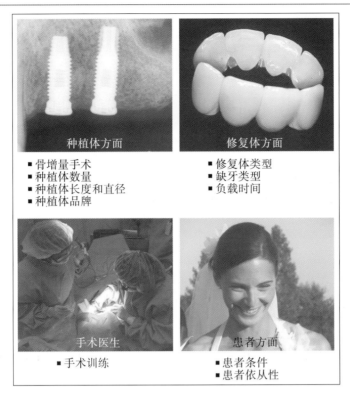

图 14.1 影响种植体寿命的因素

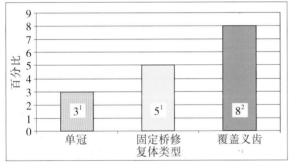

图 14.2 不同类型的修复体，5 年后种植体功能丧失的比例（引自 1.Lang et al，2004；2.Berglundh et al，2002，且获得 John Wiley & Sons 许可）

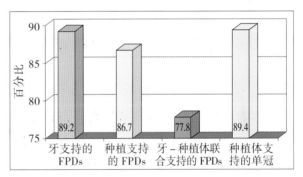

图 14.3 牙支持的固定局部义齿（FPDs）、种植体支持的固定局部义齿、牙–种植体联合支持的固定义齿和种植体支持的单冠（SCs）的 10 年存活率（引自 Pjetursson，2008，且获得 John Wiley & Sons 许可）

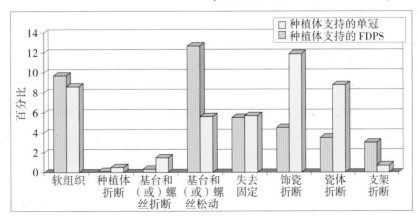

图 14.4 生物学并发症和机械并发症的 5 年累积发生率（引自 Pjetursson，2008，且获得 John Wiley & Sons 许可）

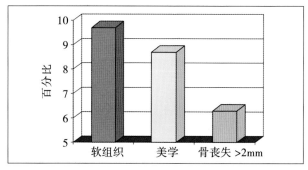

图 14.5 种植体支持的单冠：生物学并发症 5 年累积发生率（引自 Pjetursson，2008，且获得 John Wiley & Sons 许可）

的骨结合。

"早期失败"和"晚期失败"的术语是指负载前或者负载后种植体的丧失，即刻负载程序改变了这种方式。因此，现在来说"初期失败"和"二期失败"的说法更合适。

修复失败

定义：修复结构无法使用或者在患者口内缺失。

研究显示，在修复失败方面，种植单冠的发生率较固定局部义齿或者覆盖义齿低（图 14.2）。一篇系统综述（包含即刻负载、早期负载和传统负载方式）显示，行使功能一年后，种植体失败率和修复体失败率分别为 2.6%（48/1852）和 4.7%（36/767；Esposito et al，2009）。作者认为，失败的风险主要基于患者的选择和术者的训练。早期负载较即刻负载失败率更高，而即刻负载较常规负载风险高。

近期的一项系统研究的群组分析显示，平均每年种植体失败率约为 1%（Popelut et al，2016b）。没有公司赞助的研究，每年种植体失败率为 2.73%，而有公司赞助的研究结果为 0.88%。

存　活

从理论上讲，存活率应该根据和种植体相关还是和修复体相关，分为两种类型。

种植体存活

定义：在随访检查中，种植体存活。

修复体存活

定义：在随访检查中，修复体存留。

并发症

定义：种植体和（或）修复体出现问题，影响其预后及患者的正常使用。

数据显示，在行使功能 5 年内，50% 的患者会发生并发症（Lang et al，2004）。

并发症可以分为两类：与周围组织相关的并发症（生物学并发症）和与修复体相关的并发症（技术并发症；图 14.4、图 14.5）。

生物学并发症

· 黏膜炎：种植体周围的可逆性炎症，局限于软组织。Meta 分析显示，黏膜炎发生率的加权平均值为 43%[置信区间（CI）：32%~54%]（Derks，Tomasi，2015）。

· 种植体周围炎：种植体周围的不可逆性炎症，蔓延到骨组织，以种植体周围的骨丧失为特征。同一篇 meta 分析显示种植体周围炎的发生率为 22%（CI：14%~30%）。

•种植体周围脓肿：种植体的急性感染，局部脓液聚积。

技术并发症（同义词：机械并发症）

•折断：种植体、螺丝、基台、饰面、金属支架。

•松动：螺丝、基台。

•失去固位（粘接剂裂开）。

数据显示，种植体支持的修复体的机械并发症为牙支持的修复体的3倍（Lang，Salvi，2008）。

冠 – 种植体比例不影响种植体周围嵴顶骨的丧失（Blanes，2009）。

本章重点

•通过合适的患者选择和良好的术者训练，可以大幅降低种植体失败的风险。

•并发症很常见（5年后达50%）。

•早期负载较即刻负载失败率更高。

15 种植团队

种植治疗基本上包括两个部分：①将种植体植入颌骨内的手术治疗；②通过种植体的支持替代牙齿的修复治疗。另外，在治疗前，影像学检查是必需的。

随着时间的推移，手术和修复技术的成熟使得在口腔内植入种植体有了无限的可能。因此，从技术的角度来看，除了一些绝对的禁忌证外，"几乎总是可以植入种植体"，即使是在支持骨缺乏的情况下。所以，对于种植体的成功来说，患者的需求具有更高的优先级。"成功"不只包含功能需求，也包含美学效果和最小化并发症。

在牙科种植团队中，训练良好的全科牙医可以对简单病例进行全部的治疗。这种简单病例是指，有足够的骨量，在非美学区域，且患者的牙周状况不需要专科医生解决。其他情况，也是越来越多的情况，必须考虑团队的方式。

基本的牙科种植团队应该至少包含以下成员（图15.1）。

· 全科牙医：有能力进行基本的种植诊断和治疗、基本的牙周诊断和治疗、基本的种植手术和修复。

· 牙科护士：可以胜任手术助手和围术期的护理工作。

· 牙科卫生士：能胜任种植体的维护工作。

· 牙科技师：能胜任种植修复体的制作工作。

高级的团队应该至少包含以下成员（图15.2）。

· 放射科医生：可以胜任牙科的数字化图像工作。

· 外科医生：可以处理复杂的牙周疾病，能进行种植体植入和辅助进行骨移植手术。

· 修复医生或全科牙医：可以处理咬合和美学方面的问题。

另外，一些特殊的病例可能需要以下医生：

· 口腔颌面外科医生，能进行口外的自体骨移植。

· 耳鼻喉科医生：可以处理上颌窦疾病。

· 内科专科医生：可以处理患者的全身情况，以及烟瘾、酒精及毒品方面的问题。

谁是团队的领导？

在任何情况下，全科牙医或者修复医生应该成为团队的领导，也就是收集信息、协调患者需求、保证治疗和随访的人。他们对于决策制定很重要，因为他们是整个项目的管理者。

在制定手术决策之前，手术医生必须明白以下问题。

· 患者的牙周状况如何？

· 种植体植入前是否需要牙周治疗？

· 种植体周围骨丧失的风险如何？

· 修复治疗计划对手术有什么约束？

· 患者有什么手术风险？

· 手术的预期成功率有多少？

· 手术周期有多长？

· 手术的费用有多少？

· 如果患者不接受初始的治疗计划，有什么可替代的手术选择？

本章重点

· 简单病例是指骨量足够，且非美学区种植的病例。

·简单病例不需要高级的团队。

·对于复杂病例，患者的需求和情况决定了团队的组成。

·在任何情况下，都应让全科牙医或者修复医生成为团队的领导。

·种植前必须进行牙周检查。

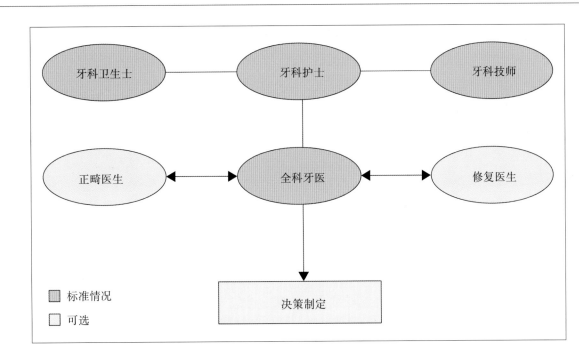

图 15.1 基本团队

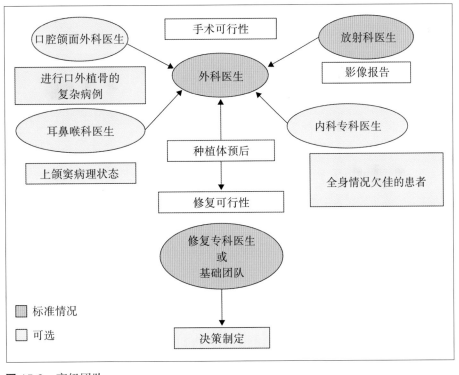

图 15.2 高级团队

16 患者评估：全身情况评估和实验室检查

第16章和第17章的病史信息不作为护理或指导标准，可以根据当地的情况做出合理变通。对于全身健康条件良好的患者，术后并发症相对较低；但对于非健康患者，种植手术的并发症是否会增加，能指导临床医生的证据非常有限。

牙科种植手术与其他手术最主要的不同在于，它不是治疗疾病或者现存的感染，而是治疗一种口腔状况（牙缺失）。种植失败可能会引起感染，在健康条件较差的患者中可能会引起严重的后果。因此，著名的希波克拉底誓言"primum non nocere（首先，不伤害）"特别适用于这种类型的可选手术。所以，对于拟行种植治疗的患者，必须仔细询问病史并且记录在病历中。

外科医生可以从病史中获知以下内容。

- 手术风险（见17章）。
- 种植失败风险（见18章）。

为了书写病历，有必要对每一个患者完成一份病史记录表（附录D）。最近6个月的既往史和用药情况尤其重要。这个表格不是充足的全身情况评估，必须有临床问诊的支持。种植外科医生要和患者一起回顾病史。所有的健康情况和（或）问题都必须记录到病历里（见26章）。

与其他口腔手术相比，种植手术没有特殊的禁忌证，绝对禁忌证非常少。然而，还是有很多

有风险的情况必须仔细评估。

如果患者有可以治疗的疾病，那么应该在该疾病治愈或者稳定后再行种植体植入。同样的，如果患者有其他口腔疾病，如龋齿和牙周病，也必须在种植体植入前治疗。

手术前，必须根据病史个性化地评估并发症的风险（图16.1）。根据问诊和全身检查，外科医生可以在必要时记录生命体征，并行常规实验室检查（框表16.1，表16.1）；也可以使用美国麻醉医师学会（ASA）分级系统（框表16.2），但这个分级系统只提供手术风险的泛化意见。另外，分级为I级的患者进行种植手术是安全的。

必须理解的是，病史表格中所列举的病史情况并不全面，只是列举了常见的疾病和全身情况。另外，所有全身情况欠佳的患者治疗前都需要改善身体情况。

本章重点

- 如果患者有可以治疗的疾病，那么应该在该疾病治愈或者稳定后再行种植体植入。
- 所有全身情况欠佳的患者治疗前都需要改善身体情况。

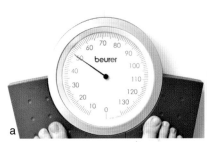
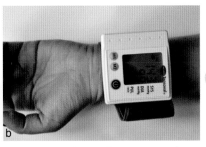
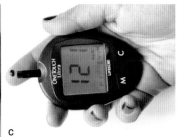

图 16.1 基本体格检查，可以在牙科诊所使用。a.体重指数（BMI）：秤和测量杆可以用于计算患者的BMI。b.高血压患者：用血压计和听诊器测量血压。患者必须在静息状态下，取坐位进行测量。c.糖尿病患者：手术医生可以在术前用血糖仪测量患者的血糖水平

表 16.1　特殊患者的国际标准比（INR）

患者情况	INR 值
正常	1.0
预防心肌梗死	2.0~3.0
治疗肺栓塞	2.0~3.0
治疗心房颤动	2.0~3.0
肺栓塞	2.0~3.0
人工心脏瓣膜	2.5~3.5
预防静脉栓塞形成	2.5~3.5

框表 16.1　手术前的常规实验室检查和可能有用的生命指征

实验室检查
- 全血细胞计数
- 凝血酶原时间（INR 实验）
- 血糖控制：糖化血红蛋白测量（正常值：4%~6%）

生命指征：
- 血压（正常：140/90mmHg）
- 脉搏（正常：60~80／分）
- 口腔温度（正常：36.8℃±0.7℃或者 98.2℉±1.3℉）
- 呼吸频率（正常：12~20／分）

框表 16.2　美国麻醉医师学会身体状况分级系统

Ⅰ级	健康状况正常的患者
Ⅱ级	具有较轻系统疾病的患者
Ⅲ级	具有严重系统疾病的患者
Ⅳ级	有随时威胁生命的严重系统疾病的患者
Ⅴ级	不进行手术就无法存活的濒死患者
Ⅵ级	器官因捐赠而被移除的、已确认脑死亡的患者

患者评估：手术和有风险的患者

绝对禁忌证

绝对禁忌证是指绝对不适合进行特定治疗（如牙科手术）的情况。

ASA 分级 V 级和 VI 级的患者
ASA 分级见框表 16.2。

针对恶性肿瘤进行的化疗
由于化疗可能的副作用，包括免疫抑制和骨髓抑制，在化疗的活性期不应该进行种植手术。

放 疗
放疗有放射性骨坏死的风险，即使是放疗后 6 个月（Brasseur et al，2006）。高压氧疗法似乎没有提供明显的临床益处（Esposito et al，2008）。

心脏情况
最危险的情况是感染性心内膜炎，一种危及生命的感染。以下心脏疾病因引起心内膜炎的风险较高应禁止种植手术。

- 使用修复性心瓣或者心瓣修复材料。
- 已有的感染性心内膜炎。
- 先天性心脏病（CHD）。
  - 未修复的发绀型 CHD，包括姑息性分流术和导管术。
  - 通过手术方式或导管介入方式，依靠材料或装置完全修复的心脏缺损，治疗后 6 个月内。
  - 已修复的 CHD，但是在修复材料或装置的位点或邻近处仍的缺损（会抵制内皮化）。
  - 有心脏瓣膜病的心脏移植受体。

移植手术
移植手术后，患者接受免疫抑制剂以阻止机体对于新器官的排异，感染的风险增加。特别是在开始的几个月，由于排异的风险高，药物的剂量也会较高。种植手术必须延后，而且种植手术指征必须在后期由专科医生进行讨论。

透析导管
导管相关的感染是透析患者病重的一个主要因素，比如晚期肾病（end-stage renal disease，ESRD）治疗时使用的导管。因此，任何非必需的、可能引起菌血症的手术都必须延后。

静脉注射双膦酸盐类药物
此类药物用于乳腺癌、多发性骨髓瘤、恶性肿瘤引起的高钙血症，以及乳腺癌、前列腺癌、肺癌和其他有骨转移的癌症患者。目前，种植手术禁止用于静脉注射双膦酸盐类药物的患者，因其与双膦酸盐相关的颌骨坏死有关。静脉注射双膦酸盐类药物的患者，双膦酸盐相关的颌骨坏死发生率为 5%~12%（Sanz，Naert，2009）。如果种植术前已经开始双膦酸盐治疗，双膦酸盐相关的颌骨坏死将在种植术后一年以上出现（Lazarovici et al，2010）。

相对禁忌证

相对禁忌证是指不适合进行特定的治疗，但又不是绝对不能，只有在非做不可时才做的情况。牙科种植手术从来不是非做不可。因此，相对禁忌证本身并不存在于这个领域。为了使读者容易理解，借用这个术语可以阐明种植治疗中的医疗风险。

ASA 分级为 III 级和 IV 级的患者

ASA 分级见框表 16.2。种植治疗的适应证必须根据手术的难度（种植体数量、种植前手术）和系统性疾病的严重程度，和内科医生进行讨论。

心脏状况

不是绝对禁忌证的心血管疾病可能成为相对禁忌证，必须和心脏专科医生进行讨论。

口服双膦酸盐类药物

口服双膦酸盐类药物用于治疗骨质疏松（绝经期的以及类固醇引起的）、佩吉特病（Paget's disease）等骨疾病。口服双膦酸盐患者中，双膦酸盐相关骨坏死的发生率为 0.01%~0.04%（Sanz，Naert，2009）。对于口服双膦酸盐的患者，可以考虑行种植手术（Madrid，Sanz，2010）。但是，目前尚无相关技术可以识别双膦酸盐相关颌骨坏死风险增高的患者。

糖尿病

严重的 I 型糖尿病和未控制的 II 型糖尿病是相对禁忌证，因为周围血循环的减少会导致愈合延迟。

慢性肾病

慢性肾病对愈合过程影响很大，必须咨询专科医生。

艾滋病和（或）HIV（人类免疫缺陷病毒）

关于与患者携带 HIV 状态相关的种植手术风险增高的可能性，已发表的可以指导临床的证据非常有限。然而，病毒（HIV）感染或者药物使得患者免疫功能不全，创伤愈合能力明显降低，免疫系统异常应答。

创伤愈合能力较差的患者

胃食管反流疾病会导致酸反流，会影响口腔 pH，从而影响愈合过程。

扁平苔藓、多形性红斑及系统性红斑狼疮可能影响软组织的愈合。相对于可摘修复体来说，更推荐固定义齿，以防压迫软组织。

长期、大剂量糖皮质激素的应用会抑制免疫系统，可能会导致种植术后的严重感染。

患者术中的风险

凝血功能紊乱或者药物（抗凝剂或者抗血小板药）会影响凝血过程，因此应该在术前 24h 内检查患者的凝血酶原活化时间国际标准比（INR）。对于 INR 稳定的患者，术前 72h 内检查也可以（RRPSGB/BMA，2006；National Patient Safety Agency，2007）。对于常规种植手术来说，当 INR<3.5 时，没有必要停止口服抗凝药（Sanz，Naert，2009）。但是，对抗凝患者必须给予特别的关注（图 17.1，框表 17.1）。

高血压患者和癫痫患者需要有减压程序（框表 17.2）。一些呼吸性疾病可能会使手术无法进行。

本章重点

· 对于全身条件欠佳的患者，其手术决策应该是专业人员间达成一致的结果，包括全科牙医和内科专科医生。

· 做最终决定的是外科医生，而不是内科医生。

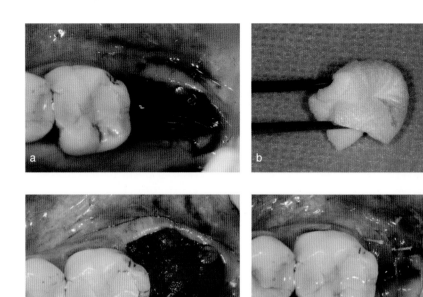

图 17.1 手术中患者的风险：出血。a. 凝血障碍患者的拔牙窝。b. 将胶原海绵放入拔牙窝。c. 拔牙窝内的胶原海绵。d. 用可吸收材料将软组织紧密缝合，出血即刻停止

框表 17.1 对于凝血障碍患者，如何防止出血
术前
·术前菌斑控制非常重要
·手术最好安排在一周的早期，且最好在上午
术中
·建议使用含有血管收缩剂的局麻药
·避免局部神经阻滞麻醉
·手术尽量微创
·应使用可吸收的止血敷料（Surgicel®, Haemocollagen®, Spongostan® 或其他）
·推荐使用可吸收缝线以减少菌斑附着
·关闭伤口后，咬湿纱布 20 min，纱布可以浸氨甲环酸（Exacyl®）
术后
·应该给患者书面的血凝块管理说明
·应避免服用以下有抗凝功能的药物：甲硝唑、阿司匹林及非甾体抗炎药

框表 17.2 如何减压
术前
·复诊前一天晚上用药（抗焦虑药）
·预约在早晨早些时候
·减少在候诊室等待的时间
术中
·手术时间不要超出患者接受的上限
·充分的麻醉
术后
·良好的术后疼痛控制

18 患者评估：种植失败风险高的患者

在目前的文献中，没有哪种个体因素是影响种植体存活的明确禁忌证。许多研究显示，种植体可以成功植入有不同系统疾病和先天缺陷的患者体内，并维持稳定。种植体失败和并发症风险与患者健康状况相关的证据等级较低，局限于个案报告和系列病例报告。因此，种植禁忌证必须根据患者情况，彻底而个性化地进行评估。决策过程必须考虑各种因素风险的高低，最重要的是它们在同一患者中同时出现的情况（图18.1）。

以下所列的可能的风险因素已有充分的文献记录，并且可以做出整体结论。

年 龄

患者的年龄没有上限，单独的高龄不应成为种植治疗的限制因素。对于老年人（年龄≥65岁），种植体的10年存活率为91.2%（Srinivasan et al，2017）。根据一般规则，种植体植入的年龄下限为18~19岁，此时颌骨已经发育完成。然而，当青少年患者有牙齿发育不全或者无牙症，如外胚层发育不全时，这个规则可能需要打破，因为利益/风险分析支持种植体的植入。

吸 烟

吸烟已经被证实是种植体周围黏膜炎的一个独立危险指标（Renvert，Polyzois，2015）。吸烟增加种植失败率和术后感染风险，同时还有边缘骨丧失（Keenan，Veitz-Keenan，2016）。有证据证实，与非吸烟者相比，吸烟者种植体周围炎的风险更高（OR为3.6~4.6）、边缘骨丧失更多（OR为1.95~10，Heitz-Mayfield，Huynh-Ba，2009）。然而，大多研究显示吸烟者种植体存活率为80%~96%（Cochran et al，2009），也有一些研究证实烟草的剂量效应。没有有力的证据证实上颌窦提升术会增加种植体失败的风险（Chambrone et al，2014）。

牙周病治疗史

有证据证实牙周病治疗史会增加种植体周围炎的风险（Chrcanovic et al，2014a；Sousa et al，2016）。侵袭性牙周炎患者的种植体失败风险显著高于健康患者（OR为4.0）和慢性牙周炎患者（OR为3.97；Monje et al，2014）。对于进行常规牙周维护的患者，种植体的存活率为59%~100%（Heitz-Mayfield，Huynh-Ba，2009）。但是，大多研究显示存活率较高（>90%；Cochran et al，2009）。因此，对于有牙周治疗史的患者来说，种植是修复口腔功能的一种可行的治疗选择。而对于特殊的患者类型必须告知其种植失败率增高的风险，并且需要常规的种植体周和牙周维护。残留牙周袋且没有维护程序是影响种植体长期预后的一个负面因素（Zangrando et al，2015）。

牙齿数量

研究显示，剩余牙的数量（≥20）以及对颌为可摘局部义齿或未修复状况是种植体失败风险的指征（Noda et al，2015）。

▌外胚层发育不全

研究显示，上颌种植体的存活率和成功率均显著低于下颌（Bornstein et al, 2009）。种植体存活率为 88.5%~97.6%。18 岁以下患者种植体失败的风险较高（Yap, Klineberg, 2009）（图18.2、图18.3）。

▌艾滋病和（或）HIV 携带

一些病例展示了对 HIV 阳性、免疫稳定、接受活性抗反转录病毒治疗的患者进行的成功的种植治疗。然而，可获得的已发表的数据非常有限，难以对 HIV 携带者的种植治疗风险升高的可能性提供临床指导。

▌糖尿病和（或）高血糖

有证据显示糖尿病会增加种植体周围炎的风险（Ferreira et al, 2006），但未证实其会增加种植体周围黏膜炎的风险（Monje et al, 2017）。对于边缘骨吸收，糖尿病和非糖尿病患者间显示出轻微的差异，非糖尿病患者更好（Chrcanovic et al, 2014b）。不过，患者间（糖尿病和非糖尿病）的差异并不显著影响种植体的失败率。另一些研究发现，糖尿病患者比非糖尿病患者失败的种植体更多，然而整体的种植体失败率在正常范围内（Bornstein et al, 2009）。因此，糖尿病患者种植体失败风险取决于患者自身，可能取决于患者糖尿病的严重程度和血糖水平。当糖尿病控制良好时，种植手术是安全而可预测的，并发症风险和健康人群相似（Shi et al, 2016）。

▌骨疾病

严重的骨疾病，如佩吉特病、风湿性关节炎、骨软化症或者成骨不全等，必须考虑为高风险因素。

没有证据证实骨质疏松患者种植失败率更高，失败率与患者是否使用双膦酸盐类药物相关。无论如何，口服双膦酸盐类药物不影响种植体的短期（1~4 年）存活率（Madrid, Sanz, 2009）。

▌放 疗

研究显示，放疗后植入种植体和放疗前植入种植体的失败率相似（分别为 3.2% 和 5.4%），下颌失败率（4.4%）较上颌（17.5%）低。但是该研究样本量较小，纳入的研究异质性较高。

▌其他方面

以下所列风险因素对种植体的存活不利，然而由于证据不足，还不能下结论：饮酒、哮喘、孤独症、心脏病、克罗恩病、唐氏综合征、药物滥用、遗传易感性、亨廷顿病、高血压、钙摄入不足、绝经期、帕金森病、精神分裂症、舍格伦综合征、口干燥症。

本章重点

· 对拟行种植手术的患者，必须告知与患者自身健康状况相关的种植失败风险的增加，以及可能的并发症。

· 吸烟和糖尿病可以认为是种植并发症的风险因素。

· 牙周治疗史和严重的骨疾病可以考虑为种植并发症的风险指征。

· 未来的研究需要明确医学参数和吸烟对于种植体存活率和生物学并发症的真实作用。

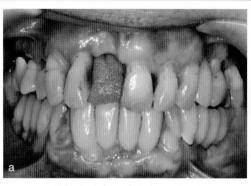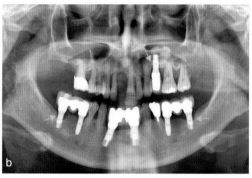

图 18.1　种植失败高风险患者：同时有吸烟和牙周炎。a.种植体植入 4 年后口内观。患者为重度吸烟者，且没有接受牙周治疗。b.全景片显示种植体周围（黄色箭头）和牙周围的骨丧失

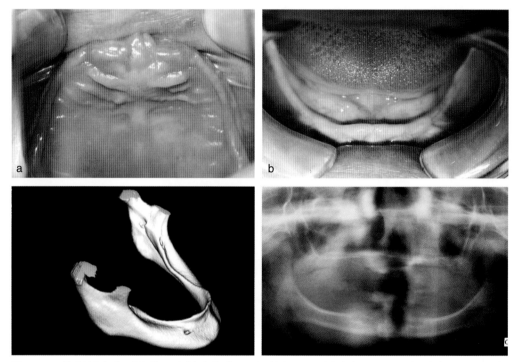

图 18.2　外胚层发育不全的 9 岁男孩的全口无牙颌。a.上颌临床观。b.下颌临床观。c.下颌三维重建。注意看薄刃状牙槽嵴可能会导致无法植入临时种植体。d.全景片。感谢法国巴黎 Rothschild 医院管理局，口腔罕见疾病中心（ORARES）的 Muriel Mola 医生。已获得 Muriel Mola 的许可

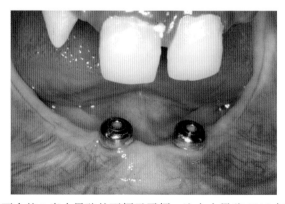

图 18.3　一个外胚层发育不全的 3 岁小男孩的下颌无牙颌。这个小男孩 2000 年出生，2003 年接受了种植手术。这张临床照片拍摄于 2007 年。下颌义齿靠颏孔间的两枚种植体固位。感谢法国巴黎 Rothschild 医院管理局的 Catherin Artaud 医生。已获得 Catherin Artaud 医生的许可

19 患者评估：局部风险因素

有关种植位点和周围牙齿任何可能影响骨结合成功和种植体修复的情况都应该考虑到。

种植体稳定性

种植体的初期稳定性是种植体成功的关键因素。有一些方法和设备用于测量种植体稳定性，包括主观评价、共振频率分析（resonance frequency analysis，RFA）及植入扭矩。然而它们仍不足以完全获知种植体初期稳定性，或者为种植体预后提供任何预测值。从临床角度看，植入扭矩是最常用的。手术医生应尽可能获得较高的植入扭矩（35Ncm）。

骨密度

骨质较差是种植体失败的一个局部风险因素。在科学文献中，骨质通常指骨密度，它取决于新陈代谢、细胞更替、矿化、成熟和血管分布等因素；每个因素都会影响种植体的骨结合。骨密度可根据组织学和形态学进行评估（Molly，2006）。骨密度可以通过影像学检查进行评估，并且在预备手术位点时确定。

邻间隙

种植体颈部的三维位置通过与邻牙骨嵴顶的关系确定。这个关键因素影响围绕种植体的龈乳头。

种植体－牙

当种植体颈部与邻牙的距离<1.5mm时，邻面骨吸收的风险会增加。在美学区域，缺少骨的支持会影响龈乳头的保存（图19.1）。间隙较窄时，可以使用窄种植体来防止这种风险。当种植体距离邻牙太近时，种植体存活率降低。

种植体－种植体

为了防止软硬组织丧失，两枚种植体间的水平距离应>3mm。

感染位点

有关种植体植于感染位点的证据非常少。种植体应该植于非感染位点。然而，牙齿缺失的原因是多种多样的，包括牙体感染、牙周感染及折裂或创伤。因此，不能认为种植位点是无菌的。微生物可能顽固地留于小梁骨中。种植位点邻牙有牙髓疾病或者感染牙拔除，都会影响骨结合（图19.2）。这种风险可以通过术前彻底的影像学检查来避免。邻牙的活性也应该做评估。

拔牙位点没有感染对于新鲜拔牙窝中行即刻种植手术尤为重要，因此在临床上对感染牙进行即刻种植手术是可以被质疑的。然而，对感染的新鲜拔牙窝和未感染的新鲜拔牙窝中进行即刻种植，骨－种植体接触百分比没有显著性差异（12个月时存活率为92%~100%；Martin et al，2009）。

软组织厚度

牙周生物型是一个潜在的风险因素，薄龈生物型会增加牙龈退缩的风险（图19.3）。种植体周围牙龈退缩取决于种植体周围的骨厚度及种植体的三维位置。在美学区域，通过结缔组织移植可以使种植修复得到较好的美学效果。然而，种植体周角化附着龈对种植体周围软组织健康的维持提出了挑战。为了限制边缘炎症，应增加种植体周围软组织（Bengazi et al，1996）。然而，没有证据支持软组织厚度是影响种植体存活的风险因素（Cochran et al，2009）。

角化软组织

通常建议将种植体置于角化软组织的包围中，以提高其长期存活率。没有证据证实增加角化软组织的宽度可以改善种植体的长期预后。然而，当角化黏膜的宽度 <2mm 时，炎症和菌斑聚集将会明显增加。并未发现种植体周围黏膜宽度和边缘骨丧失间有相关性。角化软组织增量手术应限制于有利于个体菌斑控制的情况。

手术过程

传统的翻瓣术后，由于骨的暴露，颊侧骨会发生轻微的吸收，因此建议采用不翻瓣手术来减少术后骨吸收，并且保护软组织轮廓（图19.4）。另外，这种方法可以减轻患者不适感，缩短手术时间，有报告显示其短期种植体存活

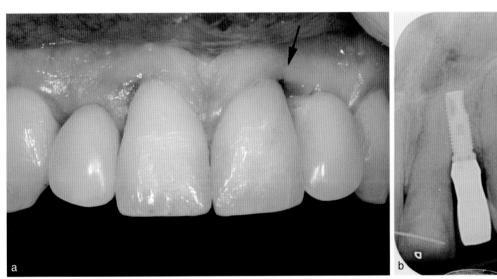

图 19.1　a. 由于种植体颈部（22牙位）和邻牙距离不够导致的龈乳头缺失（箭头）。注意看软组织的炎症。b. 注意邻牙和种植体的邻接关系

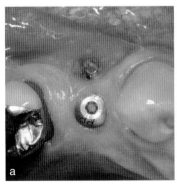
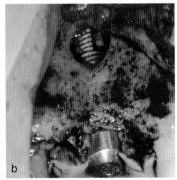

图 19.2　种植体根尖炎。a. 种植体植于完全愈合的位点。患牙由于牙体疾病被拔除。注意种植体植入 2 个月后出现的瘘管。b. 进行翻瓣。注意看根尖局部骨缺损

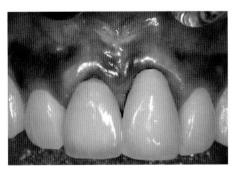

图 19.3　由于薄龈生物型而产生的牙龈退缩

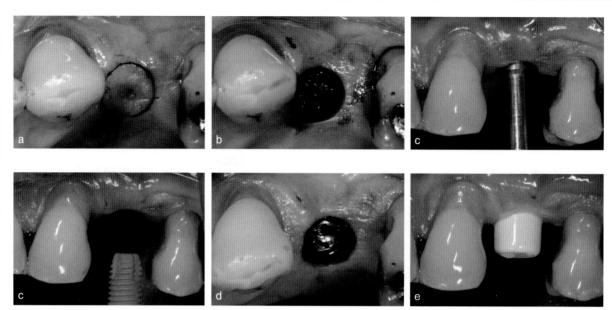

图 19.4 微创的不翻瓣手术。a. 在种植位点进行牙槽黏膜环切。b. 去除环切的黏膜，暴露牙槽骨。c. 备洞后，将方向指示杆插入窝洞内。d. 植入种植体。e. 种植体平台的临床观。f. 在手术结束时，安装修复基台（一次法手术）

率较高（Esposito et al，2012）。由于这是一种非直视的方法，这种技术应局限于有经验的医生应用。

本章重点

·初期稳定性是影响种植体存活率的一个关键因素。

·骨质较差和邻间隙不足是明确的风险因素。

·显示种植位点感染是风险因素的证据非常有限。

·没有证据证实软组织条件是影响种植体存留的风险因素。

·不翻瓣手术应仅限于有经验的医生实施。

20 患者评估：牙科治疗史

并非所有患者都能进行牙科种植治疗，即使其临床情况是种植的适应证。对牙科治疗史的评估有助于临床医生制订综合治疗计划，并且防止失败和并发症的风险，该信息在初诊时由患者提供。

依从性

在手术前、愈合过程中及修复体交付后，患者有最起码的配合是防止并发症所必需的。一些患者在治疗过程中拒绝主动参与，他们的极度"被动"可能成为种植治疗计划进展的障碍。尽早发现这种不主动的患者可以减少医生和患者不必要的不便。

口腔卫生

有效的菌斑控制是种植治疗成功的前提。必须询问患者的刷牙方法和专业支持治疗，必要时加以纠正。这一点对于不再具有有效控制菌斑习惯的无牙颌患者来说尤其重要。

充分的菌斑控制对以下几方面有显著影响：

· 局部缺牙患者的种植体早期失败（术中细菌污染；Van Steenberghe et al，1990）。

· 已经完成骨结合的种植体周围的过度骨吸收，即使在无牙颌患者中。

· 种植体周围炎（见61章，62章）。

磨牙症

虽然这个问题有争议，但是越来越多的研究认为过度的咬合负载会增加机械并发症（预成结

构）、技术并发症（技工室制作）及失败的风险（Salvi，Bragger，2009）。如果忽略这一点，磨牙症（除非极端病例）并不是种植的禁忌证，但应预先考虑种植体的选择和修复设计。

缺牙史

必须明确导致失牙的因素，因其可能降低种植成功率或使种植体植入复杂化。

对于牙体感染和（或）牙体手术失败，如果清创不彻底，骨中可能会余留潜在的炎症和（或）感染，即使在数年之后。这种病损在影像上并不一定能观察到，如果没有预先考虑到，可能会影响骨结合过程。另外，连续的牙体手术通常与拔牙后大量的骨缺损相关（图20.1）。

根折通常与过度的殆力（磨牙症）或者咬合紊乱有关。有垂直根折的牙拔除后，会导致大量的骨缺损。

外伤失牙和外伤手术会导致大量的牙槽骨缺损和牙龈瘢痕，因此应考虑骨和软组织重建（图20.2）。

对于末期牙周炎，拔牙后牙周骨的丧失和软组织迁移会限制可用骨量，影响美学结果（图20.3）。

对于广泛龋的患者，龋坏风险不直接影响种植体成功率。

失牙时间会对剩余骨量有负面影响。对于失牙患者，可摘义齿会加速骨吸收（图20.4）。

对于长时间的、未修复的局部牙齿缺失患者，因为有多方向的牙齿移位，可能需要正畸间隙管理。

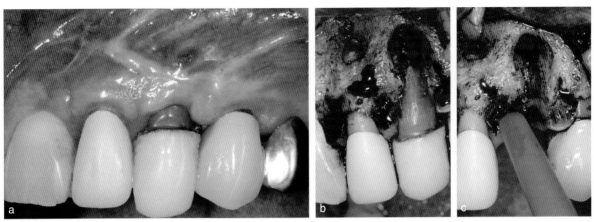

图 20.1 左上尖牙在连续的牙体手术治疗后拔除。a. 根尖手术未能治愈牙体的病损。b. 拔除尖牙时，可见多处骨缺损。c. 尖牙被拔除，侧切牙行根尖手术。注意看尖牙的颊侧骨板完全缺失

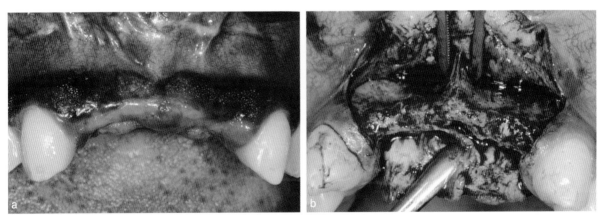

图 20.2 前牙外伤。a. 外伤后，上颌切牙被拔除。图中为创伤后 1 年时的牙槽嵴形态。软组织下的水平骨吸收是无法避免的。b. 术中证实牙槽嵴非常薄

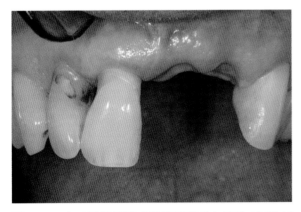

图 20.3 由于牙周原因（重度牙周炎）导致 21 和 22 拔除后，骨和软组织的塌陷

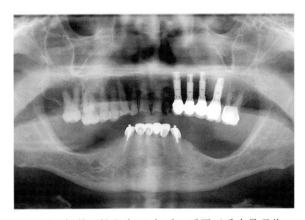

图 20.4 佩戴可摘义齿 20 年后，后牙区垂直骨吸收

牙齿炎症或感染过程

种植位点（即刻种植）

尽管感染位点的种植并不影响骨结合的结果（如果清创足够），但仍建议在可能的范围内推迟种植的时间。

邻　牙

邻近骨结合过程中的种植体的颌骨的感染和（或）炎症（根尖病变、余留牙根、牙体材料）过程会干扰骨结合，必须在种植体植入前对其分别进行治疗。

牙周病史

未治疗的牙周炎是种植治疗的相对禁忌证（见 21 章），必须在种植体植入前控制牙周感染。

牙周治疗史会增加种植体失败和种植体周围骨丧失的风险（Heitz-Mayfiel，Huynh-Ba，2009）。个性化的牙周支持治疗是必要的。

> **本章重点**
>
> ·种植前必须采集牙科病史。
> ·采集牙科病史的目的是明确种植体失败的潜在风险因素。
> ·对于失牙史的认识可以为骨丧失和感染风险提供信息。

21 患者评估：牙周条件不佳患者的种植

有牙周炎治疗史的患者

种植结果

有牙周治疗史的患者和非牙周病患者相比，种植体周围炎的风险更高（OR 为 3.1~4.7），种植体存活率更低（Ong et al，2008；Cochran et al，2009）。然而，如果患者进行良好的牙周维护，在 3~16 年的时间里，种植体存活率仍然很高（高于 90%；Heitz-Mayfield，Huynh-Ba，2009）。meta 分析显示，牙周炎病史对于短期种植体的存活率没有显著影响（Wen et al，2014）。然而，长期的随访发现，牙周炎，尤其是侵袭性牙周炎或者重度牙周炎，对于种植体 8~16 年的存活率有显著影响，但差别不大 [风险比（RR）为 1.03；95%CI，1.02~1.04]。

因此，牙周炎治疗史并不是种植的禁忌证（图 21.1）。但是，必须告知患者种植体失败和种植体周围炎的风险增高（附录 E）。必须有系统的、持续的包含牙周炎和种植体周围组织监测的维护程序来监测修复体和其支持组件。

风险因素

吸烟是牙周炎和种植体周围炎的风险因素。既吸烟又有牙周炎病史的患者有种植失败的风险，即使仍需更多研究来评估这些因素的联合效应。种植体植入程序（一次法手术或两阶段式手术）不影响种植体存活率。当应用即刻种植或即刻负载时，种植体存活率并不改变。种植体的表面特性可能会影响种植体存活率，表面非常粗糙的种植体存活率较低。

牙科种植治疗

对于重度牙周炎，牙槽骨的吸收对于美学和功能的修复是一个巨大挑战。牙周炎患者的种植修复结果常常是长而不美观的牙齿（图 21.2）。

牙周治疗中必须小心保存骨和软组织。由于牙齿缺失导致的牙槽嵴吸收应该是可预见的（见 39 章）。牙周手术治疗过程中，应该关注牙周组织的再生。

为了减小冠 - 种植体比，并且使种植体植入合适的三维位置，通常需要垂直和（或）水平骨增量。

软组织的生物型显著影响前牙美学结果。薄龈型（长的三角形牙齿）通常会有种植体周围软组织的退缩，暴露冠的边缘。因此，在美学区域，通常需要进行软组织增量。所以，与没有牙周治疗病史的患者相比，牙周炎患者的种植治疗通常更加复杂，高级团队参与治疗也有必要（见 15 章）。

未治疗的牙周炎患者

根据治疗过的牙周炎患者的数据，可以理解在未治疗的牙周炎环境中进行种植体的植入，种植体的远期成功率是令人质疑的，并且可能影响种植体的存活率。微生物迁移、疾病的复发、较差的口腔卫生及系统疾病会导致种植体周围龈沟内微生物的定殖，从而引起种植体周围炎。任何拟进行种植治疗的患者都必须进行牙周检查。

拔牙的决策制定

在牙科种植治疗中，牙周条件欠佳的患者和牙周健康的患者间最主要的不同是牙周治疗后余留牙的预后。种植体的预后应该在长期的基础上来审视。因此，牙周条件欠佳的牙的长期预后必须仔细评估。

侵袭性或者慢性牙周炎可以成功治愈，这在文献中有详细论述。拔除还是保留一颗牙周存疑的牙齿在种植治疗中是很关键的，并且通常需要专家会诊（Popelut et al，2010）。一般原则是，如果计划应用种植支持的局部固定义齿来修复缺失牙，余留牙牙周治疗后，预期的存留时间应不低于10年。

治疗计划

基于患者个体的牙周条件，治疗可能会有很大的不同。以下流程可以用于牙周炎患者（图21.3）：

- 通过综合的临床和影像学检查来获得对牙周疾病充分的诊断。
- 通过基础治疗减轻微生物附着（包括拔除无保留价值的患牙及龋齿的保守治疗）。
- 正畸治疗改善牙齿位置。
- 通过牙周手术治疗改善基础治疗的结果（包括再生性手术）。
- 进行骨增量手术以利于种植体植入。
- 制作手术导板来引导种植体植入。
- 植入种植体。
- 过渡期的维护，以利于愈合。
- 通过再评估来评估牙周条件欠佳的余留牙。
- 修复治疗。

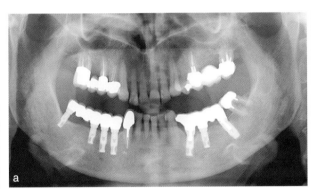
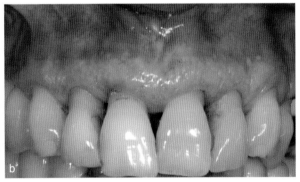

图 21.1　牙周维护良好的患者的种植治疗。a.全景片，术后7年。b.放射检查时的口内照

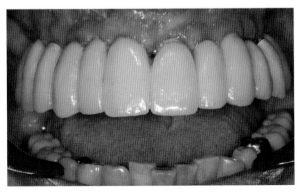

图 21.2　牙周炎患者的全口固定修复。请注意，没有进行骨增量手术，由于无法补偿骨吸收量，固定修复体美学结果欠佳。另外，由于前庭沟变浅，菌斑控制困难（见21牙位）

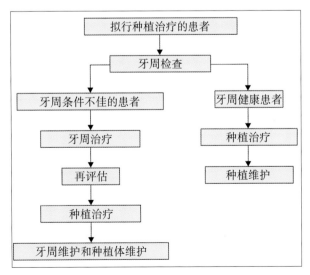

图 21.3　根据患者的牙周状况制订种植治疗计划

本章重点

· 种植治疗是牙周条件不佳患者的一个可行方案。

· 牙周检查是种植治疗的前提。

· 系统性、持续性的牙周治疗和种植体周围组织条件监测对于有牙周炎病史的患者的种植治疗非常重要。

22 患者评估：美学参数

对于不仅追求种植体的成功，而且追求美学的可预测性的临床医生来说，美学区域种植越来越高的要求是一个挑战。记住一点，软组织的外观和稳定性是需要考虑的重要因素。

为了获得可接受的美学结果，前牙区比非美学区域需要更复杂的治疗。不过，患者的要求应该仔细评估，避免过度治疗。美学评估包含主观和客观方面。完整的照片存档是非常必要的。

患者的依从性和要求

患者的依从性是一个关键因素。必须告知患者治疗的复杂性和局限性（见 27 章）。如果患者的美学要求超出了现阶段的种植治疗技术能力所及，那么就不应该考虑进行种植手术。

笑　线

笑线阐述唇的位置，以及在"自然"微笑时唇和牙的关系。大多患者微笑时露出部分龈乳头，但是不露整个龈缘。

高笑线（露龈笑）患者的治疗是非常复杂的，因为他们微笑时会露出未来种植修复体周围的所有软组织（图 22.1）。完整的牙和牙周检查应该强调以下要素：牙的位置、牙的大小、牙龈轮廓及中线位置（图 22.2）。

生物型和软组织厚度

生物型描述了牙周形态学，主要可以分为两种类型（Olsson，Lindhe，1991）：薄龈型（牙齿长而呈三角形）和厚龈型（牙齿短而方）。

薄龈型患者应列为"高美学风险"（图 22.3）。对于这些患者，拔牙后的骨改建会更加明显，如果愈合过程受影响，其美学结果也将较厚龈型患者更加明显。

软组织较厚时，修复体的软组织整合更加容易而稳定。因此，对高美学风险的情况，推荐应用软组织增量手术。

牙齿拔除后的软组织改建

拔牙后，牙槽窝内会有连续的愈合变化，导致唇侧牙槽骨吸收。这种骨丧失是可变的（垂直方向 2~3mm），是骨重建（束状骨）的结果（Araújo，Lindhe，2005）。

对单牙拔除，邻面的牙周组织（骨和软组织）靠邻牙支持。然而，两颗或两颗以上的牙拔除时，将会出现邻面骨吸收和龈乳头塌陷（软组织扁平）。

为获得理想的美学效果，必须防止或者纠正颊侧和邻面的软组织改建。美学区应考虑位点保存、软组织增量和骨增量手术。

即刻种植

虽然在新鲜拔牙窝内植入种植体被认为可以保存骨和软组织，但其仍是一个非常有争议的问题，植入时间与其他参数相比，对长期的美学结果影响较小。

种植体的三维位置

为了获得良好而稳定的美学结果，已有临床

建议提出（图 22.4）。关键点在于种植体精确的三维位置，必须满足一些最小距离（种植体与牙、种植体与种植体间；Buser et al，2004）以及修复参考（穿龈点和整体轴向）。一般来说，腭向位置较唇向位置的负面影响更小。

骨高度和软组织位置

如果同意软组织的位置是基于支持骨（种植体周围邻面和颊侧骨高度）的基本观点，那么就可以明确，骨的稳定对于长期的美学效果是必需的。

邻面骨

对于紧邻天然牙的种植体，颈部骨高度只取决于天然牙。与种植体相邻时，邻面骨的稳定性取决于种植体间的距离（Tarnow et al，2000）：种植体间距离 ≥ 3mm 有利于维持骨位置的稳定

性（图 22.5）。

完成修复后，邻间隙中龈乳头填充量取决于骨嵴顶到修复体接触区的距离（Choquet et al，2001）。为了使龈乳头能充满间隙，这个距离应 ≤ 5mm。

颊侧骨

虽然没有证据确定维持颊侧骨稳定性所需的最小骨厚度，但通常建议骨厚度 ≥ 2mm。

种植治疗中的美学限制

对于多牙缺失的牙槽嵴，由于邻面骨丧失，美学结果无法预测。减少种植体的数量有时可以使美学结果更容易预测。修复间隙减小的两颗相邻牙是最难的情况（图 22.6）。

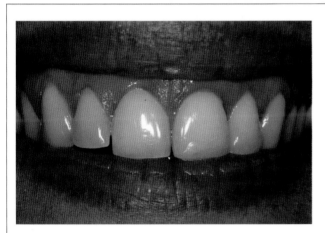

图 22.1 高笑线患者（"露龈笑"）

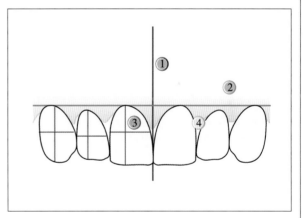

图 22.2 美学决定因素。1. 对称；2. 龈线；3. 牙冠形状和比例；4. 龈乳头

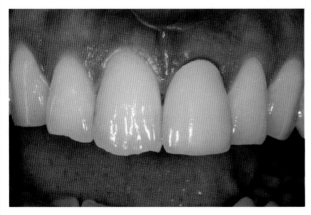

图 22.3 薄龈型：高美学风险

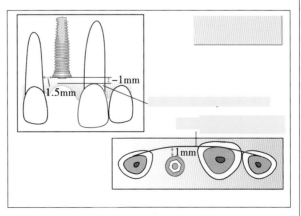

图 22.4 美学区域种植体理想的三维位置

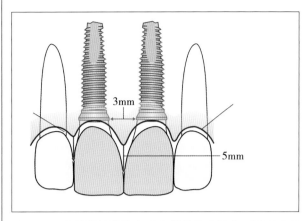

图 22.5 为了种植体植入后获得龈乳头填充而需要考虑的参数。PDL：牙周韧带

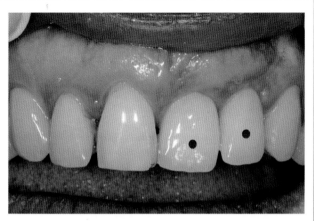

图 22.6 相邻种植体 21-22。红点指示种植支持的修复体

垂直骨增量是非常复杂的手术，必须预料到美学结果的限制。

对于重度牙周炎，骨量和软组织的缺失是非常显著的。这可能导致种植治疗后过长的临床冠和黑三角（龈乳头不完全充填）。对于这类患者，如果患者美学要求高，则需要预防性和重建性手术，也可以通过修复装置进行补偿。

本章重点

· 美学区域的牙科种植治疗是复杂的。

· 患者的要求是最重要的，必须彻底评估。
· 薄龈型必须考虑为高美学风险。
· 牙拔除后的牙槽骨重建是可预期的。
· 两枚种植体间至少应有 3mm 间距。
· 在美学区域，应尽量避免出现两枚种植体相邻的情况。

患者评估：手术参数

手术前必须进行临床检查，不能通过单独的影像检查替代临床检查。为了预估手术并发症，必须进行综合检查。

手术入路

为了使钻针和种植体能达到口腔后牙区，并且满足修复要求，患者的最小张口度为40~45mm（大约三指；图23.1）。如果患者张口受限，会迫使医生使用短的器械、短的种植体或者倾斜种植体。极端情况下，可能会使种植治疗无法进行。

种植位点邻近的牙可能会干扰钻针的正确位置（碰到手机）。这种情况可能需要用延长的钻针，但在后牙区并不一定能使用（图23.2）。

应该在确认手术预约前测试手术入路。

美学复杂性

在前牙区，手术中软组织的处理对于薄龈型和多牙手术来说具有决定性的影响（见22章；图23.3）。评估美学手术的复杂性是必要的。复杂的情况需要最具有可预期性的治疗方案（表23.1）。

牙槽黏膜

应该评估手术位点的角化黏膜情况。确定切口位置，如果可能，将切口放在角化黏膜上，以利于软组织的处理及愈合后形成良好的局部环境（图23.4）。

在局麻下对黏膜厚度进行探诊可以为未来修复体的穿龈部分及骨量进行很好的评估。

无牙区牙槽嵴上的肥厚黏膜，尤其是可动黏膜，需要通过手术方式减少。

牙槽突尺寸

对骨高度和宽度的初步评估是通过仔细的扪诊进行的。这可以使医生明确一些解剖限制，预估手术中可能的问题（表23.2）。通过影像学检查可以对初步评估进行确认。

为了评估骨的尺寸，有时候需要诊断模型，在某些位点测量黏膜厚度，然后在模型上减去。

对比骨的尺寸和修复计划，然后确认治疗方案。

缺牙区的尺寸

放置1枚标准种植体至少需要7mm的水平间距，2枚则至少需要14mm，3枚21mm，以此类推。如果有牙齿移位，可以观察到间隙减小。即便骨的尺寸没有改变，牙间距的减小可能会干扰钻针的正确方向和种植体的植入。必须调整种植体的位置、方向甚至数量（图23.5），也可以通过正畸方式调整间隙。

邻　牙

对于薄龈型或者牙周支持本来就已减少的情况，种植体植入手术对于邻牙的牙周组织有决定性的影响。为了避免牙周退缩，可以进行改良瓣设计或者做预防性的软组织增量。

邻牙牙根方向的评估也是非常重要的，因为它们可能会靠近种植体的根尖，从而干扰手术。调整种植体方向（如果与修复协调）或者减少种植体的长度可以避免这个问题。

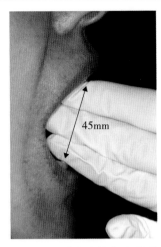

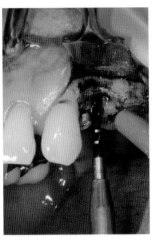

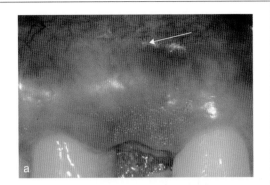

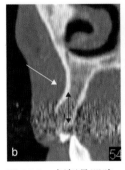

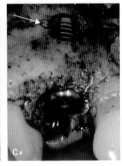

图 23.1　手术和修复入路需要 40~45mm 的最小开口度

图 23.2　在不改变钻针方向的前提下，为了手机不与邻牙接触，必须延长钻针

图 23.3　颊侧骨凹陷。a. 仔细地扪诊可以明确颊侧骨凹陷（白色箭头）。b. CT 扫描证实了临床检查结果。为了满足修复体的轴向要求，选择了短种植体（8.5mm）。c. 根尖区穿孔，需要进行引导性骨再生（GBR）手术

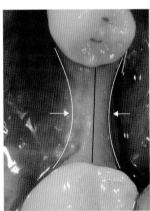

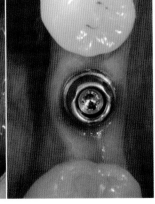

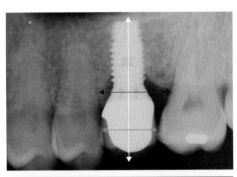

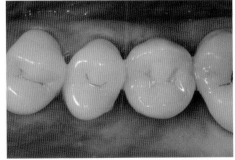

图 23.4　角化黏膜处理。角化黏膜位于膜龈联合（白线）间。切口（黑线）保留了种植体周围足够的角化软组织以便为种植体愈合后提供良好的环境

图 23.5　27 近中移位后，牙间距减小时的修复处理。种植体没有植入初始牙间空间（红色箭头）的中央，而是稍偏近中，在剩余牙间隙（绿色箭头）的中央。牙冠的尺寸减小（按前磨牙进行设计）

表 23.1 基于风险因素的手术选择

复杂性参数	相关风险	治疗选择
薄龈型	退缩	软组织增厚
邻面骨塌陷	龈乳头缺失	龈乳头保存
天然牙根突出	大的骨裂开	引导性骨再生（GBR）
切牙腭向转位	倾斜骨方向	短种植体，保证良好的方向
颊侧骨凹陷（图 23.3）	骨穿孔	短种植体、锥形种植体，GBR

表 23.2 与解剖畸形相关的手术复杂性

解剖畸形	手术复杂性
骨凹陷	过预备风险
水平骨吸收，窄嵴顶	窄种植体或者 GBR 适应证
垂直骨吸收	解剖风险；短种植体适用
浅前庭沟	愈合过程中的张力；菌斑控制困难

本章重点

· 手术前，必须进行仔细的临床检查，不能完全由影像学检查替代。

· 对手术入路来说，开口度至少需要三指。

· 软组织处理应在术前进行评估。

· 必须评估角化黏膜的量，以便于切口的设计和角化黏膜的保存。

24 患者评估：手术导板

种植导板是一种预先规划修复过程的装置，使其在 X 线图像中可视（放射导板），在手术过程中使种植体的位置更加精确（手术导板）。一些连续的种植体植入通常需要手术导板。

特　性

精确性是必要的，特别是在美学区域，即使轻微的不精确也会导致不利结果。因此，手术导板的制作程序与可摘临时义齿相似。

稳定性可以避免在影像检查过程中和手术过程中导板的错位。如果可能，导板应由不移动的牙齿支持（牙支持式导板；图 24.1），或者由无牙牙槽嵴支持（软组织支持式导板；图 24.2）。

导板应该易于使用，这是必要的，因为患者需要在影像学检查时佩戴。手术中，导板必须能在不改变的情况下，简单地放置、取下和重复。

放射阻射性为影像学图像中牙齿形状和理想的种植体方向的可见性提供可能。阻射标记不应该产生放射衍射。在制作导板时，可将硫酸钡混入整个导板中（图 24.3）。阻射材料包括：

- Cavit（暂封材料）
- 牙胶
- 钛
- 钢
- 硫酸钡

为了在手术中使用，导板需要清洁和灭菌，因此耐热性是很重要的。

手术导板中主要包含的信息包括牙齿形状（图 24.4）、颈部穿出点和种植体方向。

在美学区域，手术导板可以包含软组织轮廓，以使种植体的位置适应瓣膜增高及软组织增量手术后的种植龈缘。

技术程序

手术导板的制作模拟了未来修复体。手术导板中包含特殊的阻射装置，以指示预期种植体的理想位置和方向，并与修复程序相协调。

如果有剩余天然牙，可以用其稳定导板。现有的局部或全口义齿可以改良（在种植体位置钻孔）成为导板。

对于局部缺牙患者，一般的制作步骤如下：

- 诊断模型
- 制作蜡型
- 复制模型
- 真空压制模板
- 理想的种植体定位（位置和方向）
- 置入阻射标记
- 影像学检查
- 消毒
- 手术

局限性

与不使用导板的手术相比，导板的制作需要额外的椅旁时间。传统的导板是在模型上制作的，其在手术中的稳定性较计算机辅助制作的导板差。

另外，虽然传统手术导板的制作遵循理想修复引导的种植体位置，但其无法考虑实际的骨量和解剖结构，因此无法在允许的固有误差的情况下，在精确的三维位置植入种植体。

计算机辅助制作的种植导板（光学扫描，设

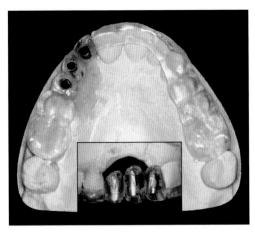

图24.1 放射导板：钛导环可以将种植体方向进行可视化，并引导种植体植入

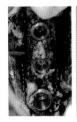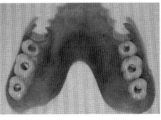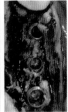

图24.2 带有义齿设计的手术导板。注意看种植体的实际位置

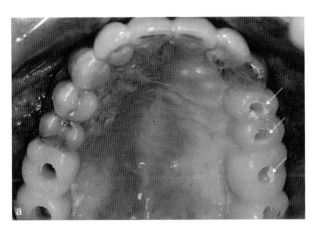

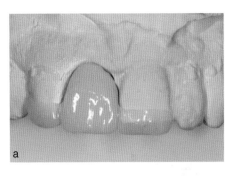

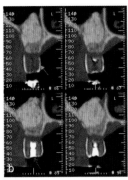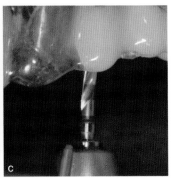

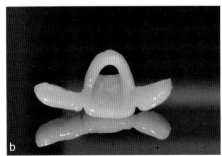

图24.4 牙支持式手术导板。a.将手术导板通过邻牙切缘进行稳定。b.较宽的孔允许在腭侧进行方向上的调整

图24.3 放射和（或）手术导板。a.由硫酸钡覆盖的人工牙。钻针孔用阻射性的水门汀充填，以便于影像检查。手术前将水门汀去除（白色箭头）。b.CT扫描图像（截面）：观察牙齿外形（绿色箭头），确定未来修复体的位置和方向（红色箭头）。c.在导板引导下进行备洞

计软件，3D 打印）可以克服这些局限性，减少椅旁时间，提高精度（Vercruyssen et al，2015；见 42 章）。应该通过成本 – 收益分析来做出最好的选择。

想的种植体植入，除非是非美学区域的单牙种植。

- 手术导板模拟了未来修复体。
- 手术导板必须稳定，特别是对于黏膜支持的导板。
- 手术导板必须易于在术中放置和取下。

本章重点

- 所有病例都必须使用种植导板进行理

25 患者评估：影像技术

随着种植治疗的发展，有许多影像设备被应用于种植治疗中。临床医师的目标则是选择合适的技术，可以以最小的放射剂量、最理想的经济投入来获得理想的信息。

这遵循了 ALARA 原则，也就是在合理而可达到的条件下尽可能地低（as low as reasonably achievable）。必须评估风险 – 利益比，减小放射剂量，同时获得最可靠的信息。

影像技术

表 25.1 为概述。

X 射线摄影

口内（根尖）X 线片主要是平行投照技术，可以以很小的放射剂量提供良好的信息。它是种植术前评估牙和牙周的一种检查方法。如果无法放置口内接收装置，可以用全景片代替。

曲面断层 X 线片是种植治疗的一种很好的、非常系统的检查方式。它可以获得包含很多解剖结构的全局观测，其缺点包括较大的失真和不同的放大，使其不适合用于精确测量。

头颅侧位片适用于评估矢状面的颌间关系、软组织轮廓和前牙区的骨宽度。

体层摄影

体层摄影是精确测量骨量的唯一方式。垂直牙弓的图像（横断面图像）可以测量骨宽度。由于没有变形，并且放大率恒定，因此可以用于直接测量。

含有金属元素的人工材料会影响图像的质量，因此，这种技术不适用于对骨结合的评估。

传统体层摄影（图 25.1）可以用于较局限的区域的检查，放射剂量相对较小，花费较少。它可以提供较厚的截面影像，显示邻近结构的叠加影像。如果没有合适的训练，对影像的解读较难。

计算机体层（CT）扫描（图 25.2）由一系列连续的轴面影像（垂直于人体长轴）组成，由计算机软件重建获得横断面影像。

CT 扫描是体层影像评估骨量的金标准。在非常短的时间内（以限制患者的移动），它可以提供整个上颌和（或）下颌的精确检查。为了限制放射剂量，目前的扫描设备使用足够"低剂量

表 25.1　不同影像学技术的特性

	二维			三维		
	根尖片	曲面断层 X 线片	头颅侧位片	传统体层摄影	CT 扫描	CBCT
放射剂量	低	低	低	中	高	高
精确度	中	低	中	中	高	高
变形量	低	高	低	无	无	无
再现性	中	低	高	高	高	高
放大率	低	高	低	无	无	无
花费	低	低	低	中	高	中
患者体位	坐位	站位	站位	站位	卧位	站位

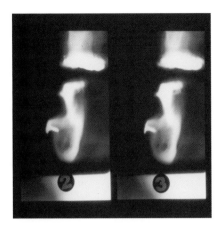

图 25.1　传统的体层图像

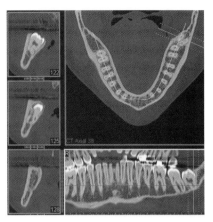

图 25.2　计算机体层扫描（CT）图像

程序"来进行骨评估。

　　锥形束 CT（CBCT）（图 25.3）的组成包括预先定义体积的容积获得值、计算机重建和可获得任何平面影像的能力。与 CT 扫描相比，所检查的骨的体积较小，因此可以减少放射剂量，其解析能力和影像质量都相当，花费更少（较少单元），但影像获取时间较长。

▌ 术前检查

　　术前必须定位以下结构。

　　·牙齿相关环境：邻牙和其他余留牙的牙体和牙周影像检查。

　　·拔牙位点：评估无保留价值的患牙周围的

骨（特别是对于即刻种植程序）。

　　·骨形态包括以下内容。

　　　·牙槽骨的高度和宽度，以便选择理想尺寸的种植体。

　　　·皮质骨板（颊侧、舌侧、上颌窦底、鼻底）的精确位置，以便必要时获得皮质骨锚定。

　　　·三维骨方向，和修复体方向比较（放射导板）。

　　·解剖结构定位：非常必要，以避免对其（如下牙槽神经）造成损伤，并且调整手术方式（如上颌窦）。

　　·骨质：这决定了手术技术（备洞）和愈合时间。通过影像技术进行骨质评估较困难，可在手术过程中进行更精确的评估。

　　根据检查区域，表 25.2 中推荐了一些特殊的影像学技术。

▌ 种植体的影像学监测

　　骨结合是种植成功的前提，通常与影像上种植体周围的特征性的放射透射影消失相关。

　　边缘骨水平可通过根尖片测量，以确保种植体植入后和修复体连接后没有发生过度的边缘骨吸收。种植成功的表现为修复负重的第一年后，每年边缘骨丧失不超过 0.1mm。

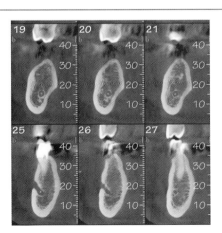

图 25.3　锥形束 CT（CBCT）图像

表 25.2　推荐的术前影像检查

	标准 X 射线摄影	体层摄影显示	体层摄影技术
上颌 部分缺牙	曲面断层 X 线片 口内 口内情况（1）	邻近切牙管 有限体积和（或）上颌窦 牙槽嵴改变	传统体层摄影（2） CBCT 和（或）CT 扫描（3）
上颌 完全无牙	曲面断层 X 线片		CT 扫描
下颌 部分缺牙	曲面断层 X 线片 口内 口内情况（1）	邻近下颌管 邻近下颌孔	传统体层摄影（2） CBCT 和（或）CT 扫描（3）
下颌 完全无牙	曲面断层 X 线片 头颅侧位片	牙槽嵴改变	CT 扫描

注：（1）牙周炎患者；（2）较小的区域；（3）包含多个区域

修复部件连接也可能需要通过口内影像进行确认，以检查不同修复部件（种植体、基台、修复体）间的间隙是否消失。

对种植体影像检查的建议

平行投照的根尖片可用于种植体检查。影像上的几何结构对避免误判是非常重要的（图 25.4~ 图 25.6）。

> **本章重点**
>
> · 种植体植入前进行平行投照根尖片检查是必要的。
> · 影像学检查必须以最小的放射剂量进行。
> · CBCT 是基本的三维影像技术。
> · CT 扫描可以用于特殊的适应证。

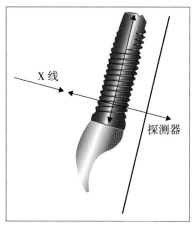

图 25.4　根尖片平行投照技术：接收器（胶片、X 线感应器）平行于种植体长轴放置，X 线垂直于胶片和种植体

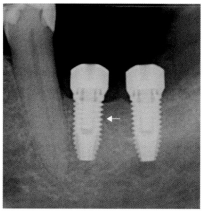

图 25.5　理想的平行投照：良好的胶片位置和正确的 X 线方向。注意看种植体螺纹的精确表现

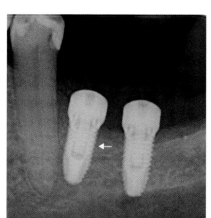

图 25.6　不正确的平行投照：错误的胶片位置和（或）X 线方向不垂直

26 病 历

病历包括知情同意书、费用告知和病史记录。

图 26.1 总结了治疗的不同阶段应该保存的文件。对于有复杂问题的患者必须格外小心。如果患者正接受多学科团队的诊治，那么应该考虑复杂的诊治程序（见 15 章）。对于这类患者，参与治疗的医师应该分别有病历记录。在治疗前，每个医生应该能提供一份患者治疗计划的复件或总结给全科医师（例如，跟进某项检查，并对患者进行评估）。

知情同意书

外科医生有法律义务在治疗计划阶段向患者提供信息，以便患者对手术、并发症及未来结果有一个清晰的认识和理解。因此，所有接受种植和其他口腔手术治疗的患者必须签署知情同意书。知情同意书的内容主要基于相关国家的法律。理想情况下，必须根据每个患者的特定情况来制订一份个性化的知情同意书。不过，常规情况下可以使用模板（附录 E）。

费用告知

患者必须知晓牙科种植治疗的费用。牙科医生在开始治疗前必须向患者提供一份书面报价或费用评估。书面报价必须由医生和患者双方签字。费用评估应该包含种植治疗相关的各种治疗和护理，包括牙科评估、修复治疗（如充填、冠和桥）、拔牙及其他口腔手术、正畸治疗和义齿。

可追踪性

牙科种植体是医学装置。因此，必须能通过文件记录证明其历史、位置或应用。牙科种植体和修复装置（如基台）的可追踪性是必要的。包装上的标签或商标必须包含于病历中。

病史记录

病史记录是现在和过去的病史的一份系统文件，它可以用作法律文件。医生可以使用电子化记录系统或纸质记录。

患者的主诉，也就是患者的初始要求，是治疗计划的基石。牙科种植治疗可能需要很长一段时间。另外，对于复杂患者，可能会有三位以上专科医生参与治疗。由于治疗程序的复杂性，随着时间的推移，患者的要求有可能被忽视。因此，病历记录应该包含患者对于自己要求的原话，而不是医生的转述。

病史记录表格应该包含以下内容。

人口学资料和患者特征

- 患者主诉
- 患者预期治疗结果
- 患者对于提供家庭护理的动机和能力

医生的描述

健康状况和（或）问题

病史

- 全身病史
- 口腔和（或）牙科病史

检查

- 全身情况
- 口腔健康状况

诊断性观测

- 实验室数据
- 诊断模型
- 影像技术
- 手术导板
- 照片

治疗计划

手术阶段

- 术前检查清单。手术当日，手术医生应该准备以下物品：

    - 病历的术前检查清单（框表 26.1）。

    - 已核准的手术计划表（如果可能，手术计划表应由负责修复阶段的医生核准；图 26.2）。

    - 术后记录。术后记录主要根据国家法律来制定，可以是单纯的手术过程记录，或者是手术结束时完成的术后表格。笔者所用的电子化术后

患者记录和随访见附录 F 和附录 G。医生可以根据自己的建议对其进行修改。

修复阶段

- 患者随访
- 工作模型
- 放射影像

治疗结束点评估

手术过程和修复过程可能不是由同一个医生

框表 26.1　病历的术前检查清单
现病史：是否完整？
全科牙医和（或）修复医师：他和（或）她是否通过认证？
手术导板：是否在手术室内？
全景 X 线片：是否在手术室内？
CT 扫描（如果有）：是否在手术室内？
知情同意书：患者是否已签署？
手术费用估算：患者是否已签署？
修复费用估算：患者是否已签署？

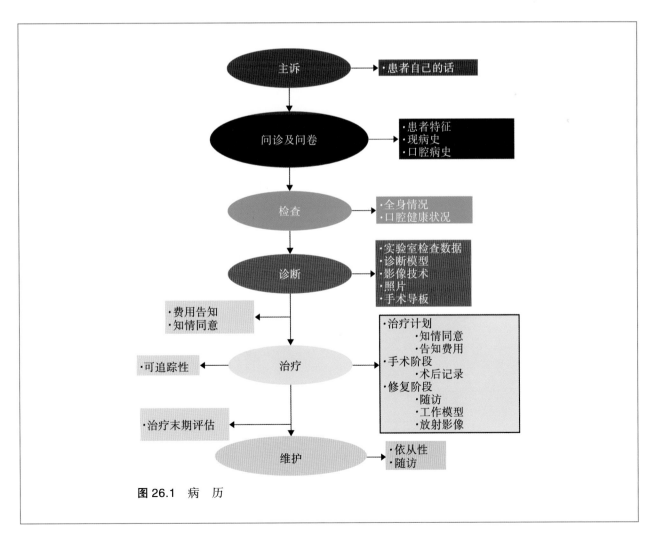

图 26.1　病　历

手术计划			全科医生 / 修复医生编号					
患者编号			外科医生编号				日期	
种植体品牌		一次法	两阶法	即刻种植	即刻负载	临时种植体		
骨移植	骨替代品	膜	固定螺丝	上颌窦提升	特殊内容			

牙位	CT 扫描		种植体						
	导板	层	类型	长度	直径	角度	顶部	颈部	参考

图 26.2 手术计划表

完成。手术医生和修复医生都对治疗负责。因此，在修复阶段完成时，在将患者移到维护程序之前，应该由手术医生再次检查以确认种植体的修复。

本章重点

· 知情同意书是一份法律文件。

· 治疗前，必须为患者提供总的费用评估。

· 种植体的可追踪性是必要的。

· 病历可以用作法律文书。

· 手术计划表格必须由负责修复的医生进行核准。

27 治疗前阶段

▊ 初 诊

患者的主诉决定了治疗的主要目标，是修复计划的基石，医生应进行深入的问诊来明确患者的情况（见 26 章），并详细记录患者的功能和美学需求。有不切实际的要求的患者应从种植治疗计划中排除。另外，由于很多种植程序是不可逆的，且时间和经济投入都较大，因此在种植治疗过程中和治疗后都需要患者有良好的依从性（附录 E）。

必须考虑到种植治疗的局限性，并向患者提供这些信息。根据患者的全身情况和口腔情况不同，这些信息是个性化的。在这个阶段，患者应被告知治疗的总费用，包括手术程序、影像和修复程序的花费；同时应口头告知患者治疗的总时间。

对于这个初步的过程，曲面断层 X 线片就足够了。取印模，灌注诊断模型。

▊ 修复评估

修复评估应在手术评估前进行。

口外检查

仔细评估颞下颌关节的情况，收集面部肌肉和面部协调性的信息。应该关注咀嚼肌（肥大、咀嚼力、磨牙和口腔副功能），垂直距离的丧失以及额状面和矢状面的唇支持丧失。对微笑、发音及息止颌位时的唇齿关系进行美学分析是必要的。

口内检查

种植治疗的临床检查与基本的修复检查没有不同（Belser et al，2008a、b）。应该对磨牙症的症状和体征（牙磨耗、舌的压痕等）给予特殊关注。

种植位点全面的临床检查要评估以下特征。

· 牙槽嵴形状，包括水平方面和垂直方向的牙槽骨吸收。

· 软组织厚度和牙龈的表现。

· 邻牙的位置或移位。

· 对颌牙的移位或过长。

· 缺牙区的宽度。

· 对颌牙弓的特点。

检查过程中，如果对颌牙弓包含种植支持的局部义齿或者任何类型的固定修复体时，必须格外注意，特别是饰面为烤瓷时。对颌牙弓可摘义齿的咬合压力较小。

诊断模型

即使种植体可以通过手术植入，也不代表有足够的空间容纳种植支持的修复体。在牙科种植治疗中，商品修复部件需要一个最小的水平和垂直空间。𬌗架上的诊断模型对评估以下参数非常重要。

· 牙弓间的关系。评估颌间距及上下牙弓间的不协调（Renouard，Rangert，1999）。

· 现有的动态和静态咬合。

· 𬌗龈距。对于固定修复，𬌗龈距 >6mm；对于活动义齿，则 >12mm。

· 牙间距离（近远中距）。对于单枚种植体，牙间距离应 >7mm（窄种植体则 >6mm）；两枚种植体则 >14mm。

▊ 手术评估

手术决策是一个复杂的过程，需要临床技术、口内评估及影像配合。这一点在这本书中的其他章节也有提到（见16章、23章~25章）。

在手术评估的最后，修复方面的治疗计划也就确定了，可以通过制作放射导板，预先展示未来的修复重建。最终的手术评估要考虑影像诊断，并且可能对修复设计进行确认或改进。

决策过程

牙科种植治疗过程中的决策过程需要团队配合（见15章）。在决策制定过程中应将临床试验的研究证据和患者的诉求结合进行考虑。因此，最终形成治疗计划的决策结合了技术的可行性和患者的要求。而技术可行性同时考虑了手术和修复的方案（图27.1、图27.2）。

治疗计划

通常，治疗计划不应更改，因为它是决策制

定过程的结果，但在临床上可以基于患者的依从性和并发症做出改变（图27.3）。

初始基础治疗的目标在于控制菌斑、咬合负载及垂直空间。基础治疗后，应在术前准备临时修复体。通过放射导板制作手术导板，然后完成种植体的植入。愈后期后，应对种植体的骨结合进行临床和影像方面的评估。然后就可以开始修复阶段了。在治疗的最后，患者将进入维护程序。

本章重点

· 患者的主诉决定了治疗的主要目标。

· 治疗计划的制订是必要的，即使是对于简单病例。

· 决策过程需要团队途径。

· 维护程序是治疗计划的一部分。

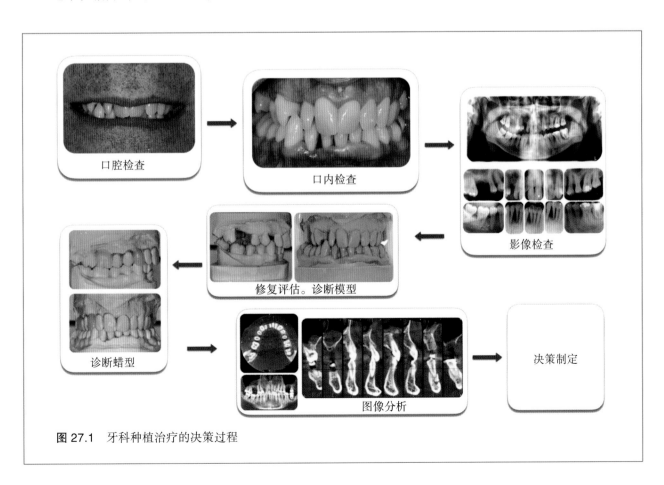

图 27.1 牙科种植治疗的决策过程

口腔检查 → 口内检查 → 影像检查 → 修复评估。诊断模型 → 诊断蜡型 → 图像分析 → 决策制定

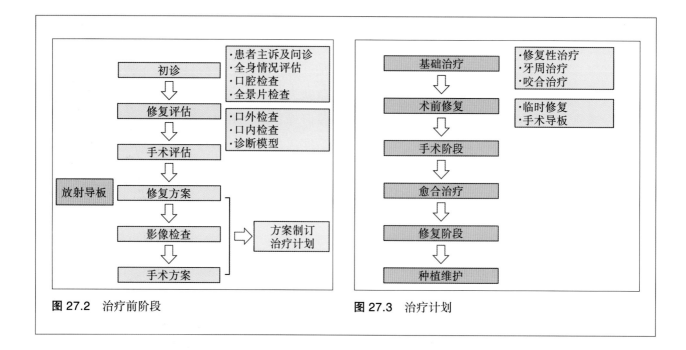

图 27.2　治疗前阶段

图 27.3　治疗计划

28 治疗计划：种植体周围环境分析

种植体的选择在修复设计后进行，以使种植体特征满足修复需求：这就是"以修复为导向的种植牙科"的理念。

种植体的选择应基于几个参数（框表28.1），并且进行临床检查、影像检查及最终的手术评估。

种植体特性包括长度、直径、形状、粗糙度、数量和位置（表28.1）。另外，美学也会影响种植体的选择（见22章）。

▌缺牙区的尺寸

理想情况下，种植体的平台应该与被替代的牙的颈部尺寸完全一致。

牙间距：单牙种植

7mm的间距被认为是常规情况，也就是说，在这样的间距下可以植入标准种植体而不会有特别的风险（图28.1）。对于最小的间距（5~6mm），应该使用窄种植体来避免过度的边缘骨丧失。对于较宽的间距，如果骨的厚度足够，可以使用大直径种植体。如果缺牙间隙>14mm，则需要植入两枚种植体，以防止产生水平悬臂。

牙间距：多牙种植

种植体的数目和位置根据修复计划确定，并且要考虑种植体间的距离（见27章）。两枚种植体中心间的距离应>7mm（图28.2）。

𬌗龈距

保证种植系统修复部件有充足的空间是非常重要的。大多种植系统要求垂直距离>6mm，以便能够制作修复体。

邻　牙

为了保存牙槽骨，并且有进行口腔卫生维护的入路，种植体与邻牙至少要保留1.5mm的距离。

根尖聚集

近远中向骨量必须在种植位点的整个高度上进行测量。对于有根尖聚集的情况，短种植体或者锥形种植体可以避免根尖的干扰。

▌生物力学因素

在后牙区域，种植体的位置和轴向由𬌗力分布决定（虽然也很难确定过大𬌗力和边缘骨丧失或者种植失败之间的相关性）。

骨－种植体界面很好地适应于种植体长轴方向的压应力，但应该避免剪切力。因此，对于理想的负载，种植体应置于轴向力的方向（图28.3）。

对于较大的𬌗力，可以应用大直径种植体增加骨－种植体接触（BIC），提高种植体体部的机械强度（Ivanoff et al，1999）。

小直径种植体不适用于高𬌗力负载的情况。

对于3枚或更多的通过夹板固定的种植体，提倡将种植体呈三角形分布，改善应力分布（图28.4）。

骨　量

良好的初期稳定性是即刻或者早期负载成功的先决条件，但是对于延迟负载的影响尚无证据。但是，在可能的情况下，都应该要求初期稳定性。

要提升Ⅲ类骨和Ⅳ类骨中的初期稳定性，手术医生要选择种植体的尺寸，选择特殊设计、粗糙或者生物活性表面的种植体（见11章）。

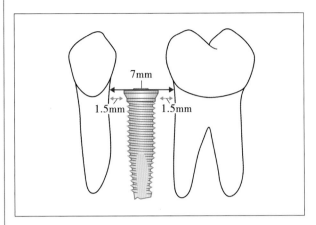

图 28.1　放置一枚标准种植体所需的最小牙间距

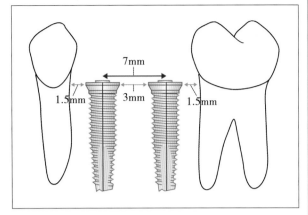

图 28.2　两枚标准种植体中心的最小距离

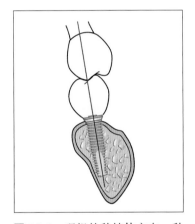

图 28.3　理想的种植体方向：种植体的长轴应从中央窝穿出，方向与对颌牙功能尖相对

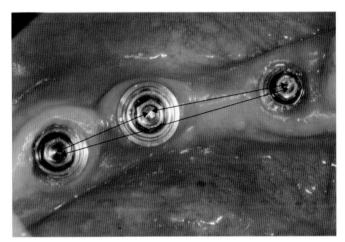

图 28.4　植入三枚种植体形成三角形，以减小应力的扭矩分布

框表 28.1　种植体选择时需要评估的参数
缺牙区的尺寸
邻牙
生物力学方面的考虑
骨质（负载程序）
解剖结构

表 28.1　种植体需要的最小颊舌向骨量

种植体直径	非美学区域	美学区域
3mm	5mm	6mm
4mm	6mm	7mm
5mm	7mm	8mm
6mm	8mm	–

对于Ⅰ类骨和Ⅱ类骨，推荐使用标准种植体，以限制骨压力，并且利于植入。对于这种病例，粗糙种植体也不适用，除非是用于即刻种植。然而，大多种植体公司只提供相对粗糙的表面。

本章重点

· 修复设计是影响种植体选择的关键因素。

· 标准种植体要求近远中距离 >7mm，骨高度 >10mm，骨厚度 >6mm。

· 长种植体（>10mm）适用于使用标准种植体初期稳定性可能较差的情况。

· 证实短种植体可以作为骨增量手术替代方案的证据非常有限。

· Ⅲ类骨和Ⅳ类骨的即刻负载可以使用特殊的种植体类型。

29 治疗计划：过渡阶段

种植治疗中一个关键的问题是临时修复阶段。大多数患者在牙缺失到种植体植入和最终修复完成的过程中都想要一个临时修复体，特别是在美学区域。临时修复体有三种类型：可摘式、牙支持式和种植体支持式，其作用是保持美观和功能，并且防止牙移位。在非美学区域和对于有特别风险的手术（骨移植、屏障膜），医生可能不放置任何临时修复体。

时　机

是否使用临时修复，以及选择哪种临时修复类型应在治疗计划阶段确定。修复体可以在椅旁制作，或者在技工室制作。临时修复体可以在治疗的不同阶段制作：拔牙前、种植体植入前、种植体植入后或者骨结合完成后。

临时修复体的作用

在传统牙科医学中，临时修复体在种植牙科的整个治疗中都扮演了重要角色，其可以维持美观，提供稳定和功能。

在美学区域，临时修复体用于牙齿拔除后软组织形态的维持，并且引导软组织的愈合，以便进行最终修复（见 31 章）。临时修复体也是未来修复体的参考，在患者和技师的配合下，所有更改都可以在临时修复体上测试。

临时修复体的一般特征

- 对邻牙和软组织没有损伤
- 对骨结合没有不利影响
- 必要时易于调整

- 舒适
- 易于清洁
- 在治疗期间坚固耐用
- 经济花费低

可摘方案

临时局部义齿是一种价格低廉、制作简单、易于摘取且可逆性很好的解决方式。然而，可摘义齿在黏膜上可能不稳定，而且可能产生压力，引起直接负载，边缘骨丧失，甚至导致骨结合丧失。这个缺陷在移植位点尤其明显。

义齿在第一周应该进行调改，以避免与伤口直接接触，之后常规的检查和重衬也是必要的，以避免影响愈合过程。

在美学区域，义齿的牙龈部分应该减少或者去除，以避免和软组织接触（图 29.1）。

如果临床情况要求在第一周完全没有压力，或者在𬌗龈距有限的病例中，改良透明树脂托盘（图 29.2）是临时局部义齿的一种替代方案。

牙支持式方案

树脂结合的铸造金属桥是非常可靠、舒适而稳定的解决方式，但其可能在需要时不易取下和重衬。在修复步骤中，去粘接和重新粘接会很耗时，并且会降低粘接强度。另外，这种方式也需要更高的经济花费。这种方式适用于较长时间的临时修复，特别是对于年轻患者（图 29.3）。

临时桥是一种不算昂贵、易于精细制作、易于取下又易于修改的解决方式。临时悬臂（具有很低的咬合接触）也是可以的，但是不推荐（图 29.4）。

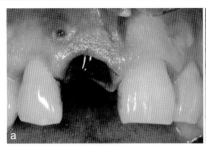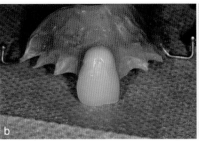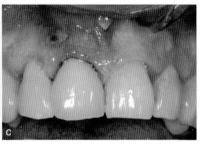

图 29.1 单牙种植修复：可摘义齿。a. 拔除 11。b. 通过可摘义齿过渡修复。c. 可摘义齿戴入后的唇面观。注意看颈部没有人工牙龈材料，以避免产生颊侧的压力

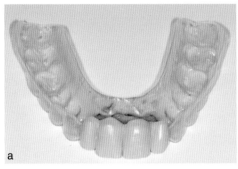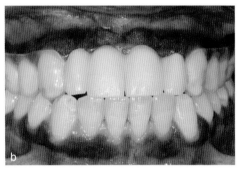

图 29.2 多牙种植修复：可摘义齿。a. 改良真空成型透明树脂托盘（弹性，0.5mm 厚），在愈合期修复上颌 4 颗切牙。b. 出于美观考虑，唇侧部分已被移除，商品人工牙与托盘接触

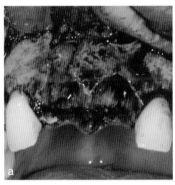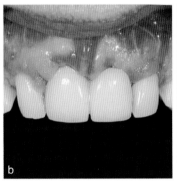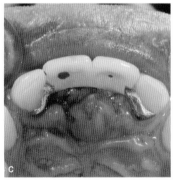

图 29.3 多牙种植修复：固定临时修复体。a. 拔除 11 和 21。b. 将树脂结合的铸造金属支架粘接于没有进行任何预备的基牙上（唇面观）。c. 腭侧观（感谢比利时布鲁塞尔的 Alexandre Sueur。已取得 Alexandre Sueur 的许可）

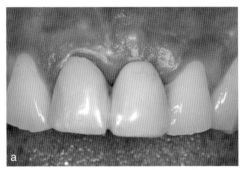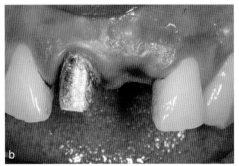

图 29.4 单牙种植修复：固定临时修复。a. 牙支持式的临时桥，戴到 11，修复 21。b. 没有临时修复体后的临床观

然而，临床很少遇到这些种类型的情况，因为至少需要预备一颗邻牙来进行修复。

对于延迟修复或者全口修复的分阶段的治疗过程，将第一副临时桥在一些没有保留价值的患牙上进行制作也是可能的。在种植体植入并完成骨结合后，拔除没有保留价值的患牙，再戴入种植体支持的临时桥，必要时再植入其他种植体。

过渡种植体

在一些策略位点上植入小螺钉并进行即刻负载，以支持临时修复体或稳定可摘义齿。对于这种装置，骨量及皮质骨锚定非常重要。

种植体支持式方案（即刻功能性负载）

种植体表面改良、手术技术革新及对于愈合过程更好的理解催生了即刻种植临时修复，并且成功率尚可。这些即刻功能性装置可以进行完全功能性负载（即刻负载），或者不受咬合力量的影响（即刻修复；见30章）。

这对患者来说是非常舒适而稳定的解决方式，也有利于软组织的生长。但是，适应证要严格限制于特殊的临床情况，在众多需要考虑的参数中，至少包括种植体的初期稳定性（见30章）。

本章重点

· 愈合过程中应该使用临时修复体来修复缺失牙。

· 临时修复体的设计必须不损害种植体的骨结合过程。

· 在美学区域，临时修复体应有引导软组织愈合的设计。

30 治疗计划：即刻、早期和延迟负载

传统的牙科种植治疗程序需要 2~6 个月的愈合过程，期间种植体没有负载。目前，这个时间段可以缩短或者取消。

原　理

种植体植入后，初期稳定性在第一周内降低（骨改建），而同时继发稳定性逐渐增加（骨发生）（图 30.1）。在此期间，传导至种植体的力量所起的作用仍不清楚：如果种植体微动过度，会影响骨发生，损害骨结合过程；但是有限的负载可能并不是有害的，甚至可能会有好处。如果在整个过程中，微动度保持在 150μm 的阈值内，骨结合将正常发生。在这期间，对于影响骨改建、骨发生和微动度的因素的控制，是即刻负载的生物学基础。

负载被定义为至少在正中咬合时完全的𬌗接触。即刻修复（immediate restoration，同义词：non-occlusal loading，无咬合负载）是指虽然没有咬合接触，但是由于肌肉和食物的因素，仍有一些力量传导到种植体上。表 30.1 包含了其他负载方式的定义。

背　景

直到几年前，即刻负载和早期负载程序的可预期结果只在下颌前牙区有描述。目前，上颌无牙颌、局部固定义齿及单牙种植均有可获得的数据。虽然即刻和早期负载是可行的治疗选择，但证据等级较低，而且大多临床研究都有高度的病例选择、训练充足的医师的特点，这两点都减小了风险。从科学的角度来看，更可靠的选择仍然是传统负载程序，其次是即刻负载，最后是早期负载（Esposito et al，2009）。

临床情况

无牙颌患者

对于无牙颌患者的种植，传统负载要求患者戴完全可摘的义齿，这可能对种植体的成功有不利影响（表 30.2）。因此，即刻负载的可能性必须纳入考虑，这适用于以下有文献记录的情况。

·由下颌颏孔间 4 枚夹板连接的、即刻负载的种植体支持的覆盖义齿。

·由下颌 4 枚、5 枚或 6 枚即刻负载种植体支持的固定修复体（图 30.2）。

·由上颌 6~8 枚即刻负载的种植体支持的固定修复体。

这些情况可以取得良好效果，原因是有效的种植体数量及跨牙弓稳定的可能性。对于其他没有详尽文献记录的情况，传统负载仍然适用。

局部缺牙患者

虽然证据等级较低，对局部固定义齿的种植体进行即刻或早期负载似乎也是可行的，即使在上颌后牙区（Roccuzzo et al，2009）。种植体分布、骨质、对颌牙列及咬合设计对种植体成功是非常关键的因素。另外，修复体无咬合接触的可能性也拓宽了即刻修复的适应证（图 30.3）。

建　议

对于即刻负载而言，初期稳定性是非常必要的，在种植体植入时通过可植入扭矩来测量初期

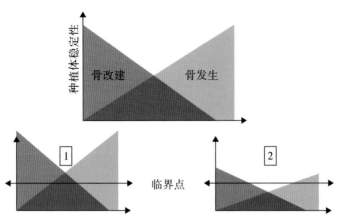

图 30.1 种植体稳定性随手术后时间的变化。1. 即刻负载的有利条件：较好的初期稳定性和较快的骨发生；2. 即刻负载的不利条件：初期稳定性不足，骨发生速度较慢

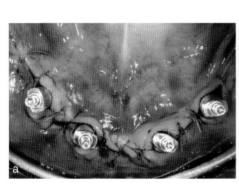

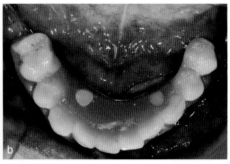

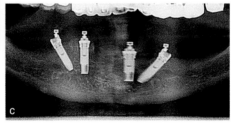

图 30.2 即刻负载（下颌无牙颌）。a. 在颏孔间的区域植入 4 枚种植体。术后制取印模。b. 24h 内安装固定修复体（10 颗人工牙，没有悬臂）。c. 拍摄 X 线片进行确认

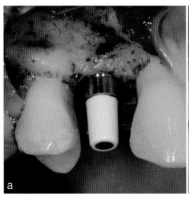

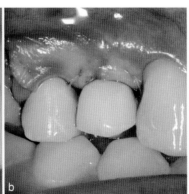

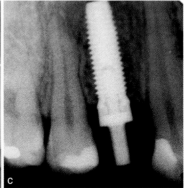

图 30.3 即刻负载（14 牙位）。a. 种植体植入后，放置了一个临时修复基台。b. 椅旁制作并粘接一个临时冠，并脱离咬合接触。c. 拍摄 X 线片确认

表 30.1　各种负载方式的定义

即刻负载	早期负载	传统负载	即刻修复
手术当天至术后 1 周	术后 1 周至 2 个月	术后 2~3 个月	1 周内
有功能接触	有功能接触	有功能接触	无咬合

表 30.2　不同负载方式：系统证据等级（无牙颌患者）

		下颌	上颌
活动修复体	传统负载	高	中
	即刻负载	高	低
	早期负载	中	中
固定修复	传统负载	高	高
	即刻负载	高	高
	早期负载	中	中
即刻种植体	即刻负载（固定修复）	低	中

数据来源：Gallucci et al, 2009

稳定性。30Ncm 的植入扭矩是通常接受的最小值。然而，对这个数值没有专业的共识。为了提高初期稳定性，改良的备洞程序（级差备洞）是必要的。

建议尽可能早（1 周内）地安装修复体。

必须强调的是，不是所有的医生都能取得理想的结果，因此即刻负载需要充分的训练。

■ 种植体即刻负载和（或）早期负载的适应证

适应证见框表 30.1。

框表 30.1	影响即刻负载成功的参数		
患者	种植体	手术	修复
无磨牙症	骨传导表面	骨质	侧向负载控制
非吸烟者		骨量	
	特殊设计的数量和（或）分布	备洞程序	种植体坚固夹板连接

有利于患者

由于传统负载仍然是金标准，改良的负载程序应该对患者有益处：缩短治疗时间，更安全的临时修复体，以及更低的经济投入。

患者选择

应排除全身条件较差的患者、磨牙症患者及重度吸烟患者。

位点选择

足够的骨质较好的骨，可使种植体植入理想的条件下。

手术决策

在手术中做出即刻负载的决策是可靠的，但是只有在可以取得足够的初期稳定性的条件下才可行。

本章重点

· 即刻和（或）早期负载对医生的经验和技术要求较高。

· 良好的初期稳定性对于即刻和（或）早期负载是必要的。

· 粗糙的种植体表面在即刻和（或）早期负载中起了重要作用。

治疗计划：单牙修复

单牙修复的决策过程应包含所有的治疗选择，包括牙支持的固定义齿和树脂粘接桥。没有证据显示种植体支持的单冠比牙支持的固定义齿远期效果好。当然，考虑到性价比及种植体较高的存活率，种植治疗是单牙修复的首选方案。

与牙支持的固定义齿相比的优势和劣势

从生物学的观点来看，种植治疗主要的优势是可以保留缺牙区域邻牙的完整性。从经济的观点来看，对于单牙修复来说，种植治疗较牙支持式的固定义齿花费更少，并且从长远来看，效率更高（Bouchard et al，2009）。

种植治疗的主要缺点是需要手术。种植位点组织异常可能会需要额外的复杂手术，在做决策时应考虑到这种可能性。单牙种植修复的风险－利益比必须仔细评估，并且考虑不同的治疗选择。

适应证

前牙区单牙修复

在没有组织缺损的位点，可以获得可预期的结果，包括美学结果，因为相邻组织的支持由邻牙提供（Belser et al，2008）（图31.1）。然而，美学仍然是种植治疗中的挑战。基于邻牙的条件，牙支持式的固定义齿有时可以获得理想的美学效果。

后牙区单牙修复

后牙区在美学方面不如前牙区重要。因此，在邻牙完整的病例中，与牙支持的固定义齿相比，

种植修复是首选方案。

禁忌证

· 牙间距 <6mm 和（或）根尖聚拢。这可能导致邻牙的附着丧失和（或）牙根损伤。

· 前牙区组织缺损，无法获得可预期的结果。

前牙区的单牙种植

理想的美学效果取决于合适的患者和种植体选择、正确的种植体三维位置及软组织稳定性。前牙区的种植治疗是非常复杂的，要进行复杂的术前评估。

手术风险

对于种植位点的评估必须重点考虑以下高风险情况。

· 颊侧骨缺损。

· 软组织缺损。

· 邻面骨和邻牙釉牙骨质界的距离 >2mm。

· 颊侧皮质骨板 <1mm。

理想的种植体植入

理想的种植体植入见 22 章，图 22.4。

临时修复体和软组织改建

软组织的位置（龈乳头保留和唇侧软组织边缘）是一个非常严格的挑战。临时修复体对于美学效果有重要作用。种植体负载后，临时修复体的穿龈轮廓发生连续性改建，以改变软组织的位

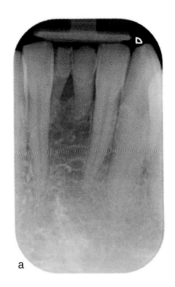
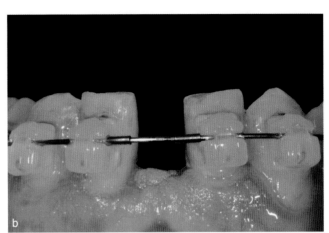
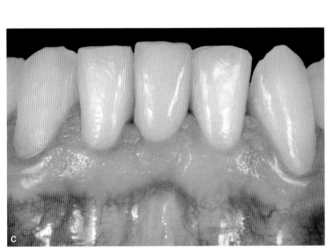
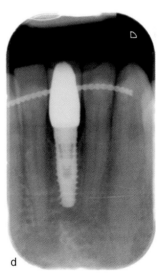

图 31.1 35 岁患者下颌 2 颗脱落切牙的修复。a. 术前根尖片；b. 为了获得理想的单牙种植空间而进行的正畸治疗。c.1 年后的临床照片。d. 相应的锥形窄种植体（直径 3.25mm）的根尖片

置，使龈乳头长入"黑三角"。如果获得理想的结果，那么记录穿龈轮廓，并且转移到技工室（见36 章）。

后牙区单牙种植

在前磨牙区域，通常应用标准直径的种植体（图 31.2）。

在磨牙区，大直径种植体较标准直径种植体更常用，以便增加骨 – 种植体接触（BIC），并且增加种植体本身的机械强度。宽平台可以改善穿龈轮廓，推荐用于磨牙区，以利于邻面菌斑控制。第二磨牙的种植修复可能是比较有挑战的情况。

在决定修复第二磨牙前，必须评估咀嚼肌功能和患者的舒适度，特别是需要复杂手术的情况。一个被动选择（不修复）也可能是简单而可靠的解决方式。

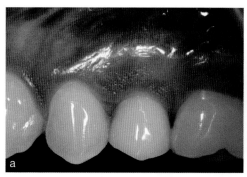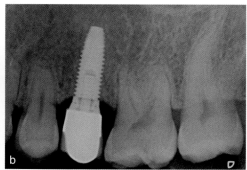

图 31.2 通过标准种植体（直径 4.0mm）修复上颌前磨牙（牙位 25）。a. 负载 5 年后的临床照片。b. 相应的放射影像

修复考虑

将患者的临床情况通过工作模型转移给技师，工作模型通过印模获得，包含种植体的和（或）基台的替代体。技师将相同牙的牙冠包埋在蜡中，从唇侧和邻面整合相同的轮廓。

在这个阶段，基台的选择基于以下因素。

· 种植体颈部与种植体周围龈缘的相对位置，并考虑上部结构的穿龈轮廓。

· 种植体长轴（Belser et al, 2008）。

由于技术简便，粘接修复体会作为常规应用。然而，螺丝固位修复体的边缘精确性更好。另外，在美学区域，种植体颈部通常位于黏膜下较深的位置。粘接剂的去除比较困难。因此，如果可能，前牙区的单牙种植建议使用螺丝固位基台或者修复体。

本章重点

· 在非美学区域，种植治疗是首选方案。

· 在美学区域，决策过程基于美学结果的可预测性。

· 螺丝固位的修复体一般优先于粘接固位修复。

· 从成功的角度来看，支持种植体支持的单冠远期成功率优于牙支持的固定局部义齿的证据非常有限。

32 治疗计划：种植体支持的固定局部义齿

▌ 原　理

种植修复已经成为很多缺牙患者首选的治疗方案，特别是对于局部修复。这主要是由于长期效果较好，同时与传统方式相比修复风险较小。

但是，关于整个修复决策，仍然有一些争议：如种植体分布、悬臂、种植体–天然牙连接，以及螺丝固位还是粘接固位。

修复的一般目标是创造一个完全可靠的结构，包含舒适的功能（生物力学）、可接受的美学及最低程度的病态和花费。

基于传统修复经验的选择并不总是可靠的，因为种植体支持的修复体遵循特殊的规律，其主要与骨结合过程有关。

▌ 优　点

与大多传统修复相比，种植支持的固定局部义齿是一种更微创的治疗，减少了整体风险（Pjetursson，Lang，2008）（表 32.1）。这在一定程度上是因为增加了基牙的数量。

▌ 缺　点

经济花费和解剖限制可能成为不易克服的障碍，此时可以考虑传统修复体。

▌ 适应证

如果可能，以下情况可以选择种植体支持的固定局部义齿修复。

- 邻牙健康。

- 邻牙修复体完整。
- 后牙区牙弓缩短（游离缺失）。
- 缺牙区域过长。

▌ 种植体分布

种植体的数量取决于需要修复的牙的数量，另外还需要考虑其他因素，包括骨量、咬合因素（对颌牙、功能亢进）、缺牙区的尺寸和邻牙（图 32.1~ 图 32.4）。选择种植体的直径，以最好地匹配要修复的牙齿。

理想的种植体数量应限制花费并提升美学效果。在大多情况下，有一到两个桥体的桥是可靠的治疗选择。不过，一些临床医生建议，在高负载区域，对每个缺失牙都应有一枚种植体。

缺失的第二磨牙不一定需要修复（短牙弓）。第二磨牙的缺失通常不会对咀嚼过程有不利影响。但是，在决策过程中，应考虑个体的咀嚼能力。

▌ 种植体夹板

对于缺失牙行种植体修复的情况，没有科学证据建议使用种植体夹板。夹板在力学角度有优势（力量分布更好，机械并发症更少），而单个单位的修复可以更好地被动就位，并且更易于菌斑控制。

种植体夹板的适应证包括以下情况：

- 后牙区的窄种植体。
- 短种植体。
- 磨牙症。
- 较差骨质。

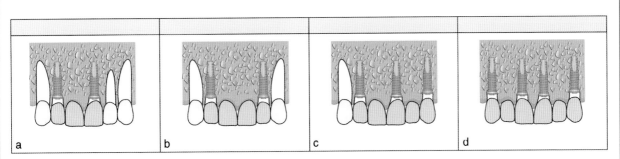

图 32.1 a~d. 关于前牙区的建议。减少种植体的数量以避免相邻种植体过近，并且获得理想的美学效果

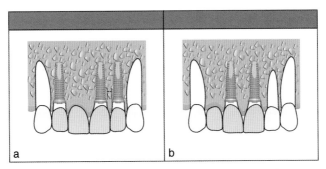

图 32.2 前牙区的选择。a. 当咬合负载过大和（或）骨量较少时，有必要增加种植体数量。相邻种植体间的距离（红色箭头）应 >3mm。b. 通过悬臂修复侧切牙是骨增量手术的一种替代选择。对于悬臂来说，应避免邻接触过松

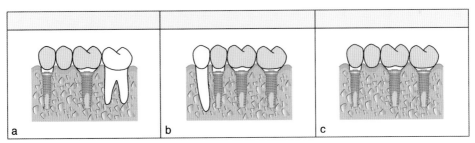

图 32.3 后牙区的建议。种植体的数量取决于生物力学因素。a、c. 为了降低花费，并且避免种植体过近，短跨度的桥是很好的选择。b. 每个磨牙都通过种植体修复

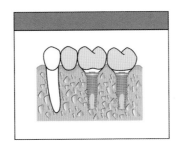

图 32.4 后牙区的替代选择。近中悬臂设计可以避免骨增量手术。这种情况至少需要两枚相邻种植体

表 32.1 固定局部义齿的存活率（引自 Pjetursson, Lang, 2008）

	5 年（%）	10 年（%）
传统的牙支持式固定局部义齿	93.8	89.2
悬臂固定义齿	91.4	80.3
种植体支持的固定局部义齿	95.2	86.7
牙 – 种植体支持的固定局部义齿	95.5	77.8
种植体支持的单冠	94.5	89.4
树脂粘接桥	87.7	65

表 32.2 螺丝固位和粘接固位的优点和缺点

	优点	缺点
螺丝固位的固定局部义齿	可逆性	微生物定殖
	降低高度	更容易出现螺丝松动
	边缘精确	花费更高
		美观（殆面孔）
粘接固位的固定局部义齿	简便	边缘精确性差
	花费低	粘接剂去除困难
	被动就位	难以取下
	美观	

悬 臂

悬臂相关的风险（基台折断、失去固位）远低于牙支持式的固定义齿。悬臂有时可以避免骨改建，因此可以简化整个治疗过程。通常认为近中悬臂的风险比远中悬臂低。

对于无牙颌患者，长跨度的桥的限定长度的悬臂是可靠的。

种植体 – 天然牙连接

虽然没有证据证实在固定局部义齿中种植体和天然牙连接有特殊的风险，但相比种植体 – 牙支持式的固定局部义齿，更推荐在可能的条件下使用完全由种植体支持的固定局部义齿。

如果唯一的解决方案就是连接牙和种植体，则推荐坚固连接，这种情况下对于天然牙的损害已有文献描述。

螺丝固位还是粘接固位

目前临床上更推荐粘接固位的修复，因其与传统的治疗"相似"，并且操作相对简单。但是，螺丝固位的精确性更好，虽然操作更难。两种固位方式都显示良好的预后，且没有统计学差异（表 32.2）。

并发症

虽然存活率高，但是种植支持的固定局部义齿修复的患者，有 38.7% 在 5 年的观察期内出现并发症，而传统的固定局部义齿是 15.7%，有悬臂的传统固定义齿为 20.6%（Pjetursson, Lang, 2008）。

与传统的牙支持的固定局部义齿相比，种植体支持的修复结构的并发症发生率显著较高。最常见的技术并发症是饰面材料的折裂（瓷的折断或碎裂）、基台或螺丝的松动或失去固位。

本章重点

· 对于局部缺牙的患者，种植支持的固定义齿是首选。

· 没有证据支持一颗牙一枚种植体的理念。

· 应尽可能避免牙 – 种植体支持的固定局部义齿。

· 没有证据证明螺丝固位优于粘接固位。

· 种植体支持的固定局部义齿常发生技术并发症。

33 治疗计划：无牙颌患者

骨吸收是无牙颌患者的一个主要问题（图33.1）。缺牙导致口面部支持丧失，影响面部美观、发音，并且导致垂直距离降低（图33.2）。上颌的修复比下颌复杂，下颌覆盖义齿固定修复效果比上颌好。

手术特点

可以植入种植体的自体骨的解剖区域通常是有限的（图33.3），而骨吸收增加了对骨量的需求（图33.4）。无论上颌还是下颌，可以在自体骨中植入超过6枚种植体的情况都是非常少的。这种情况下，种植手术本身与标准手术程序并无不同，而由4枚种植体支持的固定修复则不同。

由于没有基准标志，手术导板是必要的。

一次法或两阶段式手术都可以应用。两阶段式手术适用于希望通过修复体将过大的力量传导到种植体的情况（Esposito et al，2009）。

种植体的数量和位置

没有证据推荐可以达到标准临床水平所需的最小种植体数目，也无法得出患者的满意度、义齿功能或种植体成功率随种植体数量增加而提高的结论（Gotfredsen et al，2008）。只要植入合适数量的种植体，就能通过修复体修复整个牙弓（附录I，表I.1和I.2）。

从生物力学的角度来看，种植体的位置应该关于中线对称，因此种植体的数量应该是偶数，包含中线处1枚种植体的奇数枚种植体也是推荐的，但是不建议将这种方式作为常规使用，除非是下颌5枚种植体的方案，以及一些本书中无法

详细说明的临床情况。

修复特点

治疗的难易程度可以从简单到非常复杂（图33.5、图33.6）。修复体可以是患者可以自行摘取的结构（覆盖义齿），也可以是通过粘接或螺丝固定后无法摘取的结构（桥或义齿设计）。

这两种主要修复方式都既有优点又有缺点（附录I，表I.3）。桥型设计往往使骨增量手术成为必需，以便达到美学和功能效果。义齿型设计更容易获得更好的美学效果和唇面形态，同时可能降低花费，减少手术干预。覆盖义齿或者义齿型设计的固定修复体可以补偿牙槽嵴的缺损和唇的支持。另外，种植体可以根据骨量进行植入，因为不需要将种植体植入牙的穿出点。然而，丙烯酸树脂支持部分可以有很大变化，从黏膜支持的全口义齿式，到种植体支持的基托减少型义齿（局限于前磨牙区域内，对骨吸收的补偿效果较差）都包含在内。

可摘方案

覆盖义齿是种植体和黏膜支持的义齿。义齿基托通过各种各样的商品附着系统与种植体附着。附着体的一部分连接到种植体，另一部分包含于覆盖义齿的内表面。

附着体系统是可调改或可替换的。附着体系统包括杆式、球帽式、按扣式、磁性附着体和套筒附着体系统（Preiskel，1996）。相对于磁性附着体系统，患者更喜欢杆卡或球帽系统（Cune et al，2005，2010）。杆卡可以焊接、切削铸造、

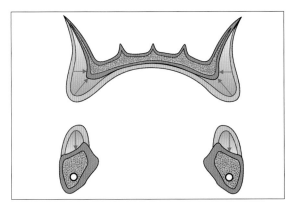

图 33.1 无牙颌患者的颌骨改建

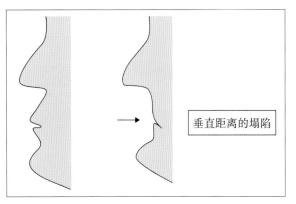

图 33.2 无牙颌患者口面部支持组织的变化

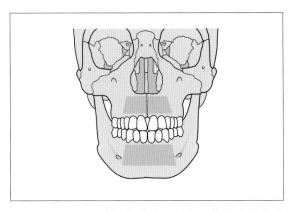

图 33.3 上颌和下颌中通常可以在自体骨中植入种植体的解剖区域（深色区域）

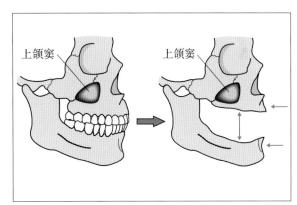

图 33.4 无牙颌患者的骨吸收

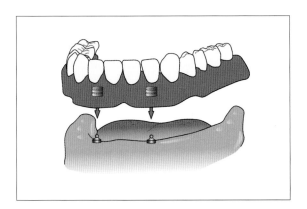

图 33.5 最简单的方案：两枚种植体支持的覆盖义齿

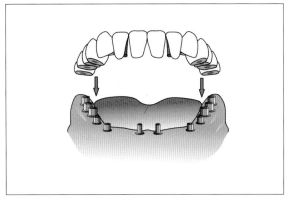

图 33.6 一种复杂的方案：分段的固定局部义齿修复整个牙弓

电火花蚀刻甚至是使用非贵金属合金铸造成为附着系统的一部分（Sadowsky et al，2007），杆可以向远中延伸。

修复体的杆的远中延伸达到 12mm 对种植体周围的颈部骨丧失没有显著影响（Semper et al，2010）。杆截面可以是圆形、卵圆形或者呈平行面。修复体上含有卡、弹性针或者其他能适合于杆的元素。

种植类型和附着体类型对起固位和（或）支持下颌覆盖义齿作用的种植体周围的边缘骨丧失没有显著影响（Cehreli et al，2010）。

▍固定方案

根据种植体的数量和基座，修复体可以分为义齿式设计（螺丝固位）和桥式设计（螺丝或粘接固位）。这两种方案都是优点和缺点并存（附录 I，表 I.4）。

根据种植体的数量和位置，义齿式设计的修复体可以是种植体和黏膜共同支持，或由种植体单独支持。金属支架为丙烯酸树脂基托提供固位和支持。

固定修复体可以有远中延伸。定制的金属支架必须无应力地就位于任何种植体上（被动就位）。

> **本章重点**
>
> · 对于无牙颌来说，没有证据支持某种普遍高优先级的治疗方案。
>
> · 上颌的治疗比下颌复杂。
>
> · 覆盖义齿和固定修复体在下颌比在上颌的成功率更高。

34 治疗计划：下颌无牙颌

▌可摘方案

两枚种植体支持的覆盖义齿：球形附着系统

这是花费最低、时间最短且最简单的方案（图 34.1a）。通常来说，除了吸收非常严重的下颌，这种方案几乎可以用于任何病例。该系统也可以用杆。一项已达成的国际共识建议下颌两枚种植体支持的覆盖义齿为无牙颌患者治疗的最低标准（Feine et al，2002）。

治疗计划特点

在颏孔间植入两枚种植体（附录 J）。建议将种植体植入尖牙到侧切牙的区域，最少需要 7mm 的殆龈距。种植体必须在 10°的误差范围内尽量平行。可以应用一次法手术或者两阶段式手术。骨结合完成后，安装球式附着体。可以使用现有义齿（附录 K）。如果由于美观或功能的原因现有义齿不能使用时，必须根据全口义齿的原则重新制作一副义齿。

4 枚种植体支持的覆盖义齿：杆式附着系统

这种技术见图 34.1b。

▌固定方案

由 4 枚种植体支持的固定修复体：螺丝固位修复体

这种技术适用于颏孔间骨宽度 ≥ 5mm、高度 ≥ 8mm 的病例（附录 L）。后牙区的种植体倾斜，最大可达 45°。通过临时修复体即刻负载是该技术初始描述的一部分（Maló et al，2003）。修复体为义齿式设计。

这项技术对技术要求很高，主要优点在于可

以避免骨移植。修复体局限于前磨牙区。磨牙区不修复。

由 4 枚以上种植体支持的固定修复
义齿式修复体：螺丝固位修复

至少需要 4 枚种植体（图 34.2）。

桥式修复体：螺丝固位或粘接固位修复

至少需要 6 枚种植体（图 34.3）。

成功率和（或）存活率

固定修复的种植体 5 年存活率为 86%~100%，而覆盖义齿为 83%~100%（Bryant et al，2007）。两枚种植体支持的覆盖义齿负载 20 年后存活率为 95.5%（Vercruyssen et al，2010）。

目前，下颌骨质较好的条件下常规应用即刻负载或早期负载（Brånemark et al，1999）。下颌覆盖义齿即刻和早期负载可以达到与传统负载相当的短期结果（Kawai，Taylor，2007；Alsabeeha et al，2010）。微粗糙的种植体比机械加工的种植体更适用于这种情况。

本章重点

· 两枚非夹板连接的种植体支持的覆盖义齿是有效、便宜而简单的方案，可以像 4 枚夹板连接的种植体一样有效地发挥功能。

· 覆盖义齿和义齿式设计的固定修复体可以补偿牙槽骨的吸收。

· 桥式设计的固定修复体至少需要 6 枚对称分布的种植体。

· 修复所有的牙需要至少 8 枚对称分布的种植体。

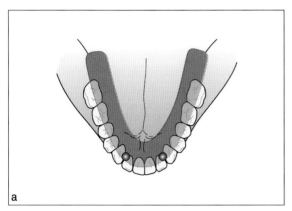
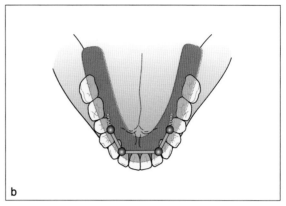

图 34.1 可摘方案：具有附着系统的覆盖义齿。a. 2 枚种植体。球式附着系统。b. 4 枚种植体。杆式附着系统。在可能的情况下进行远中杆延伸

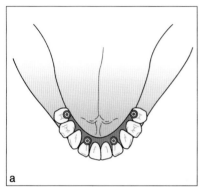
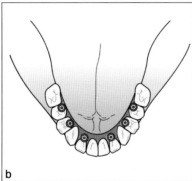
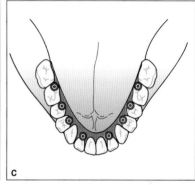

图 34.2 固定方案：螺丝固位的义齿式设计。a. 4 枚种植体。2 枚种植体倾斜（附录 L）。b. 6 枚种植体。c. 8 枚种植体

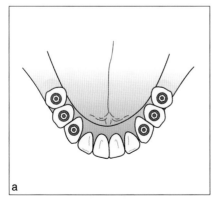
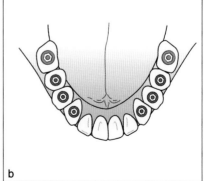

图 34.3 固定方案：螺丝固位或粘接固位的桥式设计。a. 6 枚种植体。第二前磨牙具有磨牙的形状。b. 8 枚种植体

35 治疗计划：上颌无牙颌

前牙区的骨吸收可能会影响美学结果；牙槽骨吸收后上颌窦的体积增大可能会阻止种植体植入后牙区域。因此，上颌无牙颌患者通常适合进行硬组织和软组织增量手术。另外，由于上颌骨质通常比下颌差，因此上颌种植体的预后不如下颌种植体。

因此，决策过程不仅要考虑手术可用骨量，也要考虑患者对于美观方面的预期。换言之，治疗方案不能简化为对固定还是可摘的选择，还要考虑手术和美学方面的可行性。

可摘方案

4 枚种植体支持的覆盖义齿：杆式附着系统

推荐的标准治疗方案是通过至少 4 枚夹板连接的种植体，通过杆式附着体进行固位（Mericske-Stern，2003）（图 35.1a）。将种植体植入前牙区的决策主要是由于后牙区上颌窦下面的骨量减少。

除了增加义齿的稳定性，种植体的支持可以允许减少覆盖义齿的上腭区域来减小义齿的体积。这个优点对于有咽反射的患者来说是非常重要的。不过，这个决定必须考虑种植体的数量和长度。对于上颌覆盖义齿来说，去除上腭的支持，会导致应力更加集中，这种差别比附着体不同设计带来的差别更大（Bueno-Samper et al，2010）。

在评估覆盖义齿中的杆式附着体的体积时必须谨慎。在少到中量吸收的前牙区，杆的额外体积可能会导致过度的唇支持，从而导致上唇过突。

6 枚种植体支持的覆盖义齿：杆式附着系统

从临床的观点来看，支持上颌杆的理想的种植体数是 6 枚（图 35.1b）。去除上腭支持后导致的应力在 6 枚种植体上比在 4 枚种植体上分布更好。

固定方案

4 枚种植体支持的固定修复：螺丝固位修复

这种技术推荐于两侧尖牙间骨宽度 ≥ 5mm 且高度 ≥ 10mm 的情况（图 35.2a；附录 M）。后牙区的种植体倾斜，最大可达 45°。通过临时修复体进行即刻负载是该技术初始描述中的一项（Maló et al，2003）。修复体为义齿式设计。

这种技术要求严格，其主要优点是可以避免骨移植手术。修复体局限于前磨牙区。磨牙位点不修复。

6 枚种植体支持的固定修复

种植体平行时，至少需要 6 枚种植体。

义齿式设计的修复体：螺丝固位修复

种植体在尖牙 – 前磨牙区域应尽量往远中植入（图 35.2b）。从美学的观点来看，更希望能避免种植体植入切牙区域，以利于进行牙的修复。在磨牙区植入种植体通常需要上颌窦提升术（图 35.2c）。

桥式设计的修复体：螺丝固位或粘接固位修复

为了补偿骨丧失，通常需要骨增量手术，不仅需要增加垂直骨量以便进行种植体的植入，同时也增加水平方向的量，以便提升美学和功能效果（图 35.3）。因此，通常会计划复杂的手术。

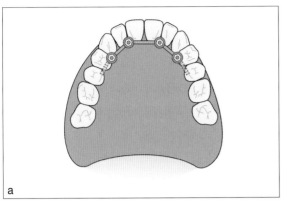
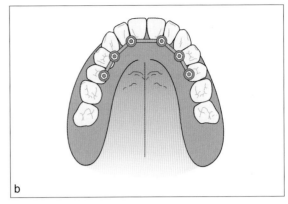

图 35.1 可摘方案：具有杆附着体系统的覆盖义齿。a. 4 枚平行种植体。义齿基托有完整的上颌覆盖。可以有远中延伸杆。b. 6 枚平行种植体。去除了义齿的上腭部分

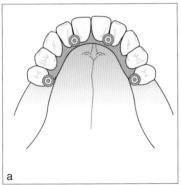
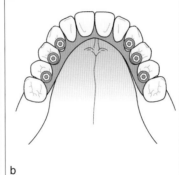
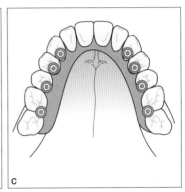

图 35.2 固定方案：螺丝固位的义齿式设计。a. 4 枚种植体。2 枚远中种植体倾斜（附录 M）。b. 6 枚种植体。c. 8 枚种植体

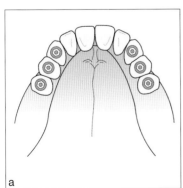
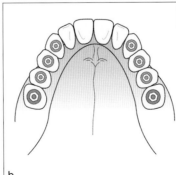
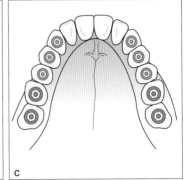

图 35.3 固定方案：螺丝固位或者粘接固位的桥式设计。a. 6 枚种植体。第二前磨牙可以是磨牙的形状。b 8 枚种植体。c. 10 枚种植体

▍成功率和（或）存活率

对于可摘修复体，种植体存活率（1~10年）为95.5%~98%，修复存活率在91%左右。对于固定修复体，种植体和修复体存活率（3~10年）分别为95.5%~98%和96%~100%。

覆盖义齿和固定义齿在上颌的成功率较下颌低。上颌的种植体数量和分布影响修复体存活率（Lambert et al，2009）。

没有证据支持通过可摘修复体进行即刻或早期负载（Gallucci et al，2009）。有一些证据支持粗糙种植体通过固定修复体进行即刻负载（Weber et al，2009）。

本章重点

- 决策过程基于患者在美观方面的要求。
- 美学方面的效果对于技术要求较高。
- 通常需要骨增量手术。
- 骨成熟、咬合、面部和牙美观的综合考虑是决策过程中的关键因素。

36 治疗计划：美学区

虽然骨吸收在拔牙后 8 周就几乎完成了（Cardaropoli et al，2006），但随着时间的推移，仍然会有缓慢的骨吸收（Schropp et al，2003）。软组织稳定性依赖骨的支持。因此，种植体周围的软组织也会随着时间退缩。

在美学区，患者的期望很高，并且满意度具有最高等级的重要性。因此，必须获得即刻和长期的种植体周围软组织稳定性。换句话说，种植体周围的生物学组织（骨和种植体周围黏膜）的临床管理是非常重要的，并且使美学区的治疗计划非常特别。美学区和非美学区的治疗计划有一些关键的差异，这些差异列于表 36.1。

▌三维种植位置

种植体植入的三维位置由修复和咬合设计决定（见 22 章）。在美学区，必须重视种植体颈部的穿出形态。种植体位置不良将会影响种植修复的美学效果（Buser et al，2004）。

▌种植体植入的时机

研究显示，种植体植入新鲜拔牙窝比延迟植入和延期植入能更有效地保护骨和软组织。

表 36.1　美学区指南

拔牙时保留颊侧皮质骨板
必要时进行位点保存技术（见 39 章）
延迟种植和延期种植优于即刻种植
如果可能，进行不翻瓣手术
获得理想的三维位置
必须将软组织移植纳入考虑
必须尽可能早地安装临时冠

近期的研究和 meta 分析显示，延期种植的种植体存活率显著高于即刻种植（Chrcanovic et al，2015；Mello et al，2007）。另外，即刻种植与延迟种植相比，颊侧骨和软组织的退缩更少（Chen，Buser，2014）。到目前为止，研究的质量还不足以提供关于即刻种植优点的结论性证据（Atieh et al，2016）。此外，即刻种植是对技术要求很高的手术。在美学区，即刻种植应限于厚龈型且皮质骨得到保存的情况。

在临床中，大多患者皮质骨很薄或者缺失，需行引导性骨再生（guided bone regeneration，GBR）手术。推荐延迟种植，以使拔牙窝的软组织关闭（见 34 章）。在进行 GBR 的病例中，种植体在拔牙后 6~8 周植入。此时可以通过瓣覆盖屏障膜，而不引起前庭沟变浅（见 47 章）。如果应用了位点保存技术，种植体植入前的愈合期延长至 6 个月。

▌骨增量手术

在美学区进行 GBR 或骨移植时，必须谨慎对待骨吸收导致软组织退缩的风险。然而，关于颊侧骨稳定性，只有很少的临床报告。

一篇系统综述显示了 GBR 后种植体周围骨的总体稳定性（Lutz et al，2015）。然而，这篇综述没有显示颊侧骨稳定性和软组织退缩的相关性。建议在美学区使用不吸收或缓慢吸收的材料，以避免颊侧骨吸收，以及相继的软组织退缩。

▌软组织增量

研究显示薄龈生物型和种植体周围软组织退缩的显著相关性（Kan et al，2011）。因此，必须考虑软组织增量，以避免美学结果不佳。在手术的不同时间，推荐多种不同的移植手术（见55章）。

临时修复体和软组织重建

必须尽快安装临时修复体，以支持软组织生长。理想情况下，临时修复体应为螺丝固位，以便进行重衬。临时修复体的穿龈形态应逐步调改，以达到理想的软组织位置，然后转移到技工室（图36.1~图36.3）。据研究显示，软组织生长后，可以获得理想的龈乳头位置（Jemt，1999）。对于单牙即刻种植，即刻修复体提供了理想的软组

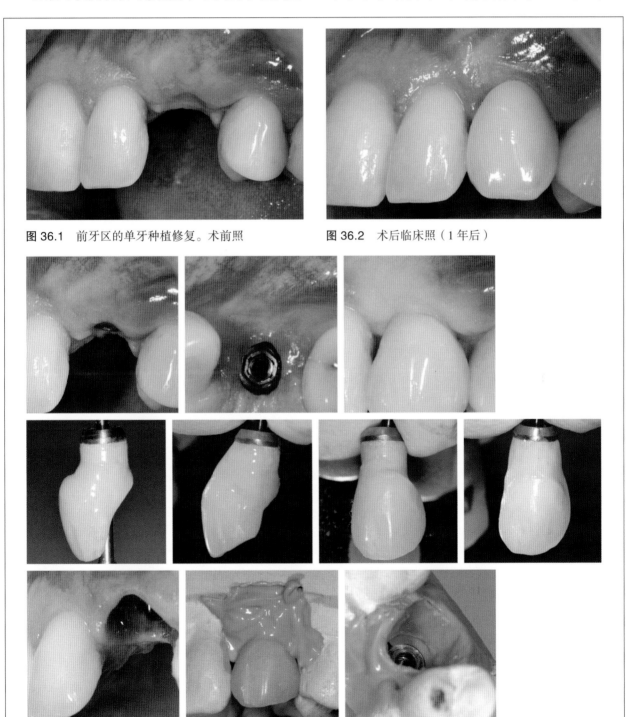

图36.1　前牙区的单牙种植修复。术前照　　图36.2　术后临床照（1年后）

图36.3　逐渐调改临时修复体的穿龈外形。注意这一步结束时种植体周围黏膜的形态。将临时修复体安装在初印模上，并将穿龈形态转移到技工室

织支持，以及颊侧软组织轮廓（De Rouck et al，2009）。然而，即刻修复体对于长期的软组织位置没有影响，其与牙龈生物型更相关（Kan et al，2011）。

本章重点
· 患者的满意度是牙科种植的基石，尤

其是在处理美学问题方面。
· 拔牙必须是微创的。
· 通常通过骨和软组织增量来确保合适的种植体三维位置。
· 推荐进行延迟或延期种植。
· 必须尽早计划临时修复体。

37 正畸患者的种植治疗

正畸患者有可能需要种植，可能是修复缺失牙，也可能是提供额外支抗以利于正畸移动。

牙齿先天缺失患者的种植治疗

先天缺牙可以通过修复或者正畸单独治疗。修复前通常需要正畸治疗。两种方法都可以有效解决缺牙带来的问题。无论用哪种治疗方法，必须考虑长期效果，因为这些患者通常很年轻。

决策制定

当美学和（或）功能容许正畸治疗时，正畸应作为首选。与修复治疗相比，正畸治疗更微创。因此，正畸应该总是首先纳入考虑。

正畸治疗的目标是关闭缺牙间隙。正畸关闭间隙的适应证如下（Kiliaridis et al，2016）：
- I类磨牙关系，下颌前部拥挤。
- 末端平齐或II类磨牙关系，下颌前牙区不拥挤。
- 直面型或轻度凸面型。
- 尖牙的尺寸与侧切牙相近。

其他情况下，应将修复方案纳入考虑。大多情况下，修复方案需要打开间隙，以获得良好的美学和(或)功能的临床效果。在众多修复方法中，种植体支持的固定局部义齿比传统的固定局部义齿显示出更好的以患者为中心的结果（Terheyden，Wusthoff，2015）。如果患者的颅面发育未完成，并且不适合正畸治疗，可以考虑树脂粘接的固定局部义齿作为长时间的临时修复体。

种植的理想时间

牙的种植修复通常局限于颅面发育完成的患者。近年来，有一些超出这个限制的报道，在大面积先天缺牙甚至先天无牙症的患儿应用种植修复。

在种植体植入后面部仍有生长的情况下，种植体不跟随牙槽突迁移，会导致种植牙和邻牙不协调（图37.1）。因此，在美学区种植前，有必要评估牙槽骨生长的完成度。一般来说，生长完成在18岁左右。不过，临床中发现不同的面型中变异很大。通过相隔6个月的头影测量重叠来确认是否有变化是非常有效的评估方法（Heij et al，2006）。

正畸间隙打开应该为理想的种植体植入提供足够的冠部间距和根部间距。由于这大多是在青少年时进行的治疗，因此必须进行有效的临时修复，以避免冠部和根部的移动，直到面部生长完成。后一个目标较难达到，因此更应该使用长期的临时修复体，以便尽可能地将种植体植入时间延后。

树脂粘接的固定局部义齿被认为是最微创且最有效的长期临时修复方法，在前牙区存活率很高，特别是应用了悬臂设计（只有一个固位体）时（Karl，2006）。

有人建议应用小种植体支持的冠作为树脂粘接的固定局部义齿的一个替代方案（Lambert et al，2016）。这种特殊种植体（见9章）应该谨慎使用，因为关于其空间维持能力的证据非常有限。

牙槽骨尺寸

先天缺牙往往会伴随骨生长不足及骨质较差，适合在种植术前或种植术中进行骨增量（图37.2）。

如果骨增量手术及种植体植入后，颊侧的骨

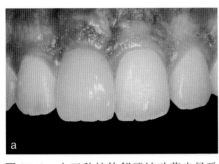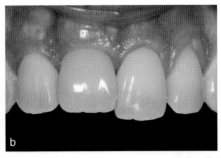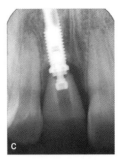

图 37.1 由于种植体邻牙被动萌出导致的不协调。a. 一个 20 岁患者种植修复（牙位 11）的最终临床照。b. 负载 10 年随访时发现由于天然牙的被动萌出，可以看到种植修复体影响美观。c. 相应的 X 线片

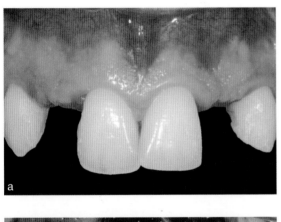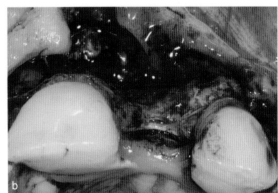

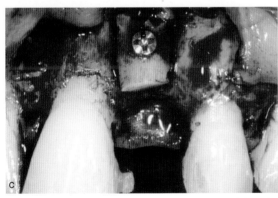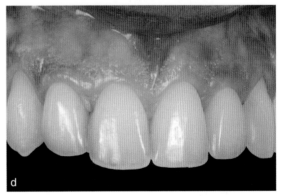

图 37.2 12 和 22 先天缺失。a. 术前照。b. 翻瓣后看到水平骨缺损。c. 通过块状骨移植来补偿牙槽骨的缺损。d. 负载 3 年后的临床照

凹陷仍然存在，则可进行结缔组织移植。建议获得足够的颊侧软组织厚度，以确保长期的美学结果（见 36 章）。

种植体作为"绝对的"正畸支抗

特殊种植体：正畸微种植体

更多关于正畸微种植体的信息见第 9 章。

牙列缺损患者

对于牙列缺损的患者，种植体可以在正畸期间作为正畸支抗，正畸结束时作为修复装置（图 37.3）。种植体的精确位置根据正畸治疗计划来仔细选择。

骨结合完成后，安装临时修复体，并且在正畸过程中作为一个支抗点。

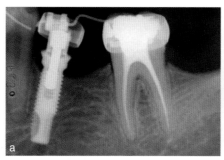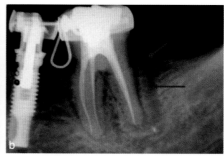

图 37.3 种植体用于正畸支抗。a. 在完成骨结合的种植体上安装临时修复体。正畸装置连接在临时冠上。b. 37 牙的近中移动。注意看远中骨的再定位（红色箭头）

施加于种植体上的正畸力与咬合力不同。这种力是单一方向、持续性的，并且在确定阈值以下，可以对种植体周围的牙槽骨产生积极的影响，引起骨的再定位和致密化（Melsen，Lang，2001）。

在治疗设计和正畸治疗过程中，为了得到理想的结果，团队合作是必需的。

本章重点

·在前牙区进行种植体植入前，必须对面部生长完成度进行评估。

·先天缺牙患者的种植治疗通常需要骨增量手术。

·种植－正畸治疗的患者需要团队途径。

·长期稳定性是决策制定的基石。

38 手术环境和器械

种植体植入可以在手术室或者在牙科诊室进行。对于医生来说，很有必要将所有的程序都考虑为有潜在的感染风险。另外，研究显示，如果植入了异体物，在手术中避免伤口的围手术期感染尤其重要（Haanaes，1990）。

在口腔内，有一些感染源是明确的：器械、术者和助手的手、手术室的空气、患者鼻孔和唾液及口周皮肤（Van Steenberghe et al，1997）。

因此，在手术中必须坚持清洁和无菌操作的观念，手术室是目前最适合种植手术的地方（图38.1）。从经济的观点来看，将器械置于无菌环境中，将牙科诊室变为一个可以接受的"手术室"需要非常大的努力，可能会使盈利变得很难。因此，如果医生希望通过常规方法进行种植手术，应该将无菌手术室作为牙科诊所的一部分。

手术团队

- 术者
- 在手术中协助医生的手术室护士
- 巡回护士

手术间

手术间外应为术者和助手消毒的专用区域，也应有储存手术用物的空间。

手术间应控制温度和湿度，宽阔无窗，易于清洁。手术间中有两个区域：无菌区和非无菌区。巡回护士是连接无菌区和非无菌区的人（打开种植包装，向手术台放置一次性用品等）。手术区域在每台手术前后都要清洁，在每天工作结束前也要清洁。

在术中，目标是保持手术区域完全无菌，以保证患者安全，包括以下几点：

- 手术期间手术间门保持关闭。
- 将走动和交谈减少到最低的程度。
- 器械或手接触到无菌区以外时，应立即更换手套或器械。

图38.2展示了手术间的关键设备。如果术者站着工作，手术台会更加方便，而如果术者坐着操作，则更推荐使用牙椅。笔者更推荐牙椅，因为患者更舒适，而且头部更容易固定。

手术部

在大的单位，几间手术室组成手术部，成为一个独特的部分。手术部的温度和空气是严格控制的，并且与诊室的其他部分分开，因此，只有得到允许的人员才能进入。它包含专业人员更衣、清洗、休息、准备的房间，以及恢复室、储存和清洁间、办公室和X线投照机（图38.3）。

患者准备

手术前，患者穿戴帽子、鞋套和一件很轻的长外套。有化妆的要去掉妆容。将患者的皮肤用聚维酮碘或者氯己定擦拭。擦拭从嘴唇开始，呈线形或者圆形向外面扩展。

用有孔的无菌手术单将消毒区域与周围区域进行隔离（最好能盖住眼睛）。

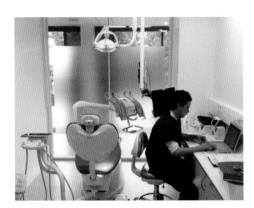

图 38.1　牙科门诊设置不适用于种植手术

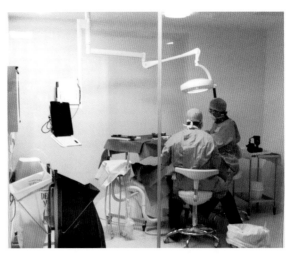

图 38.2　手术室的关键设备：手术台或者牙椅；牙科推车；手术吸引器；患者身体上方的高度可调节的不锈钢推车，以便放置器械；覆盖住的不锈钢推车，以便放置种植机；X线片浏览设备；带脚轮的不锈钢桶；两个椅子（如果术者坐着进行手术）；废物处理容器

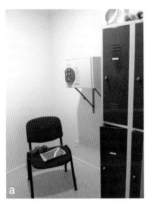

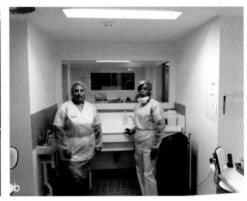

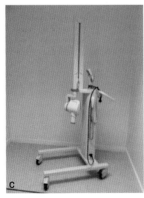

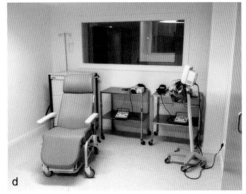

图 38.3　手术部的几个关键配置。a.患者准备间。b.护士室，在手术部的储存室内。c.X线投照机。d.恢复室。注意看监护设施，以及可供护士观察患者的窗口

▌ 手术团队准备（附录 C）

将术者的手和手臂用聚维酮碘或者氯己定擦拭 3min，然后用水冲洗，干燥后戴手套。

先用不含防腐剂的洗手液清洗，再用含水酒精溶液擦拭，能和传统的抗菌皂擦拭一样有效地防止手术位点感染（Porienti et al, 2002）。

手术团队的每位成员应穿戴：

· 帽子
· 面罩
· 鞋套
· 无菌衣
· 护目镜或者放大镜

▌ 手术台的准备

手术台铺巾，准备器械。根据手术的类型准备不同的器械。附录 B 展示了种植体植入手术的基本准备。种植机和手机放在推车上。

▌ 基本器械（附录 B）

种植器械与牙周翻瓣手术完全相同。

根据种植体品牌，有很多商品手术盘和器械。通常来说，器械包含深度尺、螺丝刀、扳手、棘轮扳手、种植体携带器、扩孔钻和方向指示杆。

相对于可重复使用的钻，更推荐使用一次性的、单一患者使用的器械盒。

根据手术要求，在手术台上也可以准备其他器械（咬骨钳、固定螺丝工具盒、环锯套装、骨凿、上颌窦提升工具盒、软组织环钻等）。

本章重点

· 种植手术中必须坚持清洁和无菌的观念。
· 推荐在牙科诊所配备无菌手术间。
· 如果可以，更推荐使用一次性器械而不是重复使用的器械。

39 手术技术：位点保存

根据拔牙后的愈合过程，拔牙后的位点保存对于预防骨吸收很重要，以避免以后的骨增量手术，简化后期的植入手术（Darby et al，2009）。

原 理

拔牙位点的愈合过程会在牙槽骨的尺寸上产生负面影响。束状骨消失，颊侧骨板高度降低。颊侧的组织缺失会比舌侧更显著（Araújo，Lindhe，2005，2009a）。

愈合过程可以分为内部改变（拔牙窝内的骨形成）和外部改变（骨壁的三维吸收）。拔牙窝内的骨形成和骨壁吸收间的平衡的结果是牙槽骨的丧失。牙拔除后，外周血管血在拔牙窝内形成血凝块。在2~3d内，从牙槽窝的周围基底开始浸入初期肉芽。7d后，由未钙化的针状骨组成的编织骨出现，并从牙槽窝底部向冠方开始矿化。大约拔牙后6周，在完全闭合的拔牙窝上开始上皮再生。至少3个月后，拔牙窝的愈合完成，愈合时间主要受拔牙后骨的破坏情况影响。

产品和设备

骨移植材料可以用于限制牙槽骨的吸收。自体骨、替代材料、膜屏障、胶原海绵及聚乙醇酸（PGA）和（或）聚乳酸（PLA）海绵都可以使用。愈合过程中替代材料的影响和再生结果目前仍不明确（Darby et al，2009）。种植体植入时骨移植材料剩余量对于种植体存活率的影响仍不清楚。

动物实验显示，植骨材料无法阻止牙槽嵴的吸收（Araújo'Lindhe，2011）。相反的，骨材料（Bio-Oss）抵消了牙槽嵴的收缩（Araújo，Lindhe，2009b）。移植材料之外使用的膜屏障可以增加牙槽窝内新形成的骨量，但是膜的暴露会损害骨的再生。

临床研究关于拔牙位点保存比单独拔牙能阻止骨的吸收，从而避免对骨增量手术的需求的证据极少。人体研究同样无法证明拔牙位点保存对于美学和修复结果的任何作用（Atieh et al，2015）。

手术程序

简化手术程序（不翻瓣）

可通过胶原海绵稳定血凝块，亦可不使用胶原海绵。拔牙窝维持原状或者通过结缔组织移植物覆盖，并通过褥式缝合固定（Bio-Col位点保存技术）（图39.1）。在拔牙窝中放入骨替代品，可以防止唇侧骨壁的吸收（Carmagnola et al，2003；Iasella et al，2003）。

联合手术程序

可以通过冠向复位瓣技术或者舌侧转位瓣技术对拔牙窝进行完全或部分覆盖（图39.2）。将骨替代材料放入拔牙窝。用屏障膜保护粒状的骨移植材料，并阻止其与瓣的内表面接触。

没有证据支持其中一种优于另一种（翻瓣和不翻瓣）。

通常建议使用抗生素，但是无法确定其对于种植体存活率的影响（Exposito et al，2010）。

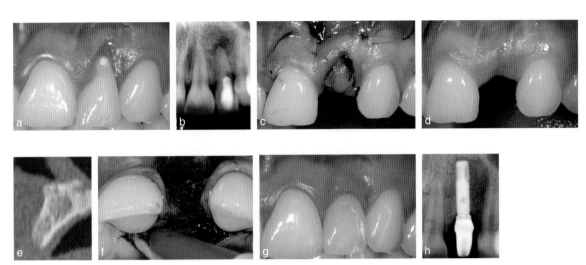

图 39.1 Bio-Col 位点保存技术。a. 22（无望保留的患牙）软组织退缩。b. 根尖片显示根尖病损和根管侧穿。c. 通过褥式缝合固定移植的结缔组织。d. 手术前，愈合 3 个月后。e. 3 个月后行 CT 扫描显示骨的保留。f. 预备种植骨床。g. 5 年后的临床情况。h. 根尖片（5 年）

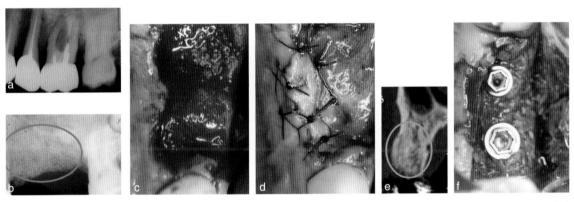

图 39.2 联合手术程序（翻瓣）。a. 根尖片显示上颌复杂的根尖周病损。b. 拔牙时进行翻瓣。c. 翻起前庭的黏骨膜瓣以覆盖拔牙区域。d. 8 个月后通过根尖片评估获得的骨量。e. 8 个月时的 CT 扫描图像。注意看增加的骨量。f. 在再生的无牙区植入种植体。骨成熟度不完全，在牙槽嵴顶可见 Bio-Oss® 颗粒（两次法手术）

▍适应证

适应证是拔牙后要防止牙槽骨三维吸收的情况，特别是牙槽嵴顶的颊侧部分（图 39.3）。研究显示，种植体植入新鲜拔牙窝并不能阻止牙槽嵴颊侧的吸收（Araújo et al，2006）。因此，种植体植入前通常需要额外的骨增量手术，特别是对于薄龈型的上颌前牙区。在进行移植的位点，种植体存活率较高（94%；Darby et al，2009）。

▍并发症

关于在拔牙窝内放置了植骨材料后进行种植的理想愈合时间，目前没有人体研究的证据。因此，即使骨再生没有完全完成，也可以进行种植体植入。不成熟的新骨的较差骨质和（或）未整合的颗粒状的移植材料会影响种植体的初期稳定性，可能导致种植体的失败。因此，种植体植入应推迟至位点保存后 6 个月，或者更久。

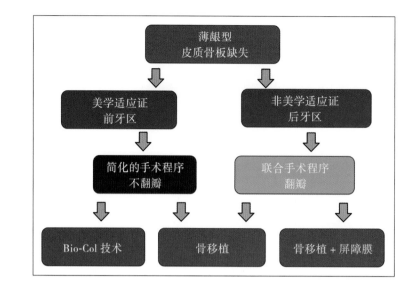

图 39.3 拔牙位点保存技术的决策过程

文献有关于感染的报道（Kim et al，2017），其主要原因是膜的暴露，但没有关于其他并发症的文献。

本章重点

· 位点保存可以有效地防止牙槽骨吸收。

· 即使进行了位点保存，种植体植入时也可能需要额外的骨增量手术。

· 关于牙槽嵴稳定性和种植体存活率的长期数据非常有限。

40 手术技术：标准程序

▌原 理

种植牙的原理是基于本书第 2 章所述的骨结合过程。市面上有不同种类的种植系统。不同品牌的种植系统，手术技术也有所不同。然而，一些基本的手术指南可以作为标准手术程序，以便在以后的种植过程中使用。

▌产品和设备

种植系统的选择应根据可获得的科学背景、手术操作的容易程度、成本 – 效益比及公司可以提供的产品随访保障。并不是所有的种植系统都能满足所有的基本选择标准。

种植工具包括以下物品。

- 一次性钻针盒
- 螺丝攻
- 螺丝刀
- 钻针延长器
- 手机连接头或者种植体植入器
- 棘轮延长器
- 方向指示杆
- 深度尺
- 棘轮扳手

除了以上器械，手术设备还包括基本手术工具盒（附录 B）和手术钻针部分。

▌手术程序

软组织翻瓣和牙槽骨预备

在角化组织上做嵴顶正中切口（图 40.1a）。不做松弛切口，直接翻起黏骨膜瓣（图 40.1b）。

翻开牙龈后，通过大粒度的车针或者骨凿预备牙槽骨，获得一个骨平面（图 40.1c）。放置手术导板。

种植窝洞预备

钻孔应该在大量生理盐水冲洗下进行，根据骨的成熟度和骨密度，速度大约 1000 转 / 分（Quirynen，Lekholm，2008）。

通过导板，用粗表面钻针标记计划的种植位置（图 40.1c）。第一步是用直径 2mm 的钻预备到合适的深度和方向（图 40.1d）。用深度尺检查深度（图 40.1e）。将方向指示杆放入窝洞（图 40.1f）。嘱患者咬合，方向指示杆的尖端必须朝向对颌牙的𬌗面。当植入超过一枚种植体时，将方向指示杆留在窝洞内，以确认与其他种植体的平行度。

如果确认了方向和深度，那么继续增加钻的直径，扩大窝洞，直到计划的直径（图 40.1g、h）。根据所选的种植系统，可以使用定点钻，以利于系列钻的钻入。

对于高密度骨（Ⅰ类骨），可以使用加粗钻配合攻丝，来防止过度的压应力。

对于低密度骨（Ⅳ类骨），可以减小终末钻的直径，以避免初期稳定性的丧失。

种植体植入

将种植体从无菌包装内取出，连接到种植体携带体上。通过设定好的低速度（25 转 / 分）和扭矩（35Ncm）植入种植体（图 40.2）。如果窝洞预备足够，种植体应该在无压力下顺着自己的方向植入。如果只有过大的植入扭矩才能植入，那么应该取出种植体，并进行额外的预备。

种植体颈部的位置应该位于边缘骨水平。在

这个阶段应该获得足够的初期稳定性。

伤口关闭

一次法手术程序

根据种植体直径和软组织厚度，选择合适的愈合基台，通过手用螺丝刀加紧（轻指力；图

40.3a）。修整瓣膜，通过褥式缝合牢固关闭愈合基台周围（图40.3b）。

两阶段式手术程序

将覆盖螺丝拧入种植体（图40.4a）。通过褥式缝合，将瓣膜盖到覆盖螺丝之上进行关闭（图40.4b）。覆盖螺丝的高度可能会影响瓣边缘的

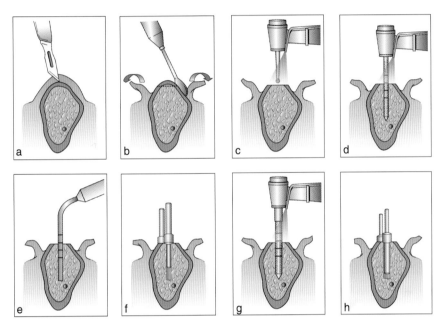

图 40.1　标准程序：手术技术。a. 在角化龈上的嵴顶做正中切口。b. 翻开黏骨膜瓣。c. 嵴顶预备，以获得一个平面（如果必要），然后在种植位置穿通皮质骨。d. 将钻针（直径 2mm）钻入合适的方向和深度。e. 通过深度尺检查深度。f. 通过方向指示杆确认种植体方向和平行度。g. 继续预备至预期的直径。h. 种植体植入前，用方向指示杆对窝洞进行最终确认

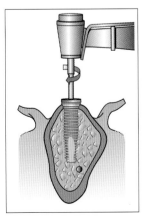
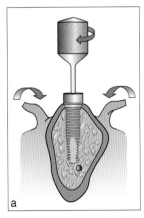
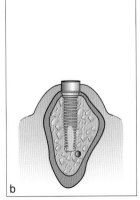

图40.2　种植体植入（速度：25 转 / 分；扭矩：35Ncm）

图40.3　一次法手术。a. 用轻指力加紧愈合基台。b. 瓣适应于愈合基台周围（褥式缝合）

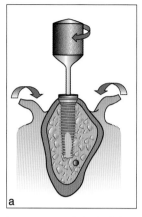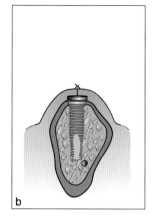

图 40.4 两阶段式手术。a.轻指力加紧封闭螺丝。通过瓣小心地将覆盖螺丝进行关闭（褥式缝合）

适合性。因此，可以进行颊侧骨膜开窗，以利于伤口关闭，并且可以避免愈合过程中收缩期的过度张力。

经过足够时间的愈合阶段后，移除覆盖螺丝。在标准程序中，如果需要软组织处理，建议应用最微创的方式。如果角化组织足够，可以用软组织环切刀在覆盖螺丝上的牙龈上进行环切。另外，建议应用微翻瓣来维持愈合基台周围的角化组织带。

▌愈合时间

上颌的愈合时间为 3~4 个月，下颌为 2~3 个月。

▌适应证

当垂直方向和水平方向的骨量足够，软组织的量足以支持口腔卫生维护和美学需求时适用标准手术程序。

▌禁忌证

种植位点需要软组织和（或）硬组织增量手术的情况是标准手术程序的禁忌证。

▌并发症

除了所有手术程序都有的典型并发症之外，标准手术程序最主要的并发症是初期稳定性的缺乏。可以通过足够细心的检查和治疗计划来避免这个并发症。

本章重点

· 种植体植入手术是要求较高的手术。

· 如果术者遵守严格的程序，标准情况下种植体的植入并不难。

· 文献显示，要获得种植体的高成功率，手术训练是必须的。

---

41 手术技术：拔牙后位点的种植体植入

标准种植手术程序适用于时间较晚的种植手术，也就是拔牙位点完全骨愈合后进行种植体植入。这意味着在标准临床情况下，拔牙后愈合期不短于24周。关于缩短治疗时间的替代手术方式的探索，促使了即刻种植、早期种植及延迟种植手术方式的产生，其背景依据也已论证（Chen，Buser，2008）。所有的拔牙后处理都缩短了治疗时间。另外，即刻种植提高了患者的舒适度，因为只需要一次手术就完成拔牙和种植体植入。

定　义

图41.1展示了种植体的植入时间（Esposito et al，2010）。

- 即刻种植：拔牙时在拔牙窝内植入种植体。
- 即刻－延迟种植：拔牙后8周内进行种植，种植体植入软组织关闭的拔牙位点。
- 延迟种植：拔牙后至少2个月后进行种植，此时软组织关闭，部分骨愈合。

效　果

研究显示，拔牙后进行种植手术的程序，种植体的存活率与标准手术程序相当（Chen，Buser，2009）。即刻种植和即刻－延迟种植比延迟种植来说，种植体失败和并发症风险更高（Esposito et al，2010）。

原　理

从生物学角度来看，新鲜拔牙窝不妨碍骨结合过程。不过，种植体植入新鲜拔牙窝后，颊侧和舌侧骨壁的吸收仍然会持续，与无牙位点相似（Botticelli et al，2004；Araújo et al，2006；Sanz et al，2010）。

产品和设备

应使用牙周膜刀和超声设备进行拔牙程序。

推荐进行骨增量手术，以补偿骨改建，并且获得良好的美学效果。应联合使用骨替代品和屏障膜。但是没有证据证实增量手术的必要性，以及一种技术优于其他技术。

可以使用特殊种植体。它们有不同的柱－锥形、不同的直径，并且被设计用于不同尺寸的拔牙窝。这是为了减小种植体与拔牙窝骨壁的间隙。

技术过程

拔牙后处理是缩短时间的方式，因此更推荐一次法手术。如果应用两阶段式手术，翻瓣覆盖种植体的必要性会使拔牙后处理的优势存疑。

为了使这种技术获得成功，拔牙必须非常小心。对骨壁的保留要求非常严格。应使用牙周膜刀、分根技术及超声设备来达到微创的效果。术者必须特别关注薄弱的骨壁，以避免折裂。

去除肉芽组织，对拔牙窝进行评估。如果种植体的初期稳定性不确定，就应该推迟种植时机，进行延迟种植或者延期种植。如果必须进行软组织关闭（膜屏障），或者需要优先考虑美学，种植体植入应延迟至即刻－延迟种植。

之后进行种植体的植入。对于单根牙，制备窝洞应位于拔牙窝长轴偏舌侧或偏颊侧（图

41.2）。对于多根牙位点，如果可能，应将种植体植入牙根间隔中（图 41.3、图 41.4）。种植体颈部应稍位于拔牙窝冠方边缘下方（1~2mm）。

如果间隙超过 2mm，应在种植体和自体骨间填入再生材料（图 41.2）。研究证明这样可以提高边缘的骨 – 种植体结合（BIC）。否则，不需要填塞间隙，因为完整的骨壁中留有 <2mm 的间隙形成了壁完整缺损形式。两壁或三壁缺损更适用于骨增量手术。

▌适应证

所有具有完整或部分保留的骨壁的拔牙窝都可以获得初期稳定性。

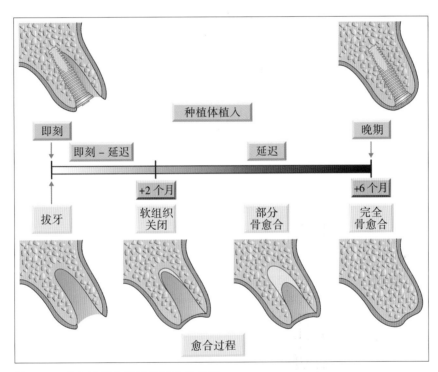

图 41.1 愈合过程和种植体植入的关系

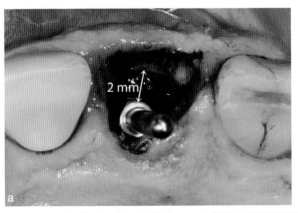
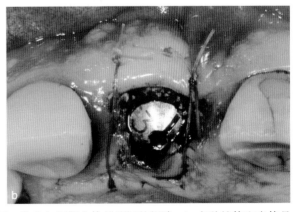

图 41.2 上颌前牙区的即刻种植。a. 在拔牙窝的腭侧备洞。注意与颊侧自体骨壁间的间隙。b. 在种植体和自体骨间放入骨替代材料

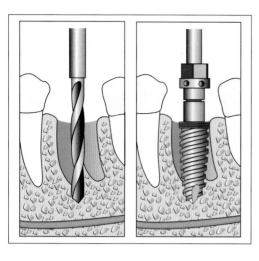

图 41.3 下颌磨牙位点的即刻种植。利用牙根间隔进行种植体窝洞预备，以保证种植体初期稳定性

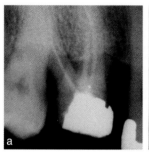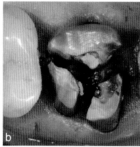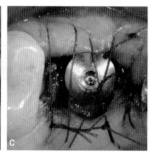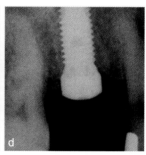

图 41.4 上颌磨牙位点的即刻种植（一次法手术）。a. 一枚无希望保留的磨牙（髓底穿孔）的术前根尖片。b. 拔牙时的照片：进行分根以保存根间隔。c. 手术结束时的愈合基台。d. 手术后 4 个月的 X 线片

▌ 美　学

有建议认为，种植体植入新鲜拔牙窝可以保存牙槽嵴的尺寸。而动物实验和临床研究都显示，种植体植入新鲜拔牙窝并不能保护牙拔除后的牙槽嵴硬组织尺寸。美学区的即刻种植应谨慎计划。厚龈生物型可以阻止骨和牙龈的退缩。即刻种植后骨吸收和牙龈退缩的量是不可预期的。

▌ 禁忌证

- 急性感染表现
- 根尖感染
- 高美学风险情况
- 无法获得足够初期稳定性的风险较高

▌ 并发症

术后并发症（包括拔牙位点感染、软组织退缩）在即刻种植中是很常见的。

本章重点

- 拔牙后处理可以缩短治疗时间。
- 对于没有并发症的病例，即刻种植可以获得与标准程序相当的种植体存活率。
- 即刻种植后，缺牙位点仍会发生大量的吸收，特别是在唇颊侧。
- 美学区的即刻种植应谨慎计划。
- 术后并发症在即刻种植中较常见。

手术技术：计算机引导手术

原 理

从 CT 图像或者 CBCT 图像及三维重建软件上可以创建颌骨的虚拟图像。通过包含阻射标记的放射导板可以模拟以修复为导向的种植计划。

手术工具（静态导板或者动态导航图像）是预先制作的，据此术者可以依据术前设计的引导进行手术。

定 义

建议使用如下定义（Hammerle et al，2009）。

·计算机辅助手术（computer-assisted surgery）：包含 3D 软件的应用，将修复设计与解剖结构结合。

·计算机引导手术（computer-guided surgery）：使用静态手术导板，再现直接由 CT 数据虚拟设计的种植体位置，无法在术中对种植体的位置进行调整。

·计算机动态导航手术（computer-navigated surgery）：使用动态导航系统，再现由 CT 数据虚拟设计的种植体位置，可以在术中对种植体位置进行调整，也叫实时导航。

产品和设备

计算机引导手术

通过特殊的软件处理 CT 或 CBCT 数据，以便精确重建颌骨的三维结构，包括从放射导板获得的修复体信息。进行虚拟设计后，将种植体设计信息通过立体光固化成型技术转移到手术导板上。导板上有固定装置和钻针引导装置。在术前，可以应用手术导板完成种植体支持的固定临时修复体的制作，在手术结束时安装。

计算机动态导航手术

将特殊装置安装于：

·患者身上（CT 检查过程中和手术过程中）。

·术者的手机上。

在手术过程中，系统记录手机的位置和患者的位置（通过红外相机、激光或者触觉感受器），生成一个实时的图像。

精 度

精度是限制该技术的决定性因素。精度通过比较种植体设计位置与术后实际结果而得到（表42.1）。在两个位置的进入点、根尖、轴向及垂直位置上都会产生误差。

从平均水平来说，动态导航手术的精度优于导板引导手术（Jung et al，2009）。不过，如果考虑误差的范围，结果并不确定。

技术过程

·修复设计：与传统手术一样，通过蜡型等设计未来修复体的位置。

·放射导板（见 24 章）：对于无牙颌患者，义齿（如果足够稳定）可以用于放射导板制作。在进行影像检查前在放射导板中放入标记物可能是必需的（图 42.1）。

·影像检查：患者戴放射导板进行 CT 或CBCT 扫描。为了保证精度，必须保证放射导板

表 42.1 计算机辅助设计与实际手术间的误差

	进入点（mm）	根尖（mm）	角度（°）	垂直位置（mm）
计算机引导手术	0.82~1.42	0.87~1.52	1°~12°	无数据
计算机动态导航手术	0.58~0.90	0.55~0.80	1°~20°	0~1.4

的稳定性（图 42.2）。一些公司要求单独对放射导板进行一次额外的扫描。

· 虚拟手术：根据修复设计放置种植体。根据解剖结构，选择直径和长度合适的种植体（图 42.3）。每个公司都有不同的种植体数据库。

· 手术导板：做好以上步骤后，将设计数据发送到公司，制作个性化导板（图 42.4）。

· 预先制作修复体（即刻负载）：在技工室使用手术导板，根据种植体的位置制作即刻固定修复体（图 42.5）。

· 实际手术：将手术导板安装到口内，由牙支持或者由固位钉固定。导板上有金属导环，将一系列的钻针引导装置放入导环中（以精确引导不同直径的钻），种植体也通过导环植入预先设计的三维位置。然后移除手术导板。

对于即刻负载程序，在手术结束时安装临时修复体（图 42.6）。通过影像检查确认是很有必要的（图 42.7）。

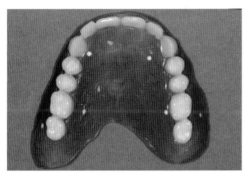

图 42.1 上颌无牙颌：计算机引导手术和即刻种植程序。在义齿中放入阻射标记点（图中白点），义齿将行使放射导板的作用

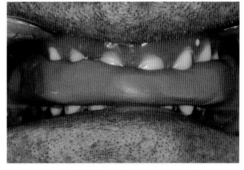

图 42.2 在影像检查的过程中，使用咬合记录来稳定放射导板，避免其位置错误

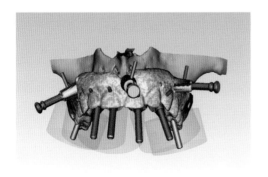

图 42.3 对种植体和固位钉的位置进行虚拟设计。将数据传输到种植体公司进行导板的制作

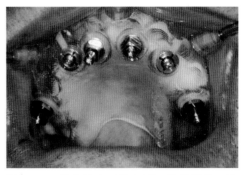

图 42.4 手术结束时植入了6枚种植体。注意看导板被固位钉固定于上颌

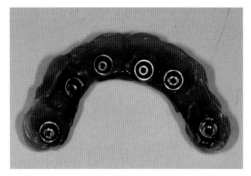

图 42.5 通过导板制作的种植体支持的即刻临时固定义齿

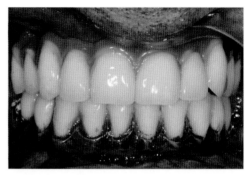

图 42.6 手术结束时，将种植体支持的即刻临时固定义齿通过螺丝固定到种植体上

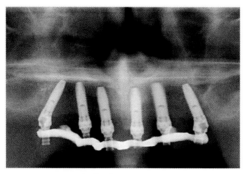

图 42.7 通过影像检查进行确认

计算机引导手术和计算机动态导航手术对比

计算机动态导航手术提供对种植体位置的即刻观察，并且可在术中对种植体的位置进行调整，其手术视野与所有的手术程序兼容。经济花费较高。

计算机引导手术不可在术中对种植体位置进行调整。对于即刻负载程序而言，可以在术前预先制作即刻修复体。对于复杂病例而言，经济花费也更容易接受。

适应证

· 足够的骨量。
· 解剖结构复杂。
· 需要进行微创手术或者不翻瓣手术。
· 复杂美学病例，为了进行理想的种植体植入。

· 需要预先制作修复体，以便进行即刻负载（Vercruyssen et al，2015）。

局限性

术者应在术前预估所有可能的手术情况和总的误差范围，计算机引导手术只适用于有经验的医生，并且只适用于有理想骨量和软组织的病例。

本章重点

· 进行计算机引导术要求医生具备丰富的临床经验。
· 必须预先估计虚拟设计和实际位置间的误差。
· 不翻瓣手术要求患者有理想的软硬组织条件。
· 计算机引导技术的适应证仍然很局限。

43 CAD/CAM 与种植修复：背景

种植修复的传统方法是使用预成基台或者铸造基台及铸造的冠或桥。另一种可用的技术叫作计算机辅助设计 / 计算机辅助制造技术（computer-aided design and computer-aided manufacturing, CAD/CAM）。CAD/CAM 技术以前用于制作牙支持的固定修复体，如嵌体和（或）高嵌体、冠或者桥。这种技术近些年也应用于制作种植体基台、一体冠或者支架（Abduo，Lyons，2013）。根据临床情况，这些部件可以使用金属、瓷或者聚合物类材料制作。

▌一般过程

CAD/CAM 技术包含一系列步骤：扫描、建模和切削（图 43.1）（附录 N）。整个过程通常指一套数字化流程。通过扫描仪记录一个三维几何模型，精确定位种植体的位置及周围的软组织和牙。可以在临床行口内扫描（椅旁方法），或者取印模灌注模型后，在技工室对模型进行扫描（技工室方法）。无论用哪种方法，所获得的图像都称为数字化印模。通过种植体的逆向工程，使用专用软件设计虚拟修复部件。通过计算机将数据传输到加工机器中，用金属、瓷或聚合物材料块切削出相应的部件（图 43.2）。在种植牙科中，研磨步骤通常由加工中心来进行。典型的系统包括 Procera®（Nobel Biocare）、Etkon®（Straumann）及 Atlantis®（Dentsply Sirona）。最近，已出现针对单牙（基台或一体冠）的椅旁系统（图 43.3）。

▌优点和适应证

CAD/CAM 个性化部件的加工可以达到与工业加工部件相似的精度（Kapos et al，2009；van Noort，2012），同时又可对所有形态学参数进行修改。实际上，对于基台来说，快速研磨过程只局限于外表面。对于就位面，包含连接部分，是通过精密的工业切削（中心加工；Glauser et al，2004），或者使用叫做"钛基底"（Ti-Base）的预成件（椅旁方式）。对于钛和氧化锆，研究显示 CAD/CAM 加工的种植体基台的垂直方向间隙为 $2.5\sim3.2\mu m$（Yuzugullu，Avci，2008）。这个数值和预成基台相当。个性化基台的主要优点在于，基台的厚度、穿龈形态及终止线的定位更符合预期。

对于螺丝固位的种植支架，CAD/CAM 过程应该和传统的失蜡铸造过程比较。CAD/CAM 过程中，就位面是通过切削得到的，其精度为 $1\sim27\mu m$，显著优于铸造支架（Abduo et al，2012；Ortorp et al，2003；Takahashi，Gunne，2003）。另外，与铸造支架相比，这个精度不受支架跨度大小的影响（Abduo et al，2012；Ortorp et al，2003；Takahashi，Gunne，2003）。

CAD/CAM 的另一个优势是可选择多种材料。与传统方法只能使用可铸造合金不同，CAD/CAM 是唯一的使用高强度瓷如玻璃陶瓷、致密烧结氧化铝或部分稳定氧化锆等制作部件的方法。这些材料在美学区域较有优势，对于一体冠也一样。

对于钛基底支架的处理来说，切削也优于传统的铸造。钛合金必须使用特殊设计的铸造机器进行铸造，其技术与传统合金铸造不同。如果不用惰性铸造机器，通常会出现气孔和灌注不足。

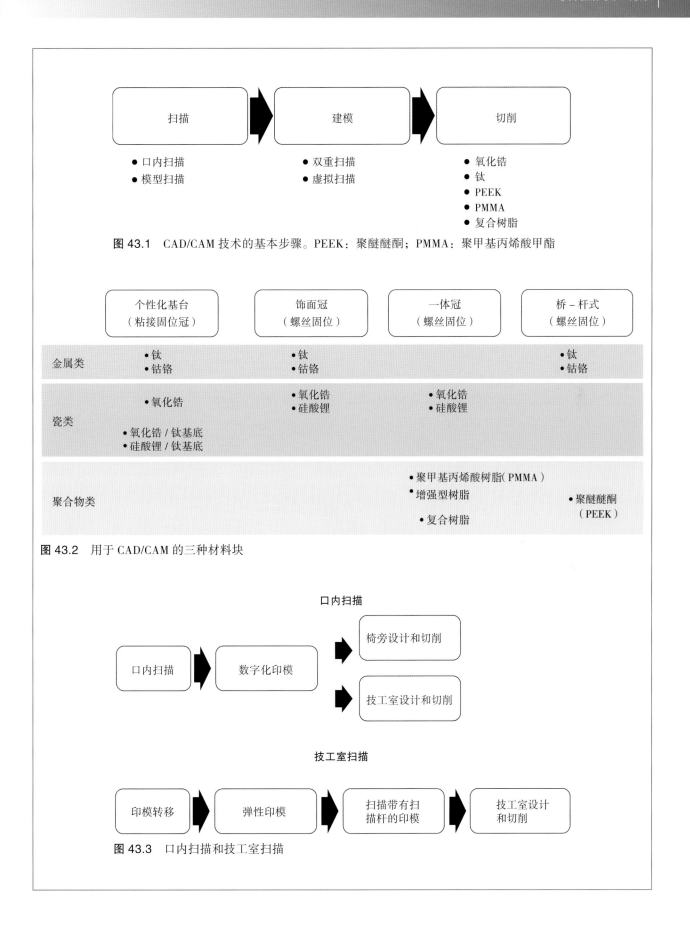

图 43.1　CAD/CAM 技术的基本步骤。PEEK：聚醚醚酮；PMMA：聚甲基丙烯酸甲酯

图 43.2　用于 CAD/CAM 的三种材料块

图 43.3　口内扫描和技工室扫描

▌局限性和禁忌证

种植修复中 CAD/CAM 的局限性和扫描过程直接相关。技工室扫描可以用于全牙弓或者短牙弓螺丝固位支架的制作，而口内扫描应局限于单冠和短桥。这主要是由于口内扫描通常会发生三维变形（Joda et al，2017）。

说明：本章由 Olivier Etienne、Strasbourg 和 France 撰写。

本章重点

· CAD/CAM 方法比传统方法更精确。

· CAD/CAM 方法制作的部件可以达到与工业部件相当的精度。

· 个性化基台的设计更符合预期。

· CAD/CAM 技术可采用多种材料。

CAD/CAM 与种植修复：技术过程

扫 描

据报告，口内扫描只适用于局部无牙的患者（Papaspyridakos et al，2014），对于完全无牙颌的有效性还没经过检验。最近的研究显示，如果用最新的设备，可以获得较好的结果（Amin et al，2017；Vandeweghe et al，2017）。这种方法需要安装口内扫描基台（图44.1），也称为扫描杆，通过螺丝预先固定到种植体上。有一些公司，比如 Biomet 3i，推荐使用另一种方法：使用一种带有编号的愈合基台，可以显示种植体的深度、直径、六角的方向、软组织位置及种植体方向。这种方案的优势在于不用取印模，从而避免了取印模过程中可能的变形。

对于多枚种植体的扫描，通常建议通过技工室的扫描仪对传统印模进行扫描（Flugge et al，2016）。在 CAD/CAM 过程开始前，工作模型的精度应通过检验夹板在口内证实。然后将扫描基台通过螺丝或者夹具固定到模型上。这样确保在整个技工室扫描过程中种植体的位置保持稳定和精确（图44.2）。扫描基台定义了种植体在三维空间的位置，余留牙也被扫描和定位。

建 模

通常有两种建模方法可以使用：双重扫描（附录O）和虚拟建模（附录P）。第一种方法包含基台或者支架的蜡型。蜡型在主模型上制作，并且单独进行扫描。第二种方法是由软件处理，给技师以标准形态的建议。基台、支架或者杆的建模很大程度上依赖于软件工具。有多种多样的方

法可以应用。一般来说，基台穿龈形态通过拖动圆点来进行设定。为给饰面瓷层创造空间，通常将最终修复体的形态做减法来设计桥的支架（图44.3；Parpaiola et al，2013），从而缩小了解剖轮廓，获得厚度均匀的饰面瓷。这样可以减小崩瓷风险，特别是对于使用氧化锆的病例（Guess et al，2013；Kokubo et al，2011；Silva et al，2011）。

最后，根据已有设计，拖动圆点就可以轻易地设计由种植体固位的杆。使用包含蜡型和临时修复体的双重扫描的软件建议应用这种预设计（图44.4）。

切 削

切削过程可以使用多种材料。不过，椅旁制作时无法使用钛或者其他合金进行切削。

切削材料主要根据修复类型要求进行选择。临时修复体可以使用聚甲基丙烯酸树脂（PMMA）块或盘进行切削。最终修复体可以用钛、氧化锆或者最近使用的聚醚醚酮（PEEK）进行切削。

目前，只有较低质量的临床研究显示氧化锆和钛基台有相近的结果（Ekfeldt et al，2011；Sailer et al，2009）。薄龈型患者的前牙区应使用氧化锆。

对于氧化锆支架，崩瓷的比例相对较高，为50%~90%（Larsson，Vult von Steyern，2010；Larsson et al，2010）。氧化锆失败的主要原因与支架的设计（不均匀）和饰瓷处理过程（冷却温度和速度）有关（Guess et al，2012；Selz et al，2015）。使用金刚砂车针打磨时，支架自身也常因强度降低而折断（Kohal et al，2010）。

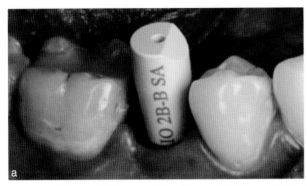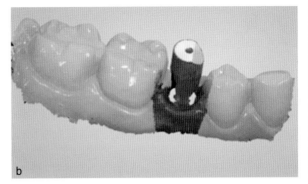

图 44.1 单牙种植扫描：口内基台。a. 临床观。b. 数字化图像

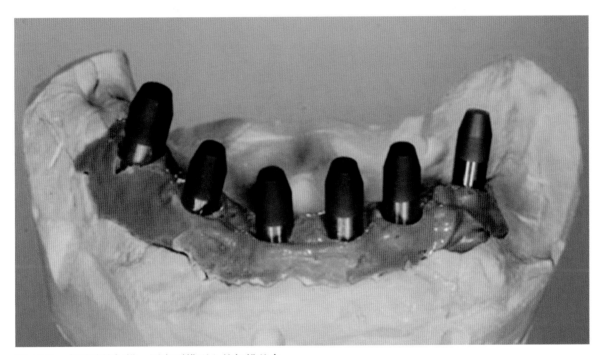

图 44.2 多牙种植扫描：固定到模型上的扫描基台

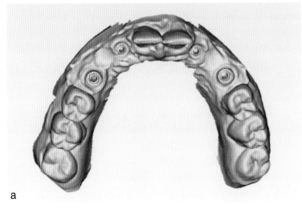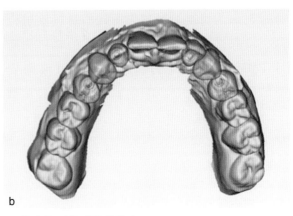

图 44.3 上颌牙的定位。a. 种植体穿龈轮廓的数字化图像。b. 将虚拟牙放到种植体上

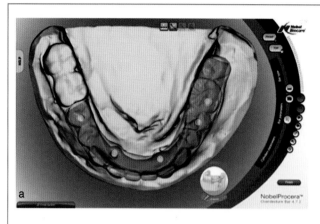
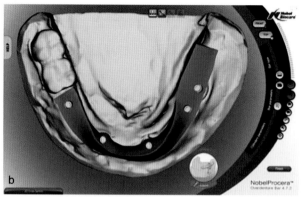
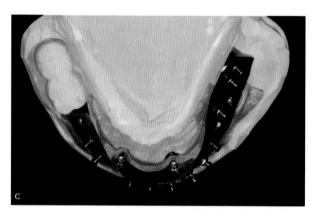

图 44.4　下颌由种植体固位的杆。a、b.预先设计。c.铸造金属支架

因此，如果制作的氧化锆部件对调改非常敏感，那么 CAD/CAM 调改应非常谨慎。另外，氧化锆部件的厚度应尽可能增加，以增加抗折性，但可能会影响美观。

最近，椅旁 CAD/CAM 制作单牙基台或者一体冠已成为可能。对预先留孔的材料块进行切削，以获得理想的外形。可使用的材料块局限于 PMMA、增强型树脂、高强度玻璃陶瓷（硅酸锂）和氧化锆。切削后，需要将冠粘接到一个叫作"钛基底"的钛环上，成为一个所谓的"混合基台"（Brown，Payne，2011；Rauscher，2011）。

本章重点

· 口内扫描的应用局限于局部缺牙的患者。

· 可以通过扫描蜡型建模，或者完全由软件设计进行建模。

· 薄龈型的美学区域应该使用氧化锆。

· 氧化锆易崩瓷。

说明：本章由 Olivier Etienne、Strasbourg 和 France 撰写。

45 骨增量：一次法（同期法）和两阶段法（分阶段法）

除了牙槽骨牵张外，所有的骨增量技术都可以进行一次法手术（骨增量和种植体植入同期进行）或者两阶段式手术（一期进行骨增量手术，4~6个月后进行二期种植体植入手术）。

选择同期手术还是分阶段手术，主要考虑以下因素：治疗时间、病态、风险－利益比和种植效果。

骨增量手术的理想时机

骨增量手术（同期或者分阶段法）可以在拔牙后的不同时间进行。越晚进行骨增量手术，骨吸收越明显。因此，骨增量手术必须尽可能早实施。

对于大多数骨增量手术，建议进行软组织初期关闭，以避免材料暴露。因此，通常认为拔牙后6~8周是骨增量手术的理想时机。

种植体植入的理想时机

在进行了骨增量的牙槽骨中植入种植体的时机选择主要基于能获得初期稳定性及软组织关闭的能力。必须记住的是，即刻种植通常会增加骨增量手术并发症的风险（表45.1）。

骨增量手术的并发症风险

骨增量的并发症可能表现为炎症、感染或新生骨量不足。

并发症的风险程度主要基于手术本身，以及手术时软组织的愈合情况（表45.1）。对于膜和块状骨移植来说，软组织覆盖是必须的。使用不可吸收膜较常发生并发症。

一次法和（或）同期法手术

一次法和（或）同期法手术见图45.1和图45.2。

种植体结构

骨增量手术后的愈合时间内，必须没有任何材料暴露，包括为了获得完全的软组织覆盖而使用埋入的形式。对于即刻种植，通常需要软组织提升或软组织移植。

具有穿龈外形的种植体同样适用于骨增量手术（Hammerle，Lang，2001）。

优 点
- 骨结合的总愈合时间缩短。
- 较低的病态。

缺 点
- 对于进行局部骨增量手术的病例，种植体的成功率可能受影响。

表 45.1 骨增量手术并发症风险

拔牙后的时间	可吸收膜	不可吸收膜	移植材料	块状骨移植	骨劈开	上颌窦提升
即刻	高风险		中等风险	高风险	中等风险	中等风险
2个月		高风险				
>4个月	中等风险		低风险	中等风险	低风险	低风险

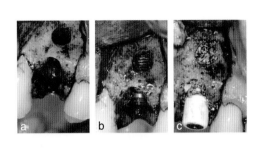

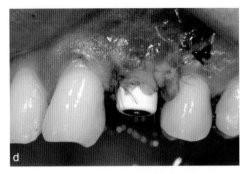

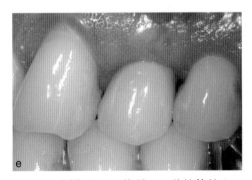

图 45.1　同期法。a. 拔牙。b. 种植体植入。c. 骨移植（Bio-Oss®）– 螺丝加紧最终修复基台。d. 缝合后。e.4 年后随访结果

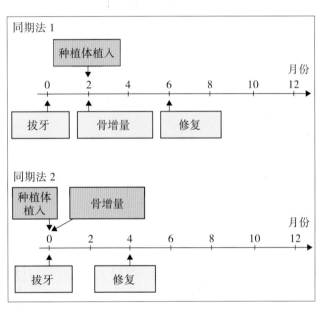

图 45.2　一次法和（或）同期法（上颌）

· 对于失败病例，种植体和骨增量材料会丧失。

适应证

· 低风险手术：两壁或三壁缺损、骨劈开、剩余骨量 ≥ 5mm 的上颌窦提升。

· 种植体植入正确位置且获得初期稳定性。

· 低愈合风险：厚龈型、不吸烟。

一些建议

· 块状骨移植不建议进行同期种植体植入，因为种植体存活率较低（Chiapasco et al，2009）。

· 对于经验不足的医生，不建议使用膜屏障。

▌ 两阶段和（或）分阶段法

两阶段和（或）分阶段法见图 45.3 和图45.4。

优　点

· 种植体更容易获得初期稳定性。

· 种植体在再生骨和（或）移植骨中容易植入理想的位置。

· 即使骨增量手术发生并发症或失败，不影

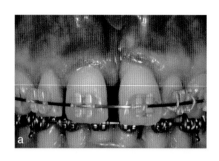

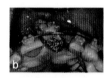
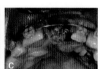

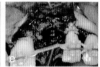

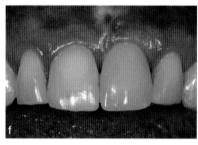

图 45.3 分阶段法。a. 由于牙周原因，必须拔除 21；b. 拔牙和位点保存（Bio-Oss®）；c. 移植的结缔组织覆盖骨替代物；d. 4 个月后的临床表现；e. 种植体植入；f. 2 年随访结果

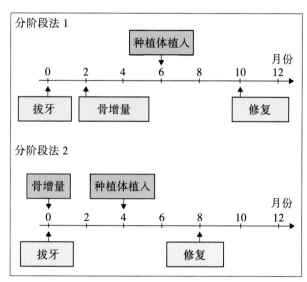

图 45.4 两阶段和（或）分阶段法（上颌）

响种植体。

缺　点

- 修复前的总愈合时间增加。
- 患者有更高的病态。

适应证

- 中度风险和高度风险情况：零壁或一壁缺损、垂直骨增量、剩余骨量 <5mm 的上颌窦提升、块状骨移植。
- 种植体没有初期稳定性。

- 高愈合风险：薄龈型、重度吸烟者。

种植体存活率、边缘骨丧失和种植并发症

如果骨增量手术没有问题，同期植入和两阶段法的种植体存活率、边缘骨丧失和种植并发症都相似。不过，在同期植入的病例中，如果有骨增量并发症或者失败，那么种植体可能会受影响，甚至丧失。

本章重点

· 同期植入或分阶段手术的选择首先基于风险评估。

· 对于块状骨移植的病例，同期植入的种植体存活率低于分阶段法。

· 对于其他手术，只要愈合过程没有大问题，种植体存活率相似。

· 对于同期植入来说，种植体的初期稳定性是必要的。

· 对于低风险的情况，更推荐同期植入。

· 对于高风险情况，更推荐分阶段法。

46 骨增量：引导骨再生——产品和设备

引导骨再生（GBR）膜也叫屏障膜，必须满足以下条件：①生物相容性；②细胞封闭性，以防止结缔组织细胞与邻近的骨接触；③维持血凝块的能力，为骨的形成创造再生空间；④整合到宿主组织的能力，以便最大限度地稳定血凝块；⑤临床易于处理，以便简化手术过程。换句话说，理想的GBR膜不仅需要如①②④所述的生物学特性，也需要如③和⑤所述的物理特性。

所有的屏障膜都有不同的尺寸和设计。它们必须在2周内行使屏障功能，必要时在3~4周内不消失。大部分的膜都设计为面向骨的粗糙面和面向软组织的光滑面。

已经有非常多的可吸收和不可吸收膜用于GBR膜工程。没有证据支持或者反对某种特定的膜的优越性。可吸收和不可吸收膜都有各自的优点和缺点（表46.1）。简短地说，不可吸收膜的主要缺点在于需要一次额外的手术去除，增加病态和花费。可吸收膜的主要缺点在于不能没有支撑材料，特别是缺损过大时。

不可吸收膜

不可吸收膜包括膨体聚四氟乙烯（e-PTFE；Gore-Tex®——W.L.Gore公司于2011年停止生产Gore-Tex再生膜）、致密聚四氟乙烯（d-PTFE；Cytoplast™ TXT；OsteoShiel™ OSNRM；TefGen FD™；不可吸收ACE）及钛增强高密度聚四氟乙烯膜（Ti-d-PTFE；Cytoplast™ Ti；OsteoShiel™ OSNRM；图46.1）。

从历史的观点来看，e-PTFE膜是20世纪80年代出现得最早的商品膜，因此其具有最长时间的临床经验，但其孔隙（0.5~30μm）过大，当膜在口内暴露时，微生物可以通过孔隙进行渗透。另外，过多的软组织长入会使手术去除困难。慢慢发展出了多微孔的致密PTFE膜（d-PTFE）。膜的低微孔性（0.2~1.36μm）使得微生物不易进入。因此，在膜暴露的病例中，感染的风险降低了。建议保留膜3~4周，然后去除，以利于软组织的血管重建。

从理论上来说，膜具有空间保持性，也就是说，不需要使用支持材料。但是，为了保证帐篷形态和空间维持，通常使用钛框架增强其物理特性（Ti-d-PTFE）。钛增强的d-PTFE已成为不可吸收膜的金标准，特别是对于牙槽嵴增量和一壁以上骨壁缺损的病例，其完全满足GBR对膜的生物学方面和物理方面的要求（有时提倡使用钛网，也就是纯钛膜，但其无法固定细胞，无法满足生物学方面的要求）。

可吸收膜

可吸收膜分为天然高分子类和人工聚合物类。

天然高分子类

在GBR相关研究中，已研发出基于壳聚糖、明胶和丝纤蛋白的多种化工产品（Wang et al, 2016）。不过，大部分的Ⅰ类和Ⅲ类异种胶原，都显示出对GBR生物特点最好的适应特性（表46.2）。

天然高分子类膜最大的优点在于其生物活性（表46.1）。胶原膜已广泛使用，并且有多种类型的尺寸（表46.3）。不同种胶原间的选择主要考虑对吸收速率的需求、临床易处理性及花费。患者的文化偏好同样也可能影响牛源性或猪源性

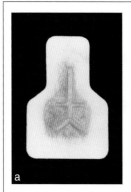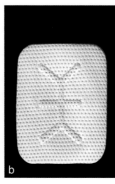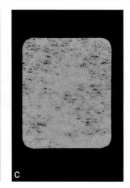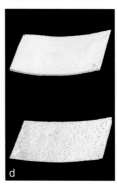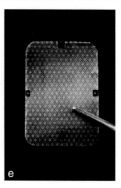

图 46.1 用于骨增量手术的膜的结构。a.钛增强的 e-PTFE 膜（Gore-Tex®）。b.钛增强的高密度 e-PTFE 膜（Cytoplast®）。c. 聚乙醇酸膜（Resolut Adapt LT®）。d. 猪胶原膜（Biogide®）。e. 聚乳酸膜（GUIDOR® 生物可吸收基质屏障。由 Sunstar Suisse SA 提供，网址：www.sunstar.com

表 46.1 膜的可吸收性对 GBR 的结果和过程的影响

	骨形成	手术去除	膜效果的时间控制	对于额外的支撑材料的需求	膜暴露
结果	成功改善	增加施压、不健全和组织损伤风险，增加花费	允许对发生不希望的炎症风险的控制	增加感染风险和花费	炎症或感染，减少平均新骨获得量
不可吸收膜	较可吸收膜好	是	是	否	高风险
可吸收膜	较不可吸收膜差	否	否	是	中风险

表 46.2 胶原膜的生物特性

良好的组织整合能力
生物相容性
快速血管形成
无排斥反应的生物降解
趋成纤维细胞性
止血
免疫原性低
成骨细胞附着性

表 46.3 商品胶原膜的特性

商品名称	原生（N）或交联（C-l）	来源	胶原分型	吸收速率
Bio-Gide®	N	猪皮	Ⅰ 型和Ⅲ型	24 周
Periogen	N	牛皮	Ⅰ 型和Ⅲ型	4~8 周
Tutodent	N	牛心包膜	Ⅰ 型	8~16 周
BioMend®	C-l	牛腱	Ⅰ 型	8 周
BioMendExtend®	C-l	牛腱	Ⅰ 型	18 周
Biosorb™	C-l	牛	Ⅰ 型	26~38 周
Neomem™	C-l	牛腱	Ⅰ 型	26~38 周
OsseoGuard®	C-l	牛腱	Ⅰ 型	24~36 周
OsseoGuard Flex®	C-l	牛皮	Ⅰ 型	24~36 周
Ossix Plus®	C-l	猪心包膜	Ⅰ 型	16~24 周

膜的选择。天然高分子类膜的主要缺点在于，由于降解时间较短，其机械性能较差，功能时间较短（功能时间是指膜能保持 GBR 特性的时间。必须将功能时间与吸收速率相区别，后者是指膜被生物降解的时间）。

人工聚合物类

聚乳酸及其聚乙醇酸共聚物 PLGA 是最常使用的 GBR 膜，因为其良好的机械性能和生物相容性（表 46.4）。其他聚合物、共聚物、聚合物的复合物及生物活性成分可能是很好的人工合成选择，目在正处于研究阶段。在这些产品中，由聚乙二醇制成的合成凝胶展现出了对水平骨增量和牙槽嵴保存的预期的潜能。

必须注意，人工合成的聚合物的生物活性较差。另外，组织中聚合物的降解与排异炎症反应有关。不过，人工聚合物类膜的生物相容性非常出色，并且可以作为药物携带介质。已经有用聚合物搭载抗生素或生长因子药剂的研究项目。与天然高分子类相比，人工聚合物的另一个优点是非动物源性，阻断了疾病从动物传播给人的风险，同时不会引起临床应用中伦理和文化方面的问题。

本章重点

· GBR 膜至少需要维持在原位 4 周。
· 不可吸收膜需要一次额外的手术去除。
· 可吸收膜需要支持材料。
· 没有证据支持或反驳一种膜对另一种膜的高优先级。
· 对膜的选择不仅基于技术考虑，同时还要考虑患者的要求。

表 46.4 商品人工合成膜的特性

商品名称	成分	吸收速率
Atrisorb®	聚丙交酯	36~48 周
Biofix®	聚乙醇酸	24~48 周
Epiguide®	聚丙交脂酸	24~48 周
Resolut Adapt™	聚乙丙交酯	20~24 周
Resolut Adapt LT™	聚乙丙交酯	20~24 周
OsseoQuest®	可水解聚酯	16~24 周
Vicryl®	聚乳酸 910 网	8 周
Guidor®	聚（D,L- 乳酸）+ 聚（L- 乳酸），乙酰柠檬酸三丁酯	52 周
Vivosorb®	聚（D,L- 乳酸）- ε - 乙内酯	96 周

47 骨增量：引导骨再生——手术程序

从生物学方面到临床方面，学者对于引导骨再生（GBR）都进行了广泛的研究（Esposito et al，2009）。GBR是一种种植体周围骨再生和拔牙后位点保存最常用的技术。然而，GBR对种植体存活率和成功率及所增加骨量的长期稳定性的影响还未知（Benic，Hammerle，2014）。

原　理

引导再生技术也称膜技术，旨在通过屏障膜来使骨填充到空间中。对软组织和成骨区域的物理分离，也就是引导组织再生技术（GTR）在20世纪50年代晚期被提出（Hurley et al，1959）。研究显示，软组织的长入会妨碍甚至完全阻止缺损或伤口处的骨生成。之后GTR的生物学原则被用于牙齿周围的牙周组织再生（Gottlow et al，1984）。当牙科种植出现后，相同的生物学原则被推广到牙科种植学中，不仅是为了种植体周围的新骨生成，同时也可防止拔牙后的牙槽骨吸收。这种技术后来被称为引导骨再生技术（Dahlin et al，1989）。

一般来说，膜屏障被用来获得足够的骨进行种植体的植入。这个过程的目的有以下几点。

• 稳定血凝块。

• 阻止软组织细胞（结缔组织和上皮组织）生长进入骨缺损区域。

• 允许可能成骨的骨祖细胞进入所维持的缺损空间。

膜屏障通常由骨移植材料支持，但如果通过钛增强膜，或者缺损区可以获得稳定的血凝块时，也可以不使用支持材料（图47.1）。在任何情况下，都必须将膜固定到骨表面。可以通过钛钉进

行固定。使用可吸收骨钉时必须非常谨慎，因为其机械性能较差。

技术过程

引导骨再生较难进行。医生的技术和经验是影响治疗成功的关键因素。有多种多样的联合技术提出，但是仍不清楚哪种最有效。不过，仍然可以提一些临床建议（附录Q，框表Q.1）。

骨缺损可以在种植体植入前（分阶段法）（图47.1、图47.2）、种植体植入过程中（联合法）（图47.3）及种植体植入后（种植体周围炎的治疗）进行处理。与分阶段法相比，联合法可以将种植手术与修复阶段的时间间隔减少1~3个月（附录Q，图Q.1）。不过，对于联合法，初期手术的并发症可能不仅损害骨再生，也会导致初期种植体失败。

所有的膜都需要保持在原位至少3~4周。

适应证

穿龈种植体

GBR技术联合穿龈种植体应用的证据仍不足（Chiapasco，Zaniboni，2009）。换句话说，一次法手术并不是GBR手术的良好适应证，除非医生有非常丰富的经验。

垂直和水平骨增量

对于牙槽嵴侧方骨增量来说，GBR技术是一种可靠的技术。这种技术也成功应用于垂直骨增量，但是文献证据不如水平骨增量中的应用充足（Esposito et al，2009）。据报告，GBR适用于

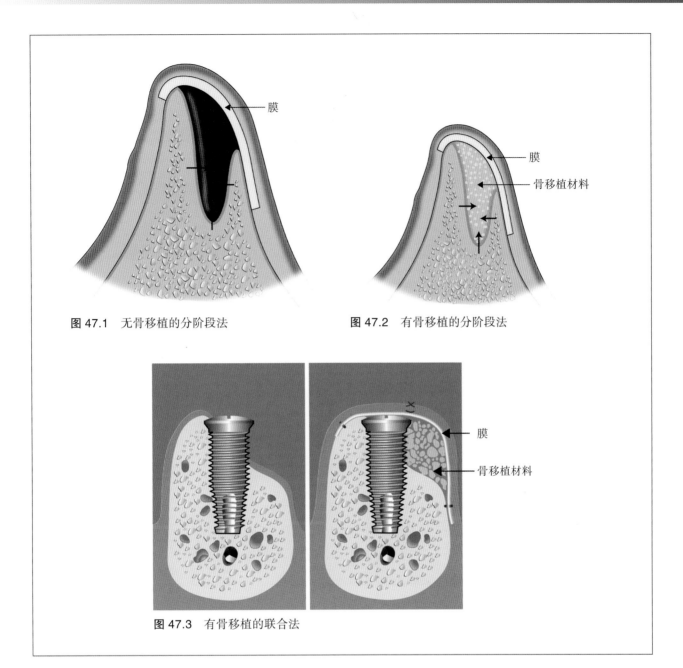

图 47.1　无骨移植的分阶段法

图 47.2　有骨移植的分阶段法

图 47.3　有骨移植的联合法

2~8mm 垂直骨增量（Tonetti，Hammerle，2008）。

　　过大的牙槽嵴缺损需要移植材料来支撑膜。这些大的骨缺损通常使用自体块状骨和膜来进行骨增量（von Arx et al，2001）。在牙槽嵴侧方骨增量中，使用膨体聚四氟乙烯（e-PTFE）膜覆盖块状骨移植物可以减少骨移植物的吸收（Antoun et al，2001）。

即刻和延迟种植

　　缺少软组织进行初期愈合是直接在拔牙窝中植入种植体时的常见问题。由于较高的膜暴露风险，GBR 技术不建议用于这种直接植入。建议在延迟种植中使用 GBR 技术，因为其可以补偿 6~8 周后骨量的少量减少，从而可以进行软组织关闭（图 47.4）。

开裂和开窗

　　在骨的尺寸不足时植入种植体可能导致开裂或开窗。这种缺损可以应用 GBR 技术进行成功治疗，可以单独使用不可吸收膜或联合移植材料使用（Klinge，Flemmig，2009）。

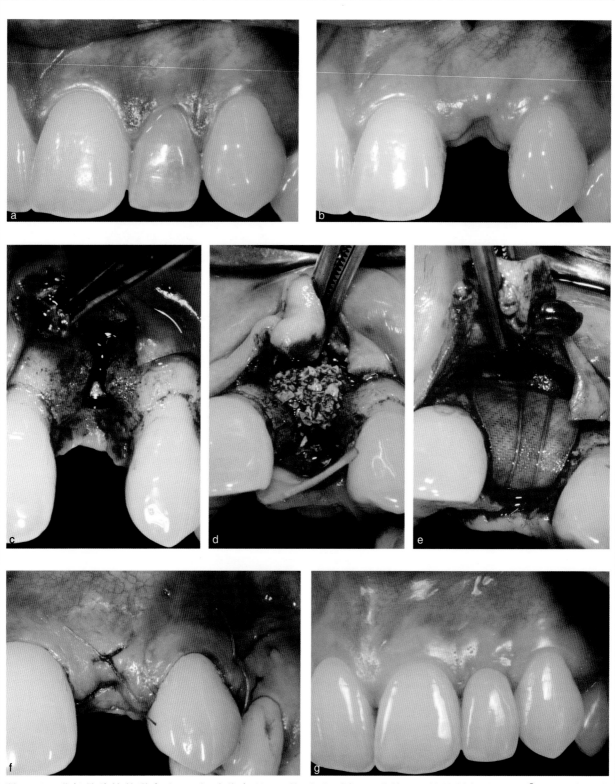

图 47.4　进行骨移植的联合法。a. 初诊临床观。b. 拔牙后 6 周。c. 种植。d. 植骨材料（BioOss®）。e. 胶原膜（Osseoguard®）。f. 最终结果（2 年）

种植体周围炎

　　植骨材料和可吸收膜的使用可以改善某些临床参数，但是能表明 GBR 技术对于治疗种植体周围炎有效的证据非常少（Esposito et al，2010）。

▌禁忌证

- 缺乏患者依从性。
- 缺乏个体菌斑控制。
- 重度吸烟（超过 10 支 / 天）。
- 未治疗的牙周炎。
- 手术位点感染。

▌并发症

　　膜暴露和感染是最常见的并发症。如果能尽早察觉，早期的膜暴露不一定会影响成功（附录 Q，框表 Q.2）。

　　对于可吸收膜，暴露通常随着时间进行处理和监测。膜的物理性质受水解或吸收过程影响。因此，如果必须去除膜（因为感染），必须小心处理，以免撕裂的膜的残余。

本章重点

- GBR 是较难施行的手术。
- GBR 可以成功用于水平骨增量、延期种植、骨开窗和骨开裂。其他适应证仍需要进一步研究。
- 与可吸收膜相比，在应用不可吸收膜的病例中骨形成更好。
- 不可吸收膜比可吸收膜暴露得更多。

48 骨增量：移植材料

长久以来，自体骨移植材料因其生物学特性（成骨能力、诱导性、传导性）被认为是骨重建手术的理想材料。近来，生物科技的发展为术者提供了多种多样的骨移植材料，以便减少患者的病态及自体骨不可预期的吸收（Hallman，Thor，2008）。商品骨移植材料有块状和颗粒状，有不同的尺寸。有研究显示，植骨区域的种植体存活率略低于未植骨区域的种植体（Tonetti，Hâmmerle，2008；Esposito et al，2009）。

▌自体移植物（移植物的供体也是受体）

自体骨移植物是患者自己的组织，可以在口内或者口外获得。移植的骨可以看作是将来新骨形成的支架。移植的皮质－松质骨的血供可以使得细胞存活、营养扩散及再血管化（Davies，Hosseini，2000）。愈合过程中有骨诱导（在吸收的移植材料周围逐渐形成新骨）和骨传导（释放的蛋白促进成骨细胞形成新骨）。

研究显示上颌窦提升术中行自体移植的效果较好（Boyne，James，1980）。块状骨移植物的坚固固定是对祖细胞促进作用的先决条件。将骨移植物研磨成颗粒或骨屑（或与骨替代材料一起），配合不可吸收膜的应用，是一种可行替代方案（图48.1）。

自体骨移植物可以与下面所列的任何一种骨替代材料进行混合（图48.2）。

▌同种异体移植物（移植物的供体和受体是同一物种）

同种异体移植物指从尸体获得的骨移植物，经过冰冻或者脱矿冰冻等处理。据报道，冻干骨或者脱矿冻干骨比新鲜冰冻骨移植的免疫原性更小（因为转染的风险）。这些材料通常和自体骨或者骨替代材料混合。

▌异种移植物（移植物的供体和受体是不同的物种）

异种移植物通常由以下两种之一组成：一种是动物的骨矿物，如牛、猪、马等；另一种是类骨矿物（碳酸钙），由珊瑚或者海藻中获得。小牛脱蛋白骨（DBB）被广泛使用，因其与人骨的相似性和其骨传导性（Berglundh，Lindhe，1997；图48.3）。DBB中的蛋白质被去除，以免引起免疫反应。

在上颌窦提升的人体研究中（Carmagnola et al，2000），DBB和自体骨与活性的骨形成有组织学上的相关性。在应用了DBB进行的上颌窦提升术后，愈合6~9个月后采集组织进行活检，发现有30%的新生骨、30%的DBB和40%的骨髓（Piatelli et al，1999；Valentini et al，1998）。上颌窦提升术中，使用附加的自体骨并没有优势（Yildirim et al，2001）。

▌异质移植物（合成材料）

异质骨替代材料为合成的钙基生物材料。磷酸钙、硫酸钙和生物活性玻璃都被用于牙科种植中的骨增量。异质骨移植材料为骨的长入提供了一个物理支架。据显示，尺寸 >300μm 的孔隙（与骨结构相似）可以增强新骨和毛细血管的形成。

磷酸钙可以和胶原材料结合，形成一个矿

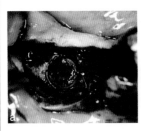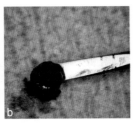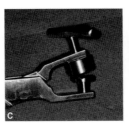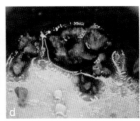

图 48.1 自体骨。a、b. 用环锯在供区取骨。c、d. 用骨磨研磨骨

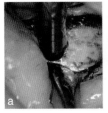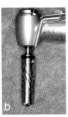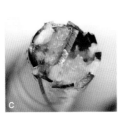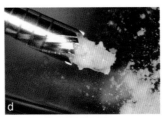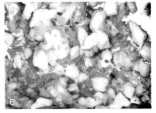

图 48.2 自体骨加异种骨移植。a~c. 用环钻系统取自体骨。d、e. 收集获取的骨，可以和骨替代材料混合

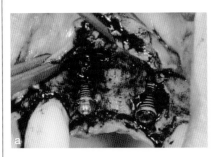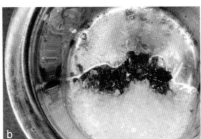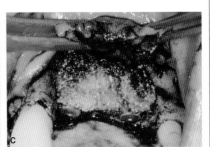

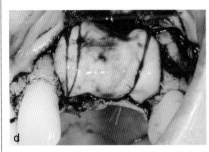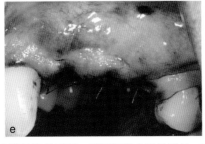

图 48.3 异种骨。a. 种植体植入后有两个明显的骨开裂，需要进行水平骨增量。b. 用血液浸润骨材料。c. 用异种骨覆盖缺损。d. 用胶原屏障膜覆盖，褥式缝合固定。e. 进行骨膜开窗，以达到软组织关闭

物可以结晶的网。研究显示，由羟基磷灰石烧结产生的双相磷酸三钙在修复骨缺损中非常有效（Daculsi，1998）。硫酸钙吸收较快，由于吸收过程可控性差，必须谨慎用于美学区。

生物玻璃是生物活性玻璃中商品化的一个族。生物玻璃（颗粒直径为 300μm）释放具有生物活性的钙离子流，可以促进干细胞产生形成骨的细胞。在被新形成的骨替代前，生物玻璃被缓慢吸收（时间为 12~16 个月）。自体骨和生物活性玻璃的混合物的活检显示，在 16 个月后发现新骨。两年后进行的活检发现了相似的骨形成结果（Turunen et al，2004）。

生长因子和富血小板血浆

生长因子和富血小板血浆可以包含在任何类

型的移植物中。

生长因子可以诱导骨的形成、生长、迁移和细胞分化，在骨髓和血浆中浓度较低。它们在体内平衡和组织修复的过程中扮演着管理者的角色。骨形态形成蛋白的重组与携带体或者支架（如骨替代材料）相关。它们在修复位点释放，增加组织的重建（Terheyden et al，1999）。

血小板是无核骨髓片段，在血液中很丰富。它们参与凝血、伤口愈合和炎症过程，由胶原、凝血酶、血栓素 A_2、磷酸腺苷和血小板选择素等激活。应用普通离心技术，富血小板血浆（PRP）可以手术时在手术室中制备（Anitua，1999）。在种植体植入之前，伴随或不伴随异体移植物的积极结果已经有报道（Merkx et al，2004）。不过，

这些好处是有争议的。成骨细胞或者骨细胞缺乏时，PRP 和 β-磷酸三钙的联合没有增强上颌窦提升术中的骨形成（Thor et al，2005；Wiltfang et al，2003）。

本章重点

· 自体骨移植材料和骨生物材料是纠正无牙区牙槽嵴缺损的可靠材料。

· 很多骨移植材料可以增加垂直骨量和水平骨量，但仍不清楚哪一种最有效。

· 因为可以减小病态，一些骨替代材料可以成为比自体骨更好的选择。

49 骨增量：块状骨移植

▌原 理

从患者自身获取的骨移植物是骨重建的"金标准"。对于小的缺损，自体骨移植物可以从口内位点获取（图 49.1），对于大的缺损则需要从口外位点获取。

本章将关注局麻下进行的口内位点取骨，也就是颏结合部（下巴）（图 49.2）、下颌磨牙后区（升支）（图 49.3）及上颌结节。

▌结 果

骨增量

在愈合过程中，块状骨为新骨生长提供支架，同时骨吸收过程也在进行。骨吸收在植骨后的第一年最明显，在种植体负载后一年稳定（Chiapasco et al，2009）。

种植体存留

植入块状骨中的种植体存活率比植入原生骨中的低。另外，两阶段法（愈合 4 个月后进行种植体植入）比一次法（同期进行种植体植入）存活率更高。

在移植的块状骨中植入种植体时，粗糙表面种植体比机械加工表面种植体存活率高。

可获得的文献证据非常有限。

▌手术过程

术前检查

通过 CBCT 或者 CT 扫描精确观测牙槽嵴缺损及探索供区。

受 区

翻开全厚瓣，以获得骨板的良好视野。骨与软组织完全分离（图 49.3a），并在皮质骨板上打小孔，以改善血供。

取 骨

使用手机专用锯、振荡锯或者超声手术设备取骨（图 49.3b）。后者最容易使用，且可以获得更好的视野。建议取足够的骨，以便在缺损区进行过增量，抵消移植骨的吸收。收集骨屑填充间隙，然而缝合供区。

移植物适应

调整骨块，以便更好地适应缺损区。对于垂直骨缺损，将一部分骨块放至牙槽嵴顶。骨块和受区的表面接触应尽可能紧密。

移植物固定

必须将骨块锁定到受区位点，防止可能影响愈合的任何移动。通常使用钛螺丝来固定骨块。

额外程序

移植材料可以填充空间，增加最终骨量。推荐使用再生可吸收膜来预防吸收过程，并且保护移植材料（图 49.3d）。

不推荐种植体植入和块状骨移植同期进行。

软组织覆盖

无任何软组织张力的缝合是避免骨移植物暴露和并发症的先决条件（图 43.9e）。

二期手术

二期手术前，要求有 4~6 个月的时间。二期手术时，同时去除固定螺丝和植入种植体（图 43.9f）。

■ 优 点

块状骨移植技术是论证相对较充分的技术（尤其是对于上颌结节），对于水平骨缺损有可靠的效果。通常愈合期没有大问题，可以使种植体植入骨质较好的骨中。

■ 缺 点

与其他技术相比，供区（特别是口外）的存在加重了患者的病态。不过，这种生物学代价在口内取骨时较有限，特别是下颌支位点。

块状骨移植技术敏感性高，取骨量有限（口内）。

对于垂直骨缺损的效果可靠性不高，并发症较高。

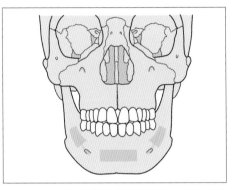

图 49.1 口内自体块状骨移植：下颌可获取皮质骨的解剖结构区域（染色部分）

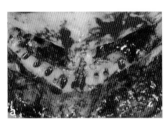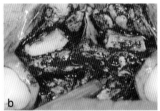

图 49.2 从颏部获取块状骨。a. 骨获取后的供区。b. 将块状骨固定在上颌前牙区

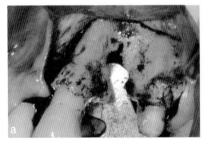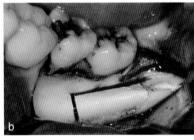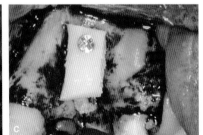

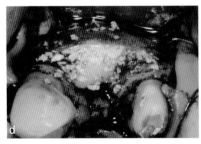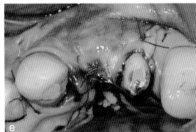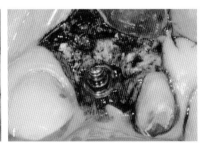

图 49.3 水平骨增量。a. 受区预备。b. 下颌支处取骨。c. 通过钛螺丝固定骨。d. 将骨替代材料填充到空间里，用可吸收膜覆盖。e. 软组织关闭，无张力缝合。f. 4 个月后进行分阶段手术，植入种植体

由于是两阶段式手术，因此周期长，经济花费高。

适应证

根据理论基础，很难将这种技术的选择优先级置于其他技术之上，因为缺乏对比研究。不过，骨量不足以支持种植体在牙槽嵴上稳定（严重的水平或垂直骨吸收）或植入理想的位置（美学）是良好的适应证（Chen et al，2009）。

口内取骨更适用于小到中度的缺损，而口外取骨适用于过大的缺损（表 49.1）。

无论何种形态的骨缺损，都可以进行块状骨移植：水平的、垂直的或者两者结合。不过，水平骨缺损是更好的适应证。

并发症

骨增量

对于水平骨缺损，块状骨移植比使用骨替代材料进行 GBR 可以获得更多的骨，并发症更少。而垂直骨缺损比水平骨缺损并发症更多（Esposito et al，2009）。

取骨位点

在下颌正中联合处取骨，可能会损伤切牙神经，导致下颌前牙永久性麻木（发生率为 10%）。

下颌支处较少发生并发症。

髂嵴取骨会引起疼痛，影响步态（发生率 2%），骨吸收（网状骨）也更严重。

本章重点

· 块状骨移植适用于种植体无法在原生骨中获得理想位置和稳定性的情况。

· 水平骨增量比垂直骨增量更可靠。

· 使用额外的膜和（或）植骨材料可以预防移植物的吸收。

· 口内取骨适用于小到中等骨缺损。

· 对于过大的骨缺损，必须考虑口外取骨。

表 49.1 自体块状骨取骨位点

	口内		口外	
	正中联合	下颌支	髂嵴	颅顶
取骨量	低	中	高	高
移植物吸收	低	低	高	低
不健全状态	中	低	高	低
适应证	小缺损	小到中等缺损	大缺损	大缺损
	无法进行下颌支取骨		无法进行颅顶取骨	

50 骨增量：骨劈开（牙槽嵴劈开技术）

原　理

对于特定的牙槽骨中度吸收的病例，牙槽嵴劈开技术是一种有效的改善手段。横向膨胀的基础是切开皮质骨后所获得的骨弹性。通过这种技术，在皮质骨间逐步获得可以植入一枚或几枚种植体的足够大的横向直径。矢状方向的骨膨胀所产生的间隙会发生自发的骨化，与骨折后的机制相似（图50.1）。

产品和设备

为了使劈开骨获得合适的形状和尺寸，人们设计了多种多样的牙槽嵴劈开凿（3~6mm；图50.2）。超声设备可以简化此过程，并且提高其安全性。

手术程序

手术程序见图50.3。

· 做嵴顶全厚切口，延伸一个牙位做垂直松弛切口。

· 翻开颊舌侧黏骨膜瓣。

· 使用金刚砂碟、钻或者超声骨刀工作尖进行嵴顶水平皮质骨劈开。可以在骨上做横向截骨线以限制劈开的长度。做两条额外的纵向截骨线，一条在植入位点远中2mm，一条在邻牙近中1mm，这样可以使扩张更容易。

· 用一套宽度逐渐增加的凿沿牙槽嵴长轴进行骨劈开。可以通过手动施压或者用锤轻敲使凿进入骨中。通常凿入深度为5~7mm，但具体的深度应依牙槽嵴的宽度来定。凿的施力方向应指向

腭侧，以减小对薄而脆弱的颊侧骨板的损伤。取出凿时，应进行近远中向的摇动。要避免唇舌向的运动，以免使颊侧骨板进一步变形。

· 劈开所产生的间隙可以空着，或者填入不同的材料，如胶原海绵、自体骨屑或骨替代品。可以使用膜覆盖劈开的牙槽嵴。不过，目前缺少关于牙槽嵴劈开的移植材料和覆盖膜的证据。

· 根据标准手术程序，种植体可以同期植入，或者以后植入。牙槽嵴劈开的延迟植入缺少证据。如果进行即刻种植，可以将种植体植入牙槽骨没有折裂部分的最唇向位置以获得初期稳定性。为了提高初期稳定性，并且避免颊侧骨板的折裂，建议使用骨挤压器预备种植床。

· 通过褥式缝合关闭伤口。

· 可以在3~6个月后开始修复。

适应证和优点

牙槽嵴劈开技术适用于特定的病例：牙槽嵴水平吸收，骨板间有松质骨，有足够的剩余高度。这种技术主要适用于上颌。

这种手术可以显著增加牙槽嵴的宽度（87%~100%；Donos et al，2008），可以获得4~5.5mm的厚度。植入牙槽嵴劈开后增加的骨中的种植体的存活率与植入原生骨中种植体的存活率相似，负载后8个月为98%~100%（Chen et al，2009）。

禁忌证和局限性

不理想的骨角度

过度唇倾的牙槽嵴是这种技术的禁忌证，因

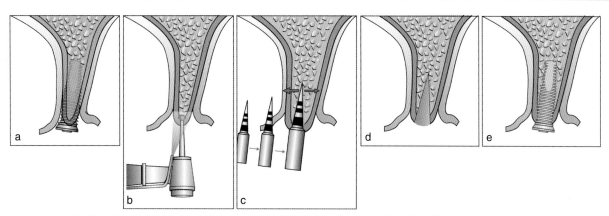

图 50.1 上颌单牙种植的牙槽嵴劈开技术。a.由于牙槽嵴为刃状，无法植入种植体。b.用钻初步劈开薄层皮质骨。c.用一套宽度逐渐增加的凿劈开牙槽嵴。d.劈开形成的空间。e.牙槽嵴横向扩张，可允许种植体植入

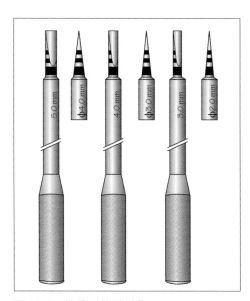

图 50.2 骨劈开的系列凿

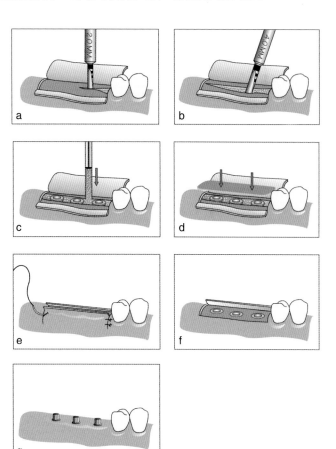

图 50.3 下颌骨劈开术。a.使用3mm的凿劈开皮质骨。b.通过不同的凿逐渐获得间隙。c.植入种植体，用骨替代材料填充间隙。d、e.修整可吸收膜，并覆盖于种植体上，然后进行关闭。f.3个月后打开，再生组织填充了间隙。g.打开1个月以后，开始进行修复

为从修复和美学的角度来看，这可能导致情况变坏。过度唇倾的种植体可能产生问题，此时 GBR 或者植骨手术可能更合适。

严重的水平萎缩

只有在颊舌侧骨板间有海绵状骨的情况下才能使用此技术。因此，这种技术的应用比块状骨移植和 GBR 更局限，后两者可以应用于严重水平萎缩的病例。

下颌牙槽嵴扩张

虽然有可能，但是由于骨的硬度问题，下颌的牙槽嵴扩张通常很困难。截骨区段的骨折风险高于上颌。

▌并发症

- 目前还无法控制增宽过程中的基骨侧向骨

折。因此，颊侧骨板骨折是最常见的并发症。必须谨慎对待可能增加骨折风险的切口。为了避免骨折，至少应有 2~3mm 的牙槽嵴顶宽度。
- 可能发生微螺丝的松动或折断。
- 对骨凿的敲击可能会产生迷路震荡。
- 患者可能会产生良性体位性眩晕。

本章重点

- 牙槽嵴劈开技术是纠正窄牙槽嵴的一种可靠且相对微创的技术。
- 主要适用于上颌。
- 骨折是最常见的并发症，技术要求较高。
- 超声骨刀可以简化手术程序，提高安全性。

---

51 骨增量：上颌窦提升——侧方入路

由于上颌后牙区拔牙后剩余的骨高度有限，通常无法直接植入标准种植体，进行上颌窦提升后可以进行标准种植体的植入。这种手术做得很多，从入路上来说，可以分为侧方入路和经牙槽嵴入路。上颌窦提升后种植体 3 年后的存活率 >90%（Graziani et al，2004；Pjetursson et al，2008；Wallace，Froum，2003）。

▌原 理

这种手术的生物学基础是手术所创造的窦黏膜和窦底间的空间中的移植材料所具有的促进成骨的能力（Esposito et al，2014）。在侧方入路技术中，在窦侧壁制备一个骨窗，以便抬起上颌窦黏膜。这种传统的开窗手术的主要优点是可以提供直视上颌窦黏膜的良好视野，并且控制其完整性。不过这种手术比经牙槽嵴入路（52 章）的创伤大，因此必须平衡两者的优缺点。

▌产品和设备

特殊器械

- 圆头的碳化物和金刚砂车针。
- 超声手术器械（可选）。
- 上颌窦刮匙。

移植材料

与自体骨相比，医生更倾向于使用骨替代材料，因为没有供区的病态。异体移植物、异体合成移植物和异种移植物都可以单独使用，或者和自体骨联合使用。异种移植物（Bio-Oss®）目前应用广泛且有充分的文献证据。对于粗糙表面种植体来说，不同的移植材料间在种植体存活率（96.3%~99.8%）方面没有显著差异（Chiapasco et al，2009；Lutz et al，2015；Nkenke，Stelzle，2009；Schmitt et al，2013）。在异种移植物中加入自体骨有缩短愈合时间的作用（Del Fabbro et al，2004）。

屏障膜

骨移植后，可以使用可吸收屏障膜覆盖侧面开窗。使用膜比不使用膜显示出更高的种植体存活率（Tonetti，Hammerle，2008）。

种植体

目前，由于移植材料和技术程序的限制，只有粗糙表面种植体可用于上颌窦提升技术中。

▌技术程序

技术程序见图 51.1。侧方入路技术对医生技术要求较高。做嵴顶正中切口，并在颊侧做减张切口至颊前庭。翻开黏骨膜瓣。用小的圆头碳化物车针或者超声锯在颊侧骨壁上标记开窗的轮廓。

用 6 号圆头金刚砂车针磨骨，直到显现出蓝色或灰色的透明上颌窦黏膜。超声骨刀更费时，但是更安全。具有金刚砂涂层的工作尖可以用于窗口打开，以减小对上颌窦黏膜的损伤。

用钝的上颌窦刮匙抬起上颌窦黏膜。与上颌窦黏膜接触的骨壁形成了移植空间的底。与上颌窦黏膜接触的骨窗可以去除，以利于进行黏膜的抬高，并且避免撕裂。

如果损伤了上颌窦黏膜，应推迟种植体的植入，以便未来两个月内的上皮再生。

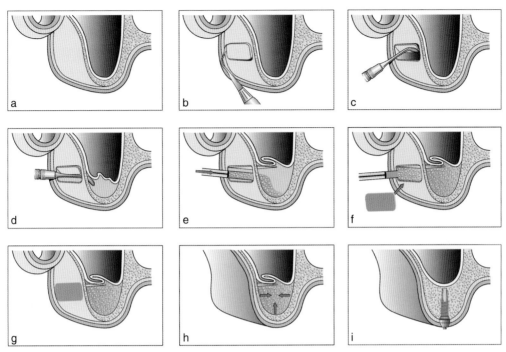

图 51.1 侧方入路，两阶段技术。a. 翻开黏骨膜瓣，暴露骨颊壁。b. 使用超声尖（或者圆头车针）进行骨预备。c. 骨开窗完成。使用匙状提升器将骨窗向中部和上部推开。d. 用钝的上颌窦刮匙将上颌窦黏膜抬高。这一步结束时，用瓦氏动作（鼓气法）检查窦底黏膜的完整性。e. 通过骨窗向间隙填入移植材料。f. 移植材料一直堆到骨开口的边缘，并且全部挤入开窗内。将可吸收膜修整到适应开窗（至少超过开窗线 3mm）。g. 开窗被可吸收膜完全覆盖。必须十分小心，不要将骨粉颗粒遗留在窦腔外。h. 通过褥式缝合关闭软组织，移植材料将作为新骨形成的支架。i. 大约在 4 个月后进行种植体的植入

一次法技术

在移植空间的内部填入移植材料后植入种植体，用移植材料填充剩余间隙，直到骨表面。用可吸收膜覆盖窗口，并通过无张力缝合关闭瓣膜。

两阶段式技术

用移植材料填充移植空间，直到骨表面，用可吸收膜覆盖。4~6 个月后植入种植体。

▋ 适应证

侧方开窗技术适用于无法使用短种植体和（或）经牙槽嵴入路不适合的情况。

▋ 禁忌证

- 未治疗的上颌窦疾病。

- 吸烟对于种植体存活率有不利影响。没有证据证实吸烟是禁忌证。但是，必须告知吸烟者：①术后并发症更常见且更严重；②种植体存活率比不吸烟者低。

▋ 并发症

虽然不是很常见，但这些并发症会显著影响结果和患者的病态。

黏膜穿孔

最常见的并发症是上颌窦黏膜穿孔，发生率约为 20%。小的穿孔可以通过小心地抬高穿孔周围的黏膜，在上颌窦中用可吸收膜覆盖（图 51.2）。如果不考虑技术问题，种植体存活率一般不受上颌窦黏膜穿孔的影响。如果发生了上颌窦黏膜较大的撕裂，应该停止手术，并在 6~9 个月后再次尝试。

围手术期出血

和任何鼻窦手术一样，可能会发生鼻出血。牙槽上颌窦动脉有时会有骨内分支进入上颌窦侧壁。这个位置可能会受骨切口的影响，导致动脉损伤而大量出血。术前X线检查应进行精确定位，以避免动脉损伤。大的动脉有时很容易定位（图51.3），应将其分离。在这种情况下，超声设备非常有用。

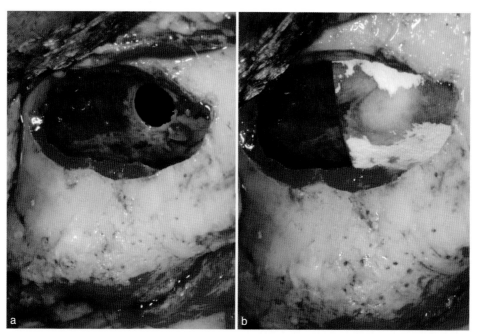

图 51.2 手术并发症：上颌窦黏膜穿孔。a.上颌窦提升过程中发生穿孔。穿孔轮廓在术者视野内。b.使用胶原膜消除穿孔

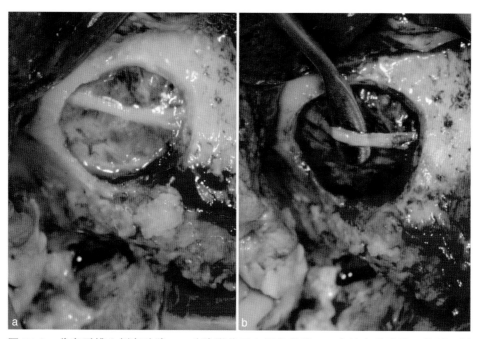

图 51.3 分离牙槽上颌窦动脉。a.动脉附着于上颌窦黏膜。b.在抬高黏膜前，使用上颌窦刮匙小心地将动脉从上颌窦黏膜上分开。填充移植材料的过程中必须谨慎操作，避免损伤动脉

感　染

　　上颌窦提升术后感染很不常见（发生于约3%的病例），一般与上颌窦黏膜穿孔有关。如果上颌窦本来就存在病态，更可能发生上颌窦炎。严重的并发症会导致移植材料的流失，发生率约为2%。

本章重点

· 上颌窦提升是可靠的治疗方法。

· 上颌窦黏膜穿孔是最常见的并发症。

· 侧方入路技术要求高，必须进行足够的训练后才能进行手术，同时要有处理并发症的经验。

52 骨增量：上颌窦提升——经牙槽嵴入路

这项技术最早由 Robert Summers 于 1994 年发明（Summers，1994），并且随着时间的推移经过了一些改良（Fugazzotto，De，2002；Trombelli et al，2010）。不过，经牙槽嵴入路的文献论证较侧方入路少。

原　理

经牙槽嵴入路技术的生物学原理与侧方入路技术（见 51 章）是一致的。在经牙槽嵴入路技术中，骨的预备是在种植位点的牙槽嵴顶进行的。通过穿入牙槽骨中的骨挤压器，小心地抬高上颌窦底黏膜。所创造的位于上颌窦底黏膜之下的空间由种植体的根部和（或）植骨材料支撑，它们不仅创造了空间，也刺激新骨形成。

经牙槽嵴入路技术的优点和缺点

在剩余牙槽骨高度有 4~9mm 的情况下，没有足够的证据证实哪一种上颌窦提升技术在种植体或修复失败方面优于另一种（Esposito et al，2014）。一项系统综述显示，该方法中种植体 3 年存活率约为 92.8%（Ten et al，2008）。这个数据与侧方入路技术的一致。

经牙槽嵴入路技术是一项非常受欢迎的技术，因其比侧方入路技术更微创、更节省时间。因此，患者的病态及术后不适较小。在没有特殊并发症的情况下，患者主诉的效果与植入原生骨的种植体相当（Franceschetti et al，2017）。不过，术前使用手用骨锤偶尔会引起患者的不适。研究显示，相比于手用骨锤，患者更喜欢旋转型器械（Esposito et al，2014）。

与侧方入路技术相比，经牙槽嵴入路技术更微创，但也是在盲视下进行。因此，它需要更高的手术技巧，尤其是在进行窦底骨折的时候。另外，上颌窦内骨增加的量似乎有对术者的依赖性（Franceschetti et al，2015）。

产品和设备

特殊器械
- 上颌窦骨凿。
- 骨锤。

可　选
- 移植材料（见 51 章）。

手术程序

手术程序见图 52.1 和图 52.2。将种植窝洞预备至上颌窦底。使用手用骨锤将骨凿小心地敲入上颌窦内 1~2mm，使其发生青枝骨折。使用骨凿手动扩大种植窝洞。这个阶段必须谨慎操作，避免上颌窦穿孔。事实上，将上颌窦底黏膜抬高的不是骨凿，而是移植材料，将它们小心地放入窝洞内，并挤入上颌窦内。上颌窦底黏膜可以在不穿孔的前提下抬高至 5mm（Engelke，Deckwer，1997）。然后进行种植体植入。术中的影像学检查也是必要的。

在上颌窦黏膜抬高 ≤ 2mm 时，没有必要使用植骨材料。在这种病例中，即使没有任何植骨材料的情况下，种植体根尖周围也显示出新骨形成（Sohn et al，2008）。

对于较软的骨质（Ⅲ类和Ⅳ类），可以只依靠骨凿进行窝洞预备（图 52.2）。如果无法获得初期稳定性，种植体的植入必须延后。

适应证

上颌后牙区，剩余骨高度为 4~6mm（Ten et al，2008）。

禁忌证

对于手术程序：剩余骨高度 <4mm（51 章）。

对于种植体植入：可疑的初期稳定性。

并发症

虽然并发症较少见，但是在术中较难诊断和处理，原因如前所述，这项技术是盲视情况下进行的。基本上来说，这项技术的并发症类型与文献中描述的侧方入路技术一致。不过，以下并发症在经牙槽嵴入路技术中较特殊。

黏膜穿孔

黏膜穿孔可以发生于在上颌窦底下进行备洞的过程中，或者是因为用来进行上颌窦底骨折的骨凿尖端过粗糙。可以应用鼻鼓气法检查上颌窦是否穿孔。如果上颌窦黏膜已经被损伤，那么应将种植体植入延后，以便在接下来的两个月内，上颌窦黏膜可以重新上皮化。

围手术期出血

这种并发症较少，其原因是损伤了位于上颌窦侧壁或上颌窦内的上牙槽动脉或牙槽上颌窦动脉分支。由于是盲法手术，如果发生围手术期出血，移植材料的放入和种植体植入应延后。

良性阵发性体位性眩晕（BPPV）

这种并发症是骨凿和（或）骨锤的使用或者头部位置过伸展引起的偶然结果，原因在于使内耳中的耳石发生的移位，建议转诊至耳鼻喉科处理。

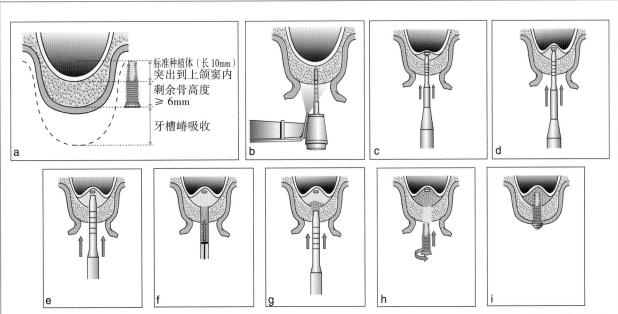

图 52.1　经牙槽嵴入路。a. 根据骨质，需要 4~6mm 的剩余骨高度，以保证种植体的初期稳定性。b. 钻入牙槽嵴（直径 2mm），余留 2mm 上颌窦底。必须小心操作，避免损伤上颌窦底。c. 使用第一根钻的尖端小心地折断窦底（直径 >2mm）。d、e. 使用直径更大的钻挤压并扩大骨开口。f. 通过窝洞用骨替代材料填充上颌窦。g. 种植体植入前，用大直径骨钻尖端将植骨材料压实。h、i. 即刻植入种植体。可以在上颌窦提升后 4~6 个月开始修复

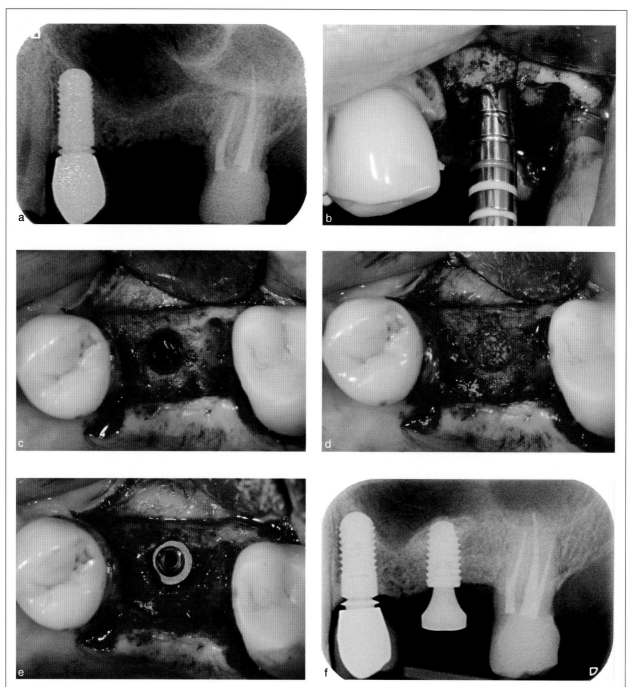

图 52.2　a. 26 牙位的修复。术前 X 线片检查显示骨高度只有 4mm，无法进行种植体植入。b. 通过不同直径的锥形骨凿逐步进行骨的预备。图片显示的是直径 3.9mm 的骨凿，适用于直径 4.1mm 的种植体。c. 应用鼻鼓气法通过窝洞检查上颌窦黏膜的完整性。d. 将植骨材料放入窝洞，用骨凿向上颌窦内挤压。e. 将 8mm 长的种植体植入窝洞内。f. 术后 X 线片（引自 Dr Eric Maujean, Rothschild, AP–HP, Paris France）

本章重点

· 经牙槽嵴入路上颌窦提升术适用于剩余牙槽嵴高度为 4~6mm 的情况。

· 经牙槽嵴入路技术的种植体存活率与侧方入路技术相似。

· 经牙槽嵴入路技术的主要并发症为上颌窦黏膜穿孔。

· 经牙槽嵴入路技术对技术要求较高。

骨增量：牙槽骨牵引成骨

原　理

牵引成骨技术通过手术制造的骨折的渐进的、有控制的移动，造成骨和软组织的联合增长。骨片段移动造成的成骨室逐渐被不成熟的未钙化骨充填，然后在稳定期钙化。

牵引成骨技术已用于增加牙槽骨量的种植手术（Chin，1999）。

产品和设备

有多种多样的商品牵引设备（图53.1）。基本上来说，这些设备包括3个部件（图53.2）。

- 螺纹轴：通过旋转六角头激活设备。
- 移动板：与移动骨片段接触。
- 固定板：与水平截骨线的边缘接触。

手术程序

被牵引的骨片段的高度≥3mm。

- 翻开颊侧全厚瓣，以获得截骨时牙槽嵴的视野。
- 将牵引器的移动板紧密固定到皮质骨上。
- 用小的粗糙车针或者超声设备在截骨位点划线。
- 去除牵引器。
- 使用震荡锯或者超声骨刀截骨。谨慎操作，避免切割舌侧骨板以外，从而破坏唯一的血供来源。
- 将骨刀置入截骨线内，使移动骨片段可动。
- 最终固定牵引器。用自攻螺丝将固定板和移动板固定到骨上。必须注意，牵引轴不能干扰咬合。

- 暂时拧动螺丝，确保移动骨片段的可动性，然后复原。
- 软组织关闭。
- 4~8d后激活牵引器。由一个受过训练的家属用专用扳手每天拧动牵引轴0.5mm。
- 可以用根尖片追踪成骨室的钙化和成熟情况。
- 稳定期过后（图53.3），去除牵引器，同时可进行两阶段式种植体植入。建议留4~6个月的骨结合期。

适应证

牵引成骨技术的技术敏感性高，只建议受过良好训练的医生实行（Chen et al，2009）。

骨的增长只在移动方向发生。近年来有提出水平牵引技术，但还没有经过完整的评估。此项技术在下颌的效果较上颌好。

牙槽骨牵引成骨技术能比其他骨再生技术在垂直方向上增加更多的骨量（Esposito et al，2009）。根据报告，牙槽骨牵引骨再生技术可以获得5~15mm的骨量（Tonetti et al，2008）。

此项技术比GBR和骨移植更昂贵，但是可以缩短治疗时间。如果同时需要增加水平骨量，可以和其他骨增量技术联合应用。这种情况应用牙槽骨牵引骨再生技术受到质疑，比较而言，GBR和onlay植骨可以从三维方向增加骨量。

禁忌证

- 骨质较差，无法锚定牵引板。此技术不适用于严重缺损的下颌骨，因为可能损伤神经和

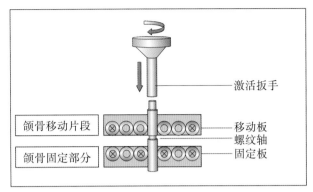

图 53.1 微型口内牵引装置的 3 个部件

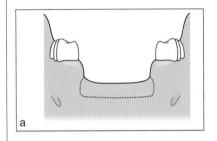 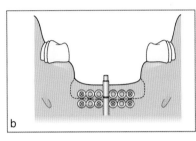 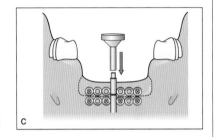

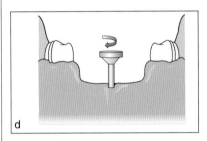 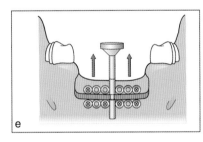 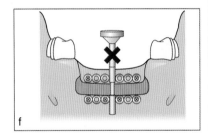

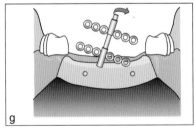 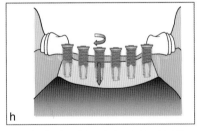 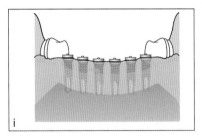

图 53.2 下颌牙槽骨牵引技术。a. 截骨。b. 将牵引器的固定板固定到颌骨上，移动板固定到移动骨片段上。c. 用专用扳手轻轻旋转，以确保移动骨片段的可动性。d. 由患者或家属使用专用扳手激活牵引器。e. 移动骨片段在控制的方向上慢慢移动。f. 一个静止的稳定周期可以允许再生空间的钙化。g. 去除牵引器。h. 同时植入种植体。i. 将瓣膜关闭于种植体颈部。也可以应用两阶段式手术

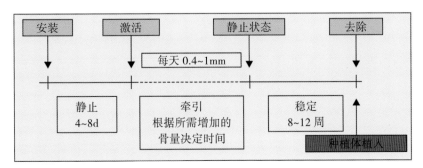

图 53.3 传统牵引技术时间表

（或）导致骨折。相似的，上颌窦和鼻腔的存在也可能使得此技术不适用于上颌。

- 薄的刃状牙槽嵴。
- 患者依从性差。

▌并发症

并发症较常见（27%），但是完全的失败只报告于1.1%的患者（Chiapasco et al，2009）。通常需要修复性或者正畸矫治器的纠正才能进行种植体的植入。并发症包括以下：

- 牵引方向改变。这是最常见的并发症，发生率13%~35.4%（Chiapasco et al，2009）。由于肌肉对骨片段的牵引力量，移动骨片段通常会发生倾斜，尤其是在下颌前牙区，口底肌肉的牵引非常重要（Chiapasco et al，2007）。无弹性的腭黏膜也可能会对牵引方向产生不利影响。

- 牵引不完全。
- 钙化不成熟。

- 牵引片段无法移动。
- 牵引器折断。
- 初始获得的骨部分回缩。
- 牵引片段的最冠方的边缘骨丧失较常见，可能会导致完成时需要轻度的过度纠正。
- 暂时性的下颌感觉异常。
- 基骨或牵引片段的骨折。

本章重点

- 骨量增长只发生在一个方向（垂直或水平）。
- 此技术在下颌比在上颌效果好。
- 牵引后的并发症较常见。
- 如果牵引后需要过多的纠正程序，此技术就失去了其优点。
- 牵引骨再生技术只推荐受过规范培训的医生使用。

软组织整合

种植体的骨结合部分由附着于种植体穿龈部分的软组织保护，与口腔环境隔开（见 2 章）。软组织屏障由种植体周围上皮组成，上皮依靠半桥粒和结缔组织封闭种植体表面。这种软组织表面比天然牙 - 牙龈界面脆弱，因为结缔组织纤维与种植体领圈平行，没有穿入种植体表面。

种植体周围封闭的软组织的质量和稳定性促进健康的种植体周围组织形成。因此，软组织整合，也就是种植体 - 软组织界面，保证了边缘骨水平的稳定性，以及理想的美学结果（图 54.1，54.2）。因此，软组织整合被认为是种植体成功的基本原则，表 54.1 中给出了一些建议。

▌软组织整合评估

以下测量方法用于动物研究和临床研究中对软组织整合的评估。

·临床参数：探诊深度（PD）、牙龈炎症、菌斑指数、软组织乳头充填、软组织退缩、角化黏膜。

·影像学参数：边缘骨水平。

·组织学参数：生物学宽度、结合上皮长度、结缔组织特征。

▌种植体材料的影响

软组织整合有赖于与黏膜接触的材料的特性。

表面形态（粗糙度）

大多研究表明，车削的和中等粗糙度的种植体表面的生物学宽度相似（Abrahamsson et al，2001）。改变种植体穿龈部分或基台的表面形态有可能对生物学宽度产生积极影响。例如，粗糙表面的穿龈种植体的结合上皮较短（Glauser et al，2005），而使用激光蚀刻微沟槽基台可以生成致密的正交胶原纤维网，可以防止尖牙模型中上皮屏障的根向迁移（Nevins et al，2010）。然而，增加表面的粗糙度可能对微生物膜和（或）菌斑形成和炎症有负面影响（Degidi et al，2012）。体外研究显示，光滑的钛种植体表面为微生物污染的种植体表面形成软组织封闭提供了良好条件（Zhao et al，2014）。因此，建议种植体的穿龈部分使用光滑（车削）表面（图 54.1、图 54.3）。

化学构成（生物相容性）

在商业纯（CP）氧化钛、氧化铝及氧化锆表面，软组织界面较理想（图 54.4）（Abrahamsson et al，1998）。钛和锆基台间没有发现统计学差异（Linkevicius，Vaitelis，2015）。金或陶瓷表面的软组织整合比其他材料都差（Abrahamsson et al，1998）。

化学和微生物附着

个性化基台在技工室加工期间的化学和微生物附着改变了表面特性。因此，建议在连接基台前进行合适的清洁和消毒，以便得到一个软组织可以附着的生物相容性表面。建议使用化学试剂、蒸气和等离子等进行去污。有报告显示了使用氩等离子进行清洁的长期积极的结果（Canullo et al，2016）。目前还没有建立关于标准清洁程序的共识。使用无菌的非个性化基台可以防止污染。

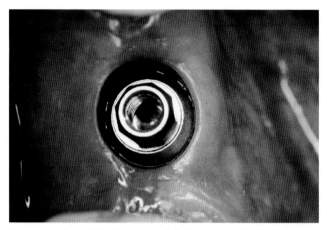

图 54.1　穿龈种植体。注意看种植体颈部周围的软组织没有炎症

表 54.1　关于软组织整合的建议

使用一段式穿龈种植体
将种植体 – 基台连接界面置于骨上 >1mm
使用两段式种植体时，避免反复取下基台
尽可能早地安装基台
避免种植体 – 基台连接界面的微动

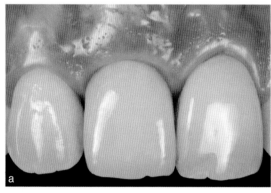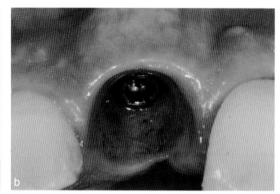

图 54.2　骨水平种植体。a. 临床观（11 牙位）。b. 去除冠后的临床观。软组织向下生长后形成的无炎症表面

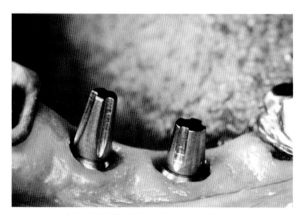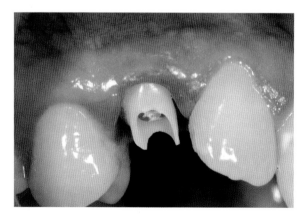

图 54.3　穿龈种植体安装基台后的临床观。软组织整合良好

图 54.4　锆基台

手术技术的影响

软组织需要在种植体植入后 6~8 周才能达到功能性成熟（Sculean et al, 2014）。在 12 种系统和手术程序中，生物学宽度的软组织整合质量和尺寸方面是稳定的。读者必须知道的是，对于软组织整合的生物学探究需要组织活检，因此，以下所探讨的结果都是基于动物实验。所以，从临床的观点来看，这些研究结果必须谨慎解读。

一段式和两段式种植体

动物实验显示，一段式和两段式种植体的生物学宽度相似（Berglundh et al, 1991）。在狗的实验中，在已愈合位点植入两段式种植体，生物学宽度约为 4mm，包含 60% 的结合上皮和 40% 的结缔组织（Berglundh et al, 2007）。一项研究显示，与非埋入式种植体相比，埋入式种植体的结合上皮更长（Weber et al, 1996）。不考虑手术程序（埋入或非埋入），一段式种植体的龈边缘比两段式种植体更靠冠方（Hermann et al, 2001；Pontes et al, 2008）。

即刻种植和愈合位点的种植

不考虑使用的种植系统，与愈合位点进行种植的种植体相比，即刻种植的种植体的结合上皮似乎更长（±3mm；de Sanctis et al, 2009；Vignoletti et al, 2009）。

不翻瓣手术和翻瓣手术

愈合位点的不翻瓣手术，结合上皮的长度比传统的翻瓣术后短（You et al, 2009）。

即刻种植和延迟种植

不考虑是否进行了即刻修复，植入新鲜拔牙窝和愈合位点的种植体，软组织尺寸相当（Blanco et al, 2012；Glauser et al, 2006）。

基台连接的影响

关于两段式种植体的颈部和基台间的炎细胞浸润已有描述。在对软组织整合的破坏方面，微生物污染后的炎细胞浸润扩散会增加边缘骨改建，产生不利影响（Tallarico et al, 2017）。

本章重点

· 软组织整合是长期种植成功的一个关键特征。

· 对于穿龈种植体，建议使用光滑表面。

· 鲜有人体研究证据表明一种特定的手术方式可以改善软组织整合。

55 软组织增量

原 理

从结构（更多平行排列的胶原纤维）和防御能力（细胞更少）上来说，种植体周围软组织与天然牙周软组织不同（见 3 章）。软组织在种植成功中所扮演的角色仍不明确。

虽然角化组织对于种植体周围组织的健康和种植体的存留不是必需的（Wennstrom et al，1994），但它可以明确地改善菌斑控制，这对于种植体的长期成功来说是必要的先决条件。另外，种植体周围软组织的量和质量可以提升美学结果和软组织边缘的稳定性。

软组织增量技术旨在为种植体周围创造一个理想的软组织环境，以便提升种植体的预后和（或）修复美学整合。

然而，需要指出的是，以下所提出的建议必须基于患者的选择，因为在文献中关于适应证和技术选择方面的证据非常有限（Klinge，Flemmig，2009）。

虽然软组织移植可以改善软组织厚度和美观（Esposito et al，2012），关于种植体周围黏膜边缘的长期稳定性的科学证据非常少（Rotundo et al，2015）。软组织增量对于种植体周围骨水平的影响也仍需进一步确定。

适应证

软组织增量技术的适应证可以分为三类。

角化组织增量

以下情况需要角化组织增量。

· 角化组织的高度（<2mm）或宽度（<1mm）

减少，不足以进行菌斑控制。

· 原发或由于组织移位（GBR）导致的前庭变浅，无法进行有效的口腔卫生维护。

· 软组织量过少，无法覆盖移植的骨。

软组织增量

以下情况需要软组织增量。

· 薄龈生物型，需要软组织边缘的长期稳定（美观）。

· 纠正牙槽嵴缺损，以便改善桥体设计，利于美观或菌斑控制（Seibert，Salama，1996）。

· 新鲜拔牙窝位点保存（见 39 章；图 39.1）或者 GBR 中的初期软组织关闭（Jung et al，2004）。

软组织增量要根据风险评估（种植体存活或者美观）和手术后的病态来做决定。这两方面要在治疗前进行评估，因为额外的手术不是总能被患者接受。

种植体的软组织退缩

关于种植体周围软组织退缩的病例中，上皮下结缔组织移植对美学或菌斑控制的改善的数据非常有限（Sculean et al，2017；图 55.3）。

技术程序

此处所述的所有技术（表 55.1）均来源于牙周成形手术（Bouchard et al，2001）。

手术选择基于剩余角化黏膜的量和适应类型，优先考虑微创。

根向复位瓣（APF）是一种简单的技术，可以在种植体植入时或者二期手术时进行。初级切口移至舌腭侧，以便在前庭处形成角化组织环。这是非美学区的技术选择。根向复位瓣技术在角化黏膜的量较有限时选择，在种植体植入（一次法种植）或二期手术时进行。

转位瓣（RF）技术用于美学区的软组织增量（小缺损；Scharf，Tarnow，1992），或者利于GBR中的软组织关闭。组织的处理非常精细，需要足够的技巧。蒂的存在保证了移位组织良好的血供。

游离龈移植（FGG）比其他技术能更好地增加角化组织的量（Thoma et al，2009）。由于美学结果通常很差，这项技术不推荐在美学区使用。

异体移植、冻干皮肤异体移植物或者非细胞真皮基质移植物，可以作为处理软组织稳定中的游离龈移植的替代选择，其产生的病态更小。临床文献较少。

上皮下结缔组织移植（SECTG）是需要软组织增量时的选择（Thoma et al，2009），特别是在美学区域：薄龈生物型（图55.1）、拔牙窝关闭或者牙槽嵴缺损（图55.2）。和游离龈移植一样，增加的量受解剖条件限制（供区）。

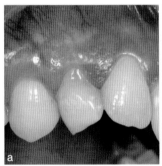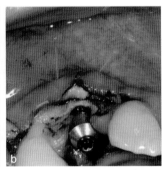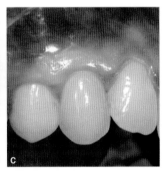

图55.1 结缔组织移植：薄龈生物型。a.脱落的牙齿需要进行种植修复，注意其薄龈生物型。b.种植手术时进行结缔组织移植，增厚颊侧黏膜。c.6年后的临床观

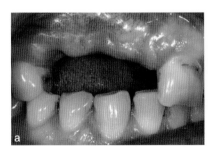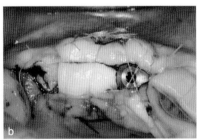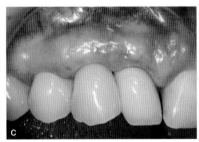

图55.2 软组织嵴顶增量。a.水平和垂直缺损。计划进行2枚种植体支持的3单位桥修复。b.在牙槽嵴缺损区进行结缔组织移植，增加嵴顶软组织的量，改善桥体形状。c.5年后的临床观显示由软组织增量带来的美学改善

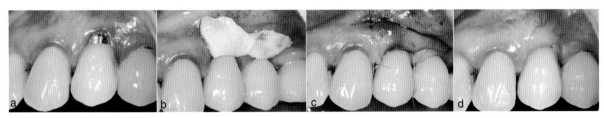

图55.3 种植体周围软组织退缩的覆盖。a.种植体周围软组织退缩。b.缝合前进行结缔组织移植。c.缝合（隧道技术）。d.1年后的临床观显示美学上的改善

表 55.1 软组织增量技术指南

	美观性	角化组织增加量	软组织增加量	不健全状态
根向复位瓣	中	中	低	低
转位瓣	高	中	低	低
游离龈移植	低	高	中	高
异体移植	中	中	中	低
上皮下结缔组织移植	高	低	高	中

软组织增量的时机

从临床观点来看，种植体周围黏膜的评估应该在治疗的每一步都进行。总体的思想是防止软组织丧失，限制手术次数。

两阶段法种植

对于软组织增量手术的决策可以在二期手术时进行（美学区除外）。

一次法种植

种植体植入时软组织的量必须足够。对于条件较差的患者，必须在种植体植入前6周进行软组织增量手术。

骨增量区域

对于 GBR 和骨移植手术来说，需要一个良好的软组织环境。如果角化组织有限，可以在骨手术前6周进行软组织增量，以提高软组织的操作性和进行位点覆盖。但是，第一次手术时会减少血供（瘢痕组织），因此只适用于条件较差的病例。

美观要求较高的病例

这类病例适合应用一些软组织增量技术，应尽可能早地实行：拔牙时（FGG、SECTG），种植体植入时（RF、SECTG）或者二期手术时（RF、SECTG）。

本章重点

·种植体周围角化黏膜不是种植体存活的必要条件，但是在一些情况下可以改善菌斑控制和美学结果。

·瓣的设计应该保护种植体周围的角化组织。

·在美学区域，上皮下结缔组织移植是金标准。

56 标准程序中的用药

在常规情况下，也就是患者没有全身情况不佳，没有进行骨增量手术且种植体没有侵入上颌窦时，种植体植入手术风险较低，没有明显的疼痛。很难定义种植体植入术后的药理学程序，不单是因为不同国家间的指南不同，还因为要考虑许多全身和局部情况。一般来说，所有的术前和术后用药都旨在减少患者的不适感和降低感染风险。

在常规情况下种植体植入术后必须考虑以下药物（图 56.1）：

- 术前抗焦虑药。
- 局部消毒剂。
- 全身抗生素。
- 镇痛药。
- 非甾体抗炎药（NSAIDs）。
- 类固醇药物。

以下药物的使用都必须考虑过敏反应的可能性。

术前抗焦虑药

术前抗焦虑药可以避免增加术中焦虑水平，同时可能减少术中疼痛水平，但也常与术后中重度的困倦相关。有许多类型的抗焦虑药，包括一些草药。对这种术前用药，在常规情况下没有特定的适应证，除非患者的心理状况建议使用。

局部消毒剂

没有证据表明口腔含漱可以避免种植体术后感染并发症的风险。但是仍然建议在种植体植入术前和术后单独使用 0.2% 的葡萄糖酸氯己定（不含酒精）进行口腔含漱。术前含漱 3min 可以减少微生物水平（证据水平较高）。术后每天两次含漱，持续两周，可以有效预防伤口的微生物增殖（证据水平低）。

全身抗生素

手术中预防性使用抗生素只适用于有感染性心内膜炎风险的患者、宿主反应降低的患者、感染位点的手术、手术持续时间较长的情况及较大的异体移植物植入。因此，种植手术中使用抗生素目前是有争议的。但是，近期的数据显示，有一些证据证明术前 1h 口服 2 g 或 3 g 阿莫西林可以显著减少常规情况下的种植体失败，而没有相关副作用（Esposito et al，2013）。目前尚不清楚术后抗生素的使用是否有额外的好处，以及哪种抗生素能最有效地避免术后感染。

镇痛药

患者疼痛的严重程度及对其他药物的反应决定药物的选择。

对乙酰氨基酚

对乙酰氨基酚是治疗种植术后疼痛的安全、有效的药物，其是最常使用的成品镇痛药，在世界范围内广泛使用，其最有效剂量是 1000mg，可以间隔 6h 使用，不影响安全性。为了维持无痛，应该"按钟用药"，也就是每 6h，而不是"按需"用药。因此，在常规情况下，每天 4 次，每次 1000mg，使用 3~4d，可以有效控制种植术后疼痛。

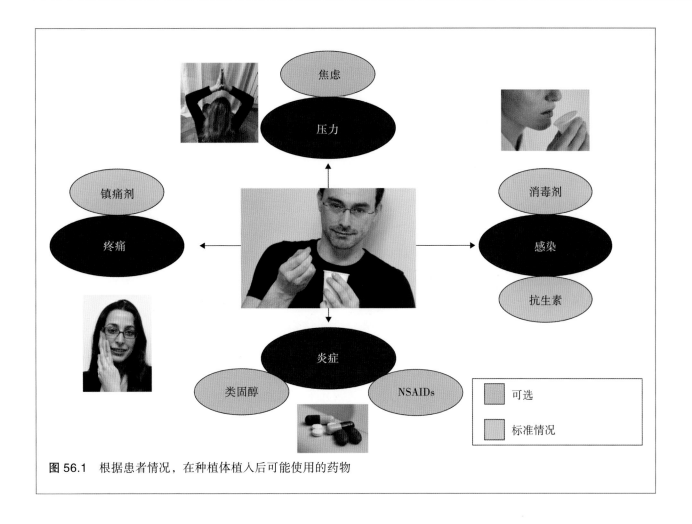

图 56.1 根据患者情况，在种植体植入后可能使用的药物

麻醉剂和吗啡类药物

此类药物极少用于种植治疗中的疼痛和不适控制。

非甾体抗炎药

阿司匹林和其他 NSAIDs 不适合于术后使用，因为其较对乙酰氨基酚副作用更明显，且会增加出血风险。

类固醇药物

常规情况下进行种植体植入时，没有理由使用皮质类固醇药物，因其会产生一些副作用，包括出血和感染风险。不过，在复杂种植手术中，如牙槽嵴增量和上颌窦手术，皮质类固醇可以消除炎症、疼痛和不适。这些药物应在这些特定情况下联合抗生素使用。

本章重点

如果从全身健康评估表中知道患者可能有敏反应，常规情况下，用药包括以下：

· 阿莫西林 1000mg：术前 1h 服 2 片。

· 对乙酰氨基酚 1000mg：每 6h 1 次，每次 1 片，用 4d

· 0.2% 氯己定含漱：2/d，使用 2 周。

57 术后管理

告诉患者，如果有任何异常情况，立刻找医生。如果发生术后并发症，应尽快处理（见 58~60 章）。术后指导必须在术前，与知情同意一起向患者提供。书面形式较方便，且可以由术者进行个性化指导（附录 E、H）。

无论是哪种术式，只要有对伤口产生硬性压力的风险，就应该要求患者 10d 内不要戴活动义齿（图 57.1）。临时固定局部义齿可以即刻安装。谨慎操作，避免临时义齿对伤口产生压力。

标准程序

种植的术后情况和大多口腔手术相似，也就是说，术后反应通常很少，且常在术后 1~5d 内恢复，这与患者的情况和依从性有关。术后 10d 拆除缝线，同时再次向患者强调标准的口腔卫生维护。伤口初步愈合后（至少 10d），使用软性材料仔细重衬义齿。

冷冻治疗可减少术后出血、肿胀和肌肉痉挛，并且降低新陈代谢率（图 57.2）。术后即刻使用冰袋进行冷敷非常方便。

建议术后压迫术区，抬高头位，并尽可能多休息。嘱患者停止吸烟，以及停止进行可能引起出血、缝线挣开或者干扰伤口的活动。

除了手术位点，其他地方应正常刷牙。应使用氯己定含漱（2/d，持续 2 周）来降低手术位点的感染风险。使用氯己定凝胶（3/d）也很有用。

高级手术

高级手术的术后管理与标准程序相似。但是高级手术术后用药与标准程序不同，至少使用抗生素 7d。可以使用 NSAIDs 或者皮质类固醇类药物减少术后炎症反应。术后使用合适的镇痛药控制疼痛，必要时可使用麻醉剂和吗啡类药物。根据手术的类型，可以给予特殊的建议。

颏部取骨

应在术后 5d 内使用压力性穿戴装置，以减小肿胀和血肿形成，并且保证颏部肌肉的紧密贴合（图 57.3）。通常使用弹性绷带在颏部产生压力。供区的术后疼痛通常为低到中度，可以通过常规的镇痛药控制。

升支取骨

与颏部取骨相比，术后反应较小，并发症也较少。

上颌窦手术

上颌窦植骨手术的术后考虑与其他口腔手术及上颌窦处理相似。术后反应主要是肿胀和擦伤，偶尔会有鼻腔出血，通常在 1~2 周内恢复。

上颌窦植骨手术后至少两周内，要避免擤鼻、用吸管吸液体等会产生负压的动作。咳嗽和打喷嚏时就张开口释放压力。有鼻塞时，可根据需要使用鼻喷雾。术后 1~2 周内一定要避免乘坐飞机及潜水等运动。

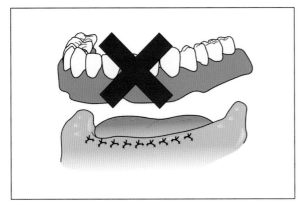

图 57.1 手术后，让患者 10d 不要戴活动义齿

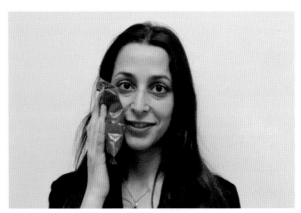

图 57.2 术后即刻可使用冰袋冷敷

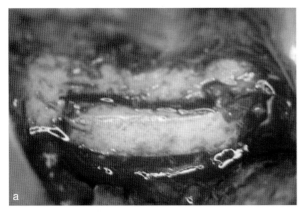

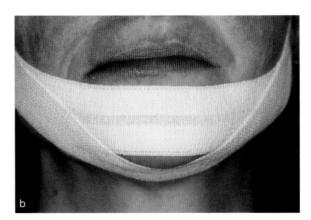

图 57.3 高级手术：特殊术后管理。a. 颏部取骨。b. 用弹性绷带防止对下颌的压力

本章重点

· 术后指导必须在手术前向患者提供。

· 术后考虑与大多口腔手术相似。

· 冷冻治疗非常有效。

· 高级手术需要特殊的注意事项。

手术并发症：局部并发症

手术并发症可以发生在术中和术后。并发症是不正常的，在大多病例中可以最小化或者尽量避免（框表 58.1）。

术中并发症

种植体动度

如果缺乏初期稳定性，例如种植体有水平动度（框表 58.2），必须取出种植体，延后至少 2 个月后再进行植入。如果软硬组织条件理想，可以用更宽和（或）更长的自攻种植体取代之前的种植体。如果种植体初期稳定性较差（最终加紧后种植体仍能旋转），粗糙表面的种植体可以保留。在这种情况下，愈合时间必须延长。

骨开裂和骨开窗

骨开裂和骨开窗可发生于种植体倾斜及种植体在皮质骨间位置不良（唇向错位）的情况。较小的缺损不影响种植体的预后，但如果同时又是薄龈生物型，那么就有术后龈缘退缩的风险（Chen et al，2009），可以使用传统的移植方法填补缺损区（图 58.1）。

侵犯上颌窦或鼻腔

在窝洞预备过程中如果侵犯了上颌窦或鼻底，可以使用抗生素治疗。种植体无意地侵入上颌窦或鼻腔几毫米通常是可以接受的（Branemark et al，1984；图 58.2）。

术后并发症

伤口裂开

伤口裂开是埋入式种植体最常见的术后并发症（Giglio et al，1998）（图 58.3），可以通过术中瓣的无张力缝合预防。术后最好的预防方法是防止对伤口的任何创伤，特别是在伤口初步愈合（至少 10d）后将义齿小心地重衬。这种缺损通常在术后使用氯己定局部外敷或者冲洗。如果有感染的征象，可以考虑抗生素治疗和（或）重新缝合。

> **本章重点**
>
> ·手术并发症较常见。
>
> ·大多局部并发症都是可以处理的，且不影响种植体预后。
>
> ·大多手术并发症是可以预防的。

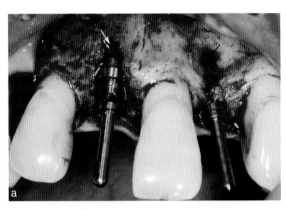
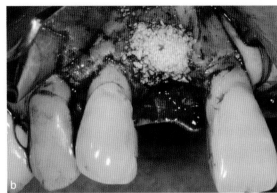
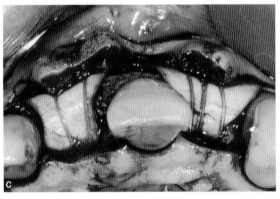
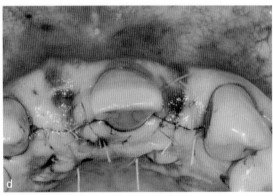

图 58.1 骨开裂的处理。a. 种植窝洞预备过程中的骨开裂（白色箭头）和骨开窗（黑色箭头）。b. 种植体植入后放置骨移植材料（BioOss®）。c. 用可吸收线缝合固定 GBR 膜。d. 无张力瓣关闭

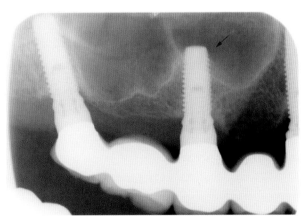

图 58.2 种植体根部侵入到上颌窦内几毫米 5 年后的根尖片。在这个病例中，没有临床症状

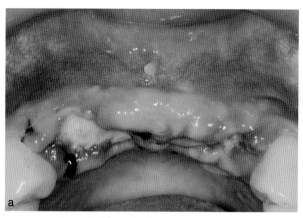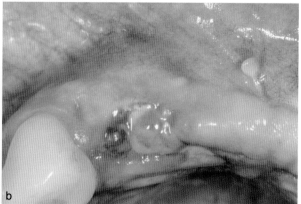

图 58.3 伤口裂开。a. 术后 1 周。伤口裂开，皮下组织暴露。b. 术后 3 周，局部氯己定冲洗后 2 周的情况。二期愈合

框表 58.1 可以预防手术并发症的一般因素
充分的全身和口腔检查
术前图像检查
·CT 扫描
充分的术前计划
·解剖知识
·足够的种植体尺寸和形状
手术人员的训练
·对标准操作和无菌技术的掌握
·对标准手术程序的掌握
·处理罕见手术程序及紧急情况的能力
环境
·无菌环境
·对所有手术治疗设备的功能和使用的知识
手术程序
·创伤性、计划性手术程序
·角化组织切口
·翻瓣范围的限制
·无过高的垂直减张切口
·深部缝合和瓣适应
·种植体体部与神经管之间 2mm 的安全距离
·干预时间：不超过 2.5h（局麻）
·严格的术后随访

框表 58.2 可能对种植体初期稳定性产生负面影响的因素
种植窝洞的过预备
预防
·有控制的逐级预备
·骨挤压器和钻配合使用
骨质较差（Ⅳ 类骨）
预防
·通过影像（CT 扫描）明确原生骨的骨质
·使用适合于较差骨质的自攻性种植体
·级差备洞
种植体植入新鲜拔牙窝内
预防——见 41 章

59 手术并发症：罕见的局部并发症

▌瘀斑和血肿

　　瘀斑和血肿并不常见，影响近 24% 的手术位点（Goodacre et al，2003）。对软组织小心处理，避免过高的垂直减张切口可以减少其发生。皮肤着色常在 1~2d 后发生，2~3 周内消失（图 59.1）。

▌感觉神经功能障碍

　　种植体植入后，可能出现麻木、感觉减退、感觉敏感、感觉异常、感觉迟钝等（图 59.2）。这些种植术后的感觉改变会明显降低患者的满意度，必须处理（框表 59.1）。这些功能障碍是因为下颌神经分支的暂时性或永久损伤，包括以下分支的损伤。

舌神经

　　翻开舌侧瓣时操作不谨慎、翻瓣过大，舌侧垂直减张切口都可能损伤舌神经。

下牙槽神经

　　如果下颌管被侵犯，可能永久性损伤下牙槽神经。如果种植体的根尖过于接近下颌管，根尖的血肿压力会引起可逆性的感觉神经功能障碍（图 59.2）。通过 meta 分析得出一个重要结论是，短期感觉改变（种植体植入后 10d）的发生率为 13%（Lin et al，2016），但只有 3% 在 1 年后仍然较明显。进行下颌种植手术前，必须告知患者有暂时性感觉改变的风险。

　　应该注意到，为了种植手术而进行的下牙槽神经移位，术后感觉紊乱发生率较高（Vetromilla et al，2014）。

颏神经

　　颏神经损伤可能导致颏部和下唇的感觉改变。预防颏神经损伤的最好方法是解剖分离颏神经，在颏神经可视的情况下进行手术。

▌罕见并发症

　　目前，这些罕见并发症大多较易避免。

下颌骨折

　　这种不常见的术中和术后并发症已有人做过描述。在萎缩的下颌骨中进行种植手术必须微创，而且要求骨高度 ≥ 7mm，宽度 ≥ 6mm（Park，Wang，2005）。

邻牙损伤

　　将种植体平行于邻牙植入可以很容易地避免邻牙损伤。

钻折断于种植窝洞内

　　使用一次性钻时必须防止这种情况发生。如果发生这种情况，必须使用直径更大的环钻取出折断的器械。

种植体误入上颌窦内

　　术中和术后都可能发生。无论术中发生或术后发生，必须在上颌窦开窗，取出种植体。主要的问题是对上颌窦内种植体的定位。可以使用内镜明确种植体的位置。但是，牙科手术室中通常很难找到这种设备。建议使患者保持坐位，避免种植体移到上颌窦的后部（图 59.3）。使用吸引头探查上颌窦，吸住种植体，将其拖出上颌窦。

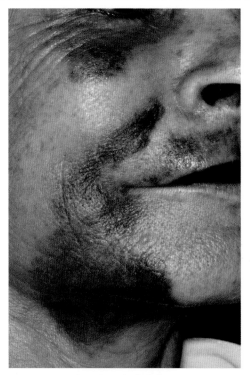

图 59.1 血肿导致的皮肤着色

框表 59.1 感觉神经功能障碍的处理
·如果术中或术后 X 线片显示出对包含下颌神经的解剖结构的损伤，那么必须取出种植体重新种植，如果可能，换更短的种植体。 ·如果患者有麻木表现，但是种植体位置正确，没有证据表明对下牙槽神经的损伤，那么建议等待恢复。正常感觉恢复可能需要 5 周到 10 个月。 ·在随访过程中，必须记录感觉神经功能障碍情况。

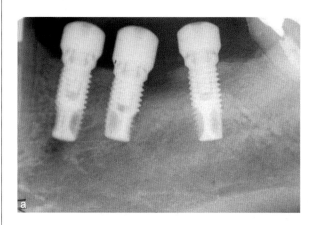
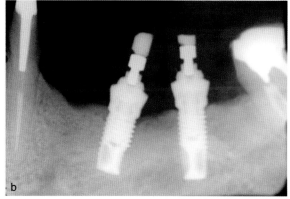
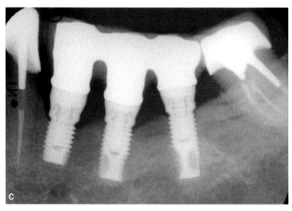
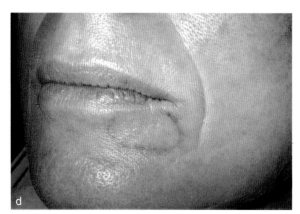

图 59.2 下牙槽神经损伤的临床处理。a. 34 牙位的种植体离颏孔过近，引起感觉异常。b. 取出种植体。3 个月后重新植入 1 枚较短的种植体。此时，感觉异常已经减轻，但仍存在。d. 5 年后，感觉异常仍存在（皮肤上用蓝笔标出的区域）

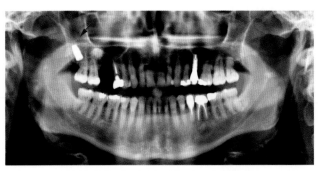

图 59.3 种植体移位到上颌窦后部（红色箭头）

慢性术后疼痛

牙科种植中，非常偶然地有关于永久性口面部疼痛的报告（Devine et al，2016），发生时可能没有任何明显的器质性原因，并且没有感觉缺如，特别是在有特殊病史的病例中。

本章重点

- 瘀斑和血肿是最常见的局部并发症。
- 一些手术并发症非常罕见，较易避免。

60 危及生命的手术并发症

比较幸运的是，种植手术危及生命的手术并发症非常罕见。在出现这种情况时，手术医生必须立即电话通知最近的急救中心。手术室应配备监测和急救设备（图60.1）。诊室或者手术室应配备自动体外除颤仪（AED）和供氧设备。

建议手术室中配备可以测量血压、心率和血氧饱和度的生命体征监测仪。将治疗心脏停搏患者所需的工具和药物放在急救推车中，置于靠近手术室的位置。不过，术者所接受的急救训练可能不足以使用该急救推车内的药物。

最严重的并发症发生于术中，并且可能危及生命（框表60.1）。

▌出　血

术中出血通常局限于I类骨的情况，失血量不超过血液总量的15%，不需要液体复苏（Manning，2004）。因此，出血通常可以控制于局部（框表60.2）。出血最常发生于下颌颏孔间区域（Hofschneider et al，1999）。

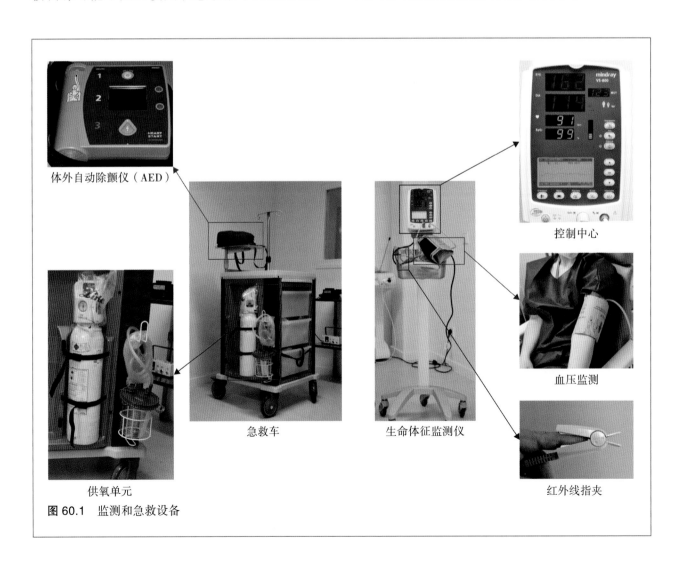

体外自动除颤仪（AED）

急救车

生命体征监测仪

控制中心

血压监测

供氧单元

红外线指夹

图60.1　监测和急救设备

框表 60.1 危及生命的并发症	
出血致气道阻塞	**异物误吸致气道阻塞**
通常认为，下颌舌侧骨板的破坏与种植体植入手术过程中的出血有关。这个区域解剖变异很大，因此较难明确出血的动脉。 口底出血可引起呼吸道阻塞（危及生命的并发症）。口底内部的大量出血引起急剧的肿胀，使舌移位和抬高，阻塞气道。这种急剧的并发症可能发生于术后几个小时内（ten Bruggenkate et al，1993）。 如果存在这种指征，打急救电话求助。	器械或种植体的误吸是危及生命的并发症。突发的急剧咳嗽是常见的，但不是一定有的指征。急性窒息，伴随气管或喉部异物所导致的无法呼吸，可以现场使用海姆立克式急救法进行急救。

框表 60.2 出血的处理
1. 压迫
2. 使用血管收缩药浸润   直接在出血位点 [软组织和（或）骨腔内] 注射局麻药物
3. 局部止血剂   止血胶、止血海绵、止血粉、敷料、止血网
4. 骨蜡   骨内出血
5. 电凝
6. 血管结扎   如果仍然出血，打急救电话求助

种植窝洞内的过度出血通常可在种植体植入时止住。

下颌舌侧血供由两条动脉及其吻合提供（见4章）。这些动脉发出进入骨中的分支，可能在预备过程中损伤。

舌下动脉：下颌前部舌侧区域出血的主要原因，可能会很严重，然后回缩进入舌下间隙。尽管较小，吻合支会产生大量出血。

颏下动脉：下颌舌侧正中区域出血的来源。通常比舌下动脉大，也比舌下动脉出血多。可以通过用手指用力压住下颌前部正中下缘来控制出血。

事实上，这些动脉主干在种植体植入过程中不容易损伤，骨内分支较易损伤。

异物误吞和（或）误吸

方向指示杆或者种植体的误吞通常不是大的并发症。误吞的物件可以自然排出。相反的，器械的误吸可能会危及生命。工作人员应熟悉海姆立克急救法（图60.2）。

即使没有任何症状，误吞患者也要转诊至内科医生进行评估。如果使用螺丝刀或方向指示杆等，可以用线拴住器械，以防止此类事件发生。术中也可以使用纱布，像网一样放置，当物件突然掉入口里时，可以较容易地取出。

本章重点

· 一些并发症可能危及生命。
· 在手术室附近有一个急救中心是非常必要的。

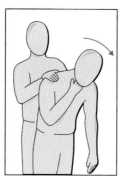

1. 靠在患者背后，使患者轻微前倾。

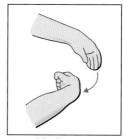

2. 一手握拳。

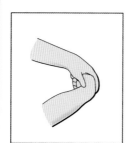

3. 手臂环抱，另一只手抓住握拳的手，置于肋骨中央的下方，胃顶部附近的位置。

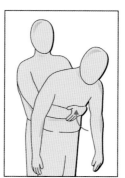

4. 双手向上向内做迅速、有力的运动。

图 60.2 海姆立克急救法

61 种植体周围病：诊断

种植体周围病是种植体周围组织的炎症过程（Albrektsson，Isidor，1994）。动物实验显示，在种植体周围软组织健康的情况下，过度的机械负载本身不会导致边缘骨丧失（Heitz-Mayfield et al，2004），但会导致骨结合的丧失（Isidor，1996，1997）。相反地，在没有机械应力的情况下，牙菌斑的堆积会导致边缘骨丧失，并且最终会导致种植体的丧失。这种病理过程也可以由多种因素引起（框表61.1），由此发展为菌斑介导的种植体周围病，应尽力避免。

▌诊断性参数

建议对种植体周围组织进行系统性监测（Lang et al，2004）。专家共识报告（Meyle，2008；Lang，Berglundh，2011；Academy Report，2013）中所推荐的临床参数可以很容易地用于评估种植体周情况（框表61.2）。随访时的测量数据必须与修复体安装时的基线水平（治疗终点评估）相比较。

探诊出血（BOP）被推荐用作软组织炎症的标志。它被认为是区分种植体周围组织健康和疾

框61.2　基线及长期随访评估种植周情况所记录的临床参数

- 菌斑评估
- 软组织情况
  探诊出血（二分法评估）
  溢脓
- 探诊深度
  轻力（0.2~0.25N）
- 影像学评估
  长焦平行技术
  1年随访时应用，之后根据个体临床评估应用
- 种植体动度

框表61.1　与种植体失败相关的因素（按证据水平排列）

- 菌斑堆积
- 牙周炎病史
- 吸烟
- 过多的粘接剂
- 缺乏维护
- 基因多样性（IL-1RN，OPG，IL-6，RANKL，CD14，TNFα）
- 糖尿病
- 种植体失败病史
- 角化组织不足

病状态的关键临床指标（Jepsen et al，2015）。基于一篇叙述性综述，作者指出很有限的临床证据支持这个假设（Coli et al，2017）。事实上，从组织学的观点来看，由于纤维排列方向平行，探针的尖端可以很容易地穿透结缔组织，从而导致假阳性结果。不过，可以假设，没有探诊出血是可以预测没有炎症的指标。因此，临床指标必须随时间推移不断记录，并与基线值进行对比。

在健康情况下，种植体周围探诊深度应<4mm。当然，在基线水平也可能发现有更深的探诊深度，特别是在因美学原因而进行软组织增量的区域。因此，种植体周围探诊深度的绝对值似乎并不是证明种植体有失败风险的重要指标。这和牙周探诊深度是不同的，牙周探诊深度是牙周状况的可靠指标。种植体周围探诊深度的相对值——也就是探诊深度随着时间的变化——似乎与持续性的骨丧失更相关，虽然现在证据水平较低。这个观点主要是基于动物实验（Lang et al，1993；Schou et al，1993a、b）以及一个主要假设：在恒定压力（0.2~0.25N）下，探针的尖端总是定位于与种植体周围骨嵴顶相同距离的水平，与

炎症状态无关。

随着时间推移，监测种植体周围探诊深度的主要问题在于缺少固定的参考点，就像探诊牙周时的釉牙骨质界那样。不考虑笔者对于使用探诊深度评估种植体周围状况的怀疑（Coli et al，2017），遵从专家共识的建议使用探诊深度来监测种植体也是有意义的。需要更多的研究来建立种植体周围探诊对于评估种植体周围病的进程的预测性指标。

X线检查在以下情况下是必要的：①用来确定骨愈合过程中没有并发症；②便于更好地理解病理情况的原因；③用于随访种植体周围骨水平。在临床实践中，种植体失败的影像学解释可能更加方便（图61.1）。对于影像学监测，没有证据推荐特别的时间表。不过，随着时间的推移，探诊出血和逐渐增加的探诊深度（PD）间的联系表明X线检查是必需的。

种植体动度指示了骨结合的丧失，因此没有预测性的指标。除了取出种植体之外，对于有动度的种植体也没有其他治疗方式。

其他参数，如种植体周围龈沟液分析、种植体周围袋微生物学评估及通过共振频率分析稳定性等，目前在临床上应用很有限。

种植体周围黏膜炎

种植体周围黏膜炎是种植体周围软组织的可逆性炎症过程（Berglundh et al，2008），其临床特点类似于牙龈炎（图61.2）。如果不加以治疗，它可能发展为种植体周围炎（Mombelli，1999）。探诊出血作为种植体周围黏膜炎的替代指标，在种植体周围似乎非常普遍（73%~90%）。很有限的证据表明黏膜炎是可逆过程。

种植体周围炎

种植体周围炎是功能状态下的种植体周围软组织炎症，伴随种植体周围骨丧失的特征（Berglundh et al，2008），其临床特征类似于种植体周围黏膜炎，但是在种植体周围炎位点通常有脓液和（或）探诊深度增加（图61.3）。两者的鉴别诊断在于通过影像学检查判断是否有种植体周围的骨丧失。种植体周围炎并不罕见，其发生率为25%~45%（Berglundh et al，

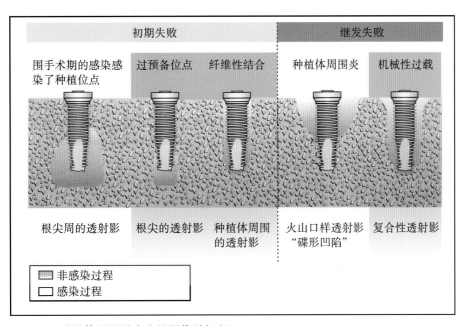

图61.1 种植体周围骨丧失的影像学解释

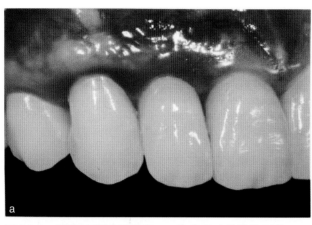
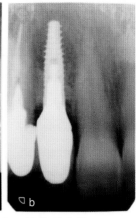

图 61.2　种植体周围黏膜炎。a.临床观（种植体牙位：12）。注意看边缘龈的发红，反映了炎症状态。b.根尖片对照。注意看没有边缘骨的丧失。

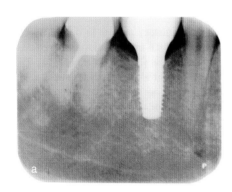
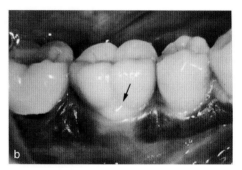
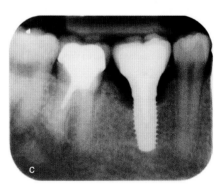

图 61.3　46种植牙的种植体周围炎。a.负载12个月后的根尖片。注意看没有边缘骨丧失。b.2年后的临床观。通过彻底的临床检查可以诊断，种植体周围炎已经发生。这些检查包括种植体周围探诊和影像学对比。注意看探诊后溢脓（箭头）。c.相应的X线片显示种植体颈部周围火山口样的骨

2008）。一项关于瑞典人群的研究显示，中到重度的种植体周围炎的发病率为14.5%（Derks et al，2016）。

　　有种植体失败风险的患者也许可以构成一个特殊的群体。种植体失败似乎只影响一小部分患者（Ellegaard et al，1997；Roos-Jansaker et al，2006）。对于有种植体失败病史的患者，有学者已经强调了其失败风险会增高（Weyant，Burt，1993）。

本章重点

· 良好的口腔卫生是种植体长期存活的先决条件。

· 建议通过对种植体周围组织的系统性监测来避免种植体周围的病理过程。每年进行监测似乎是合理的。

· 建议对有种植体周围炎风险的患者进行更频繁的随访。

· 探诊出血和探诊深度增加时强烈建议进行 X 线检查。

· 没有证据表明单独出现探诊出血或种植体周围探诊深度增加时必须进行种植体周围病的治疗。

62 种植体周围病：治疗

与种植体周围疾病相关的微生物群落与慢性牙周炎中发现的非常相似。因此，种植体周围疾病的治疗是基于可获得的牙周疾病治疗的证据进行的。

治疗的目标必须是消除种植体周围组织中的感染，解决炎症性缺损的问题。因此，治疗的初步过程通常包括菌斑控制过程。不过，在选择治疗方案的时候，必须考虑到种植体周围黏膜炎和种植体周围炎的区别（框表62.1）。

推荐使用以下的主要治疗方案（单独使用或者联合应用）来治疗种植体周围疾病。

非手术方案

机械清创和抛光

- 塑料刮治器手动清创。
- 非金属工作尖（碳纤维、尼龙或者塑料尖）的超声设备处理。
- 浸盐水的纱布清理。
- 抛光。
- 橡皮杯蘸牙膏或抛光膏。
- 旋转式钛刷。
- 碳酸氢钠或者羟基磷灰石颗粒气动抛光。

经酸蚀大颗粒喷砂（sandblasted，large grit，

框表 62.1 种植体周围病治疗指南
种植体周围黏膜炎
非手术治疗
·机械清创
·抛光
·抗生素
种植体周围炎
·手术治疗 + 全身抗生素
·取出种植体

acid-etched；SLA）处理的种植体表面的菌斑去除可以使用空气抛光、钛刷或者非金属工作尖的超声刮治器（Louropoulou et al，2014）。空气抛光系统对于去除机械加工和TPS（titanium plasma-sprayed；钛喷涂）表面的菌斑有效。

激光束：Er:YAG 激光

对于种植体周围炎的治疗，系统综述无法给出激光治疗优于传统治疗的结论（Kotsakis et al，2014）。另外，传统的治疗手段比单独使用Er:YAG激光治疗，在经济花费方面较有优势（Listl et al，2015）。

药物治疗

非手术治疗

局部消毒剂

- 口腔冲洗。
- 0.2%的氯己定冲洗液和（或）凝胶进行龈下冲洗。
- 氯己定棒。

局部抗生素。

- 25%甲硝唑凝胶龈下注射。
- 8.5%的多西环素凝胶龈下注射。

手术治疗

种植体表面清洁

- 2%氯己定溶液或0.12%氯己定 +0.05%西吡氯铵冲洗 1~3min。
- 将盐酸氯己定溶液涂到种植体表面。

非手术治疗或手术治疗都适用的治疗

全身抗生素：阿莫西林口服，2×1g/d[根据患者体重，按 50 mg/（kg·d）计算]。术前 1h 起服用，持续 8d；或者术前 3d 开始用，持续

13d。

近期一项研究显示：①术中局部使用氯己定似乎不影响治疗结果；②附加全身抗生素（阿莫西林 2g/d，服用 13d），仅对于表面改良的种植体的治疗结果有积极但很小的效果（Carcuac et al，2016）。

手术程序

所有手术程序都基于翻瓣清创技术（图 62.1）。

- 去除肉芽组织。
- 种植体表面光滑。
- 使用抗菌剂或激光清洁种植体表面。

- 通过骨成形术纠正解剖条件。
- 通过不同的材料进行周围骨再生。
- 羟基磷灰石纳米晶体。
- 牛骨移植物。
- 可吸收膜。

决策过程中必须平衡手术干预的好处和取出种植体的不便（框表 62.2）。实际上，外科医生必须评估再次手术干预的成功概率，因为 1 年后种植体周围炎复发率很高（Esposito et al，2010）。

结 论

关于哪种治疗方法最好，目前还没有定论。

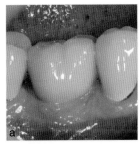
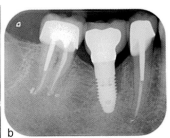
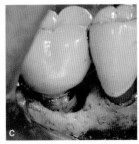
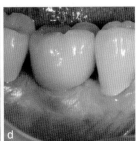
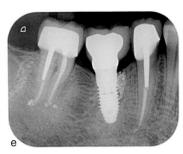

图 62.1 局限性种植体周围炎：手术程序。a. 术前观。b. 术前 X 线片。c. 术中所见。注意骨缺损的形态，特征性的种植体周围缺损。d. 术后 1 年临床观。e. 术后 1 年 X 线片

框表 62.2 种植体取出技术

旋出技术

去除覆盖螺丝（或基台），将种植体夹持器、转移杆或者螺丝安装到种植体体部。使用棘轮扳手逆时针旋出种植体。这种方法是最保守的，但局限于种植体已经松动或者剩余骨锚定较低的情况下使用。

环锯技术

根据种植体的直径和长度选择合适直径和长度的环锯，以较低的速度从种植体上方钻到根部。对于这种技术，推荐在种植体中安装导管，以指示种植体方向。这种非保守的技术会增加种植体窝洞的直径。不能用于种植体颈部直径明显大于根尖的情况。

类拔牙技术

用带长柄的小的圆头车针在种植体周围去骨（需要持续的流动生理盐水冷却），然后用拔牙钳进行顺时针和逆时针转动。对于有经验的医生来说，周围去骨是非常有用的。但是这种方法创伤较大，因此不推荐使用。

种植体取出工具盒

市场上有特殊的工具盒。通过拧入种植体的方向导杆来指示环锯的方向。然后将棘轮扳手安装到环锯上，逆时针方向转动。由于较微创，推荐使用这种方法。

关于黏膜炎的治疗结果的文献还不足（Salvi，Ramseirer，2015）。关于种植体周围炎的治疗，一项系统研究显示，对于大部分患者都有 12 个月的成功治疗记录（Heitz-Mayfield，Mombelli，2014）。

建议使用有已经明确的程序和决策树的决策程序，但是，目前仍然缺乏有力证据支持、程序化的治疗方法。

笔者的个人经验认为，非手术治疗可以预防及治疗探诊深度 ≤ 4 mm 的种植体周围黏膜炎，但是不能治疗种植体周围炎。按照目前的文献，应该提出治疗种植体周围疾病的清晰的循证建议。由于缺乏数据，框表 62.3 展示了笔者科室所使用的标准手术程序。

本章重点

· 对于种植体周围黏膜炎，可以单独应用非手术治疗。

· 种植体周围炎必须进行手术治疗。

· 手用刮治器和超声工作尖必须是非金属。

· 种植体周围炎的手术治疗过程中，附加使用氯己定冲洗似乎并不能改善治疗效果。

· 全身抗生素的使用应局限于种植体表面改良的情况。

· 大多关于治疗种植体周围疾病的临床建议都是以医生的经验为依据的，需要更多的研究来提出详细且能普遍接受的指南。

框表 62.3　基于笔者个人选择和临床经验的标准手术程序

翻瓣清创

去除肉芽组织

· 钛刮匙接触骨面，背向种植体表面 [1]

· 非金属工作尖的超声设备

种植体颈部光滑（可选）

· 用炭化物车针消除螺纹和粗糙结构

· 用盐水彻底冲洗 1min

种植体表面清洁

· 使用小块纱布将盐酸四环素（50mg/mL）涂到种植体表面，保持 1min

· 盐水充分冲洗 3min

· 空气抛光（可选）[2] + 盐水冲洗 3min

骨面治疗

· 骨皮质穿孔

· 骨成形

附加再生手术 [3]

· 使用盐水沾湿的骨制品类异种移植物（Bio-Oss® 0.25~1mm 颗粒）[4]

抗菌治疗 [5]

· 阿莫西林口服，1000 mg/d，2/d，服用 8d

· 氯己定含漱，3/d，共 10d

注

1. 手用塑料刮治器无法去除肉芽组织。

2. 空气抛光过程中，必须用小块纱布保护软组织，防止形成气肿。

3. 动物实验显示，重新骨结合在一定程度上是可能的，但是在受污染的种植体表面，结果难以预测（Renvert et al，2009）。这能说明再生手术的合理性。

4. 可以用可吸收膜（Bio-Gide®）覆盖骨替代材料表面。但是，膜必须埋于瓣下面。这需要移除修复体。

5. 适用于翻瓣清创和再生手术术后。

63 种植体维护

种植体长期成功的一个关键因素是其周围健康组织的维护。有种植体周围黏膜炎的患者，其常规维护的缺乏与种植体周围炎发生风险的增高相关（Jepsen et al，2015）。除了对修复体的维护，得益于牙科种植的患者也必须纳入系统的、个性化的支持治疗项目，由修复医生或外科医生随访，以便维护种植体周围组织的健康（附录E）。

▌ 消除种植体周围菌斑的原理

实验室和体内研究都显示，种植体周围长期菌斑堆积会引起种植体周围组织的炎症性改变，增加种植体周围炎的风险（Schou et al，1993；Pontoriero et al，1994）。因此，种植体长期成功的一个关键因素是维持种植体周围组织的健康（Esposito et al，2010）。但是，没有证据支持哪一种治疗方法对于长期维持最有效。种植体周围常规维护对于种植生物学并发症和种植体丧失的系统评估显示，菌斑控制对于种植体的存活率有明确影响（Salvi，Zitzmann，2014）。对于种植体存活，有常规维护的种植体发生问题的概率是无常规维护的0.958倍（Monje et al，2016）。常规维护对于种植体周围组织健康的改善是有限的，患者仍然可能发生种植体周围的软硬组织并发症。换句话说，即使进行很好的维护，也仍然可能发生并发症，而且目前并不清楚种植体周围黏膜炎的预防能否预防种植体周围炎。因此，未来需要设计更精良的前瞻性研究，来探究种植体周围组织健康之外的标准，如与患者、临床、种植体等相关的因素，以便更好地理解种植体周并发症。

种植体周围疾病的发生与微生物种群的增加相关，如牙龈卟啉单胞菌（P.gingivalis）、赛坦菌（T.forsythia）、伴放线杆菌（A.actinomycetemcomitans）等牙周病病原菌（Heitz-Mayfield，Lang，2010）。不过，更近期的研究显示，种植体表面可能有与牙周病病原菌不同的机会病原菌定殖，如铜绿假单胞菌（P.aeruginosa）、金黄色葡萄球菌（S.aureus）及白念珠菌（C.albicans），可能与种植体失败相关（Albertini et al，2015）。因此，种植体周围疾病的预防与牙周病的预防相似，包括患者对种植体的日常清洁和专科医生的常规维护。

▌ 个人菌斑控制

在基线时间点，也就是修复体安装后，应告知患者如何进行个人菌斑控制程序（图63.1）。电动牙刷和软的龈沟牙刷是初步菌斑控制工具，对于减少种植体周围的菌斑和龈缘出血都很有效。没有证据显示电动牙刷优于手动牙刷。

种植体支持的修复体的设计必须利于进行个人的和专科医生的菌斑控制程序，以预防种植体周围组织的炎症。根据修复结构的设计，可以使用不同种类的牙刷和牙线，也可以使用纱条、纱线、粗牙线、牙齿清洁带等进行菌斑控制。当外展隙的情况允许时，也可以使用间隙刷（中心为钢丝，周围是塑料或尼龙）。当外展隙较小时，使用顶端有刷毛的小刷子更方便。

种植术后，每天使用含有氯或锡的氟化物的牙膏是安全的。没有证据支持某种特定牙膏有优势（Salvi，Ramseier，2015）。

关于附加的患者自用的抗菌含漱剂、冲洗剂

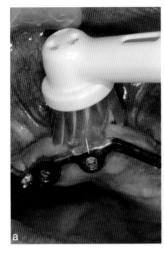
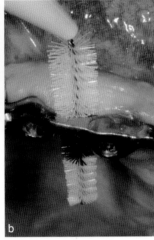
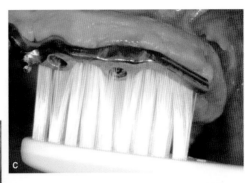
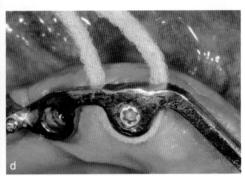

图 63.1 用于种植体周围菌斑控制的工具。a. 电动牙刷。b. 软的龈沟牙刷。c. 间隙刷。d. 特殊牙线

或者药膏的效果仍不明确。抗菌含漱液，如氯己定或含锡的氟化物漱口液可以减少种植体周围的菌斑。

专业菌斑控制

种植治疗的患者的复诊和随访频率应根据患者的风险因素确定。如果患者没有口腔卫生维护方面的风险，每年 1 次的维护性复诊就很有效。研究显示，种植体周围炎治疗后，如果患者有较高的口腔卫生水平，并且每 6 个月进行复诊，那么在 5 年内会较稳定（Serino et al，2015）。

在维护性复诊的过程中，专科医生或者牙科卫生士应去除牙石、菌斑和色素（图 63.2）。清洁过程应使用对种植体表面安全的器械：塑料器械（效率较低）、石墨器械（脆弱而易碎）、钛或金尖端的刮治器。使用超声工作尖必须有塑料保护套，以免损伤种植体表面。如果种植体有可见部分，可以使用橡胶杯和非研磨性抛光膏进行抛光。

有许多专业人员推荐使用的局部抗菌剂可以用来维护软组织健康，但是没有可靠证据证实其长期使用可以避免种植体周围疾病的发生。

> **本章重点**
>
> ·种植体周围组织的维护对于种植体的长期成功是非常必要的，但无法保证随着时间的推移不会发生并发症。
>
> ·目前，种植体周围疾病的预防方法与牙周病的预防方法相似。
>
> ·即使进行常规的维护，一些患者仍会发生软硬组织并发症。

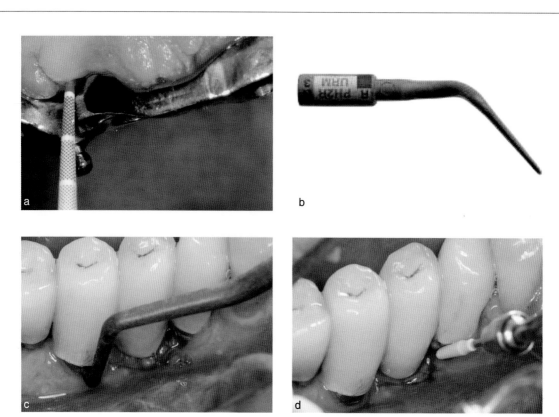

图 63.2 种植体周围菌斑控制的专用工具。a. 用于种植体周围探诊的塑料探针。b. 用于超声刮治器的石墨工作尖。c. 石墨种植体刮治器。d. 用于超声刮治器的塑料工作尖

附录

A 术语词汇表

Allograft（形容词：allogeneic） 同种异体移植物。同种物种。基因不同的两个个体间移植的活体组织（Stevenson，1999）。

Autograft（形容词：autogenous 或 autogeneic） 自体移植物。在同一个体中，从一个位置移植到另一个位置的移植物。

Bioactive 生物活性的。与生物惰性（bioinert）相反，指可以引起特定的生物活性的材料（Williams，1987）。

Combined tooth/implant-supported prosthesis 牙 - 种植体联合支持的修复体。固定的修复装置，由牙和种植体共同支持。

Conventional loading 传统负载。种植体在种植体植入术后 2 个月或更久以后进行功能负载。

Delayed implantation 延迟种植（同义词：early implantation with partial bone healing，部分骨愈合的早期种植）。拔牙后 2 个月内植入种植体。

Dental implant 牙科种植体。广义上来说，是指一种通过手术方式植入（种植）骨组织上或骨组织内的、通常由惰性金属或金属合金组成的生物医学装置。如今，这种装置是指植入骨内的具有螺纹的根形骨结合种植体。同义词：oral implant, fixture, implant, osseointegrated implants。

Denture 义齿。可移动的修复装置，只通过软组织支持，或通过软组织和骨内余留牙根（如果有）共同支持。

Early loading 早期负载。种植体在植入术后 1 周到 2 个月进行功能负载。

End-of-treatment appraisal 治疗终点评估。安装修复体时对结果进行严格评估，包括探诊出血、探诊深度、影像学检查及美学评估。同义词：baseline evaluation（基线评价）。

Immediate-delayed implantation 即刻 - 延迟种植。拔牙后 8 周内将种植体植入拔牙窝内。同义词：early implantation with soft tissue healing（软组织愈合的早期种植）。

Immediate implantation 即刻种植。拔牙时植入种植体。

Immediate loading 即刻负载。种植体植入术后 1 周内进行功能负载。

Implant 植入物。非活性材料，如通过冷冻、冻干或辐射消毒的骨（Urist, 1980; Burwell, 1994）。

Implant failure 种植体失败。牙科种植体和修复结构不能再使用或不再存在于患者口内。同义词：implant loss（种植体丧失）。

Implant restoration 种植修复体。通过各种部件与种植体连接的修复体。同义词：implant reconstruction。

Implant-supported prosthesis 种植支持的修复体。通过种植体支持的可摘或不可摘（固定）修复装置。

Late implantation 延期种植。拔牙位点完全骨愈合后进行种植体植入。

Osseointegration 骨结合。异质材料达到并维持临床无症状的坚固固定，在骨内进行功能负载的过程（Albrektsson, Johansson, 2001）。种植体通过直接的"骨 - 种植体"接触方式，达到稳定的锚固（Brånemark et al, 1977）。

Osteoconduction 骨传导。骨生长到某个表面的过程（Albrektsson，Johansson，2001）。这种现象常可在有骨内种植体的病例中看到。对于牙种植体，骨传导不但取决于骨修复的情况，还取决于所用的材料及它们之间的反应。

Osteogenesis 骨发生。从一般意义来说，骨发生是指没有祖细胞出现的骨形成；新骨可能来源于支架或宿主内的细胞（Stevenson, 1999）。一个更严格、用得更广泛的定义是，骨发生指由移植的活细胞形成骨（Mulliken et al, 1984; Fitch et al, 1997）。

Osteoinduction 骨诱导。骨发生被诱导的过程（Albrektsson, Johansson, 2001），意味着原始的、未分化的多能细胞的聚集，并被刺激分化为前成骨细胞。这个过程包含了组织因子的参与。

Osteoproduction 骨产生。由移植材料的多种特性，如骨诱导性、骨传导性和（或）成骨特性导致的骨增殖。

Overdenture 覆盖义齿。具有义齿式设计、由种植体单独支持或由种植体和软组织共同支持的可摘或不可摘的修复装置。

Peri-implant diseases 种植体周围病。包含行使功能的种植体周围的软组织和（或）骨组织的炎症过程。

Peri-implant mucositis 种植体周围黏膜炎。由菌斑引起的种植体周围软组织的可逆性炎症反应过程，没有可观测到的骨丧失（Salvi, Lang, 2004; Grusovin et al, 2010）。

Peri-implantitis 种植体周围炎。由菌斑引起的、以局部边缘骨丧失为特征、伴或不伴软组织并发症的种植体周围组织的炎症过程。

Primary stability 初期稳定性。手术时，最终拧紧种植体的即刻，种植体动度的消失，可以通过主观的手感和（或）植入扭矩进行评估。

Prosthetic failure 修复失败。修复结构无法使用或不再存在于患者口内。

Removable prosthesis 可摘修复体。患者在没有医生帮助的情况下可以独立摘下的修复装置。

Secondary stability 后期稳定性。愈合期后，种植体动度的消失情况，可以通过主观的手感和（或）超声频率分析进行评估。

Teeth-retained prosthesis 牙固位式修复体。由牙支持的、可摘或不可摘（固定）修复装置。

Xenograft（形容词：xenogeneic） 异种移植不同物种间有活力的组织的移植。

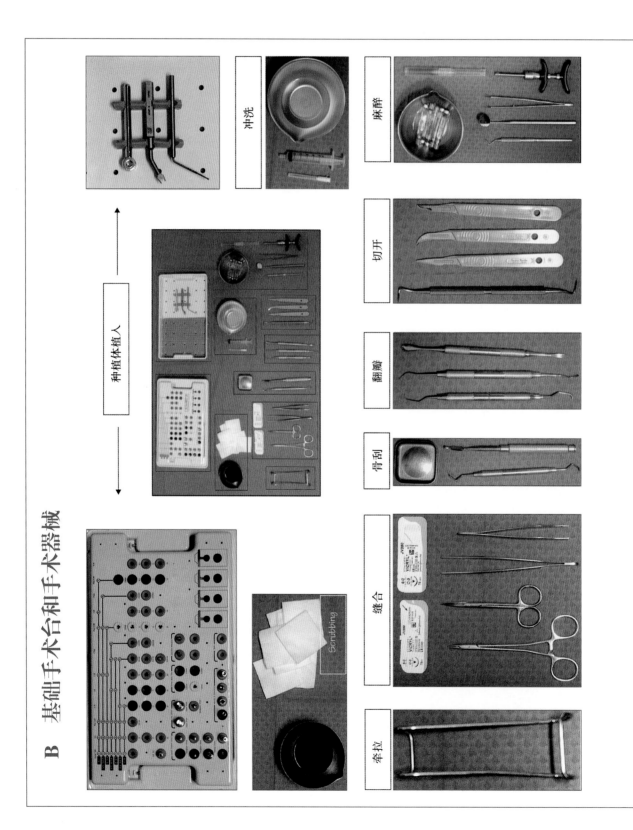

B 基础手术台和手术器械

种植体植入

冲洗

麻醉

切开

翻瓣

骨刮

缝合

牵拉

Scrubbing

C　无菌人员的准备

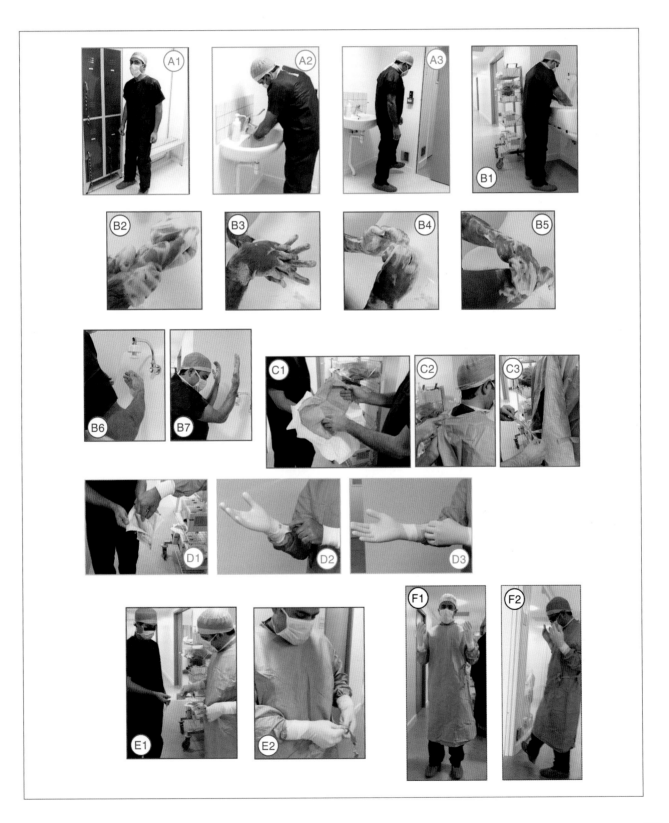

D 病史表格

患者副本

您在这份表格中的回答将帮助您的手术医生更好地了解您的全身情况。如果您对任何一个问题感到不适，您可以不做回答。如果您记不清某些细节，请提供您认为最可能的情况。

姓名：＿＿＿＿＿＿＿＿＿＿＿＿＿ 日期：＿＿＿＿＿＿＿＿＿＿＿＿＿

职业：＿＿＿＿＿＿＿＿＿＿＿＿＿ 退休□

共同生活者：□父母 □孩子 □朋友 □配偶 □无

紧急联系人：＿＿＿＿＿＿＿＿＿ 电话：＿＿＿＿＿＿＿＿＿＿＿＿＿

您对自己总体健康状况评价如何？

□非常好 □好 □一般 □较差 □不知道

您就诊的主要原因是什么？

＿＿＿＿＿＿＿＿＿＿＿＿＿＿＿＿＿＿＿＿＿＿＿＿＿＿＿＿＿＿＿＿＿＿＿＿＿＿

其他关心的问题：＿＿＿＿＿＿＿＿＿＿＿＿＿＿＿＿＿＿＿＿＿＿＿＿＿＿＿＿＿

上一次**体格检查**是多久之前：□月 □年 □不知道

上一次**血液检查**是多久之前：□月 □年 □不知道

您是否接受过或正在接受肿瘤治疗？ □是 □否 □不知道

您是否接受过器官移植？ □是 □否 □不知道

您体内是否有修复材料？ □是 □否 □不知道

如果有，是哪种？

□人工心脏瓣膜 □起搏器 □人工关节 □其他

您是否对种植手术感到紧张或焦虑？ □是 □否 □不知道

如果是，那么您的紧张程度： □非常高 □高 □轻微

如果是，能否谈谈原因？＿＿＿＿＿＿＿＿＿＿＿＿＿＿＿＿＿＿＿＿＿＿＿＿＿

＿＿＿＿＿＿＿＿＿＿＿＿＿＿＿＿＿＿＿＿＿＿＿＿＿＿＿＿＿＿＿＿＿＿＿＿＿＿

＿＿＿＿＿＿＿＿＿＿＿＿＿＿＿＿＿＿＿＿＿＿＿＿＿＿＿＿＿＿＿＿＿＿＿＿＿＿

身体情况

女性患者：

□怀孕　　□备孕　　□哺乳　　□药物避孕　　□宫内节育　　□绝经

是否接受过激素治疗？

□是　　　□否　　　□不知道

我不知道现在或过去符合我的医疗情况或者疾病。我很健康，我已阅读以下表格，我对每个条目的回答都是"否"。

姓名：＿＿＿＿＿＿＿＿＿＿＿＿＿＿＿　　　签字：＿＿＿＿＿＿＿＿＿＿＿＿＿＿＿＿

请核对下面表格中的情况，如果符合，请指出是现在还是过去。

遗传性疾病　　　　　□是　　　□否　　　□不知道

如果是，您患有哪种遗传病？＿＿＿＿＿＿＿＿＿＿＿＿＿＿＿＿＿＿＿＿＿

心血管疾病　　　　　□是　　　□否　　　□不知道　　　□现在　　　□过去

如果是，是哪种心血管疾病？

　　　　　　□风湿热　　　□心脏杂音　　　□二尖瓣脱垂

　　　　　　□胸痛和（或）绞痛　　　□心脏病发作　　　□卒中　　　□其他　　　□不知道

如果是其他，那您患的是哪种心血管疾病？＿＿＿＿＿＿＿＿＿＿＿＿＿＿＿

出血性疾病　　　　　□是　　　□否　　　□不知道　　　□现在　　　□过去

如果是，那么您患的是哪类出血性疾病？

　　　　　　□血友病　　　□贫血　　　□白血病　　　□其他　　　□不知道

如果是其他，那么是哪类出血性疾病？＿＿＿＿＿＿＿＿＿＿＿＿＿＿＿

高血压　　　　　　　□是　　　□否　　　□不知道　　　□现在　　　□过去

如果有，是否经过治疗？　□是　　　□否　　　□不知道

肿瘤　　　　　　　　□是　　　□否　　　□不知道　　　□现在　　　□过去

如果有，是哪种肿瘤？＿＿＿＿＿＿＿＿＿＿＿＿＿＿＿＿＿＿＿＿＿

接受过哪种治疗？　　□化疗　　　□放疗　　　□其他　　　□不知道

如果您接受了放疗，是在头颈部吗？　　　□是　　　□否　　　□不知道

如果是其他，您接受的是哪种治疗？＿＿＿＿＿＿＿＿＿＿＿＿＿＿＿

肝脏疾病　　　　　　□是　　　□否　　　□不知道　　　□现在　　　□过去

如果有，您患的是哪种肝脏疾病？　　　□肝炎　　　□肝硬化　　　□其他　　　□不知道

如果是其他，您患的是哪种肝脏疾病？＿＿＿＿＿＿＿＿＿＿＿＿＿＿＿

糖尿病　　　　　　　□是　　　□否　　　□不知道　　　□现在　　　□过去

如果有，是哪种糖尿病？＿＿＿＿＿＿＿＿＿＿＿＿＿＿＿＿＿＿

如果有，控制如何？　□控制良好　　　□控制较差　　　□没有控制　　　□不知道

如果有，是否有并发症？　□是　　　□否　　　□不知道　　　□现在　　　□过去

如果有并发症，是哪种并发症？

骨疾病 □是　□否　□不知道　□现在　□过去

如果有，是哪种骨疾病？

　　　　□骨质疏松　□风湿性关节炎　□佩吉特病　□关节炎　□其他　□不知道

如果有其他骨疾病，是哪种？＿＿＿＿＿＿＿＿＿＿＿＿＿＿＿＿＿＿

传染性疾病　□是　□否　□不知道　□现在　□过去

如果有，是哪种传染性疾病？

　　　　□艾滋病和（或）HIV 阳性　□结核　□性病　□其他　□不知道

如果是其他，是哪种？＿＿＿＿＿＿＿＿＿＿＿＿＿＿＿＿＿＿

呼吸系统疾病　□是　□否　□不知道　□现在　□过去

如果有，是哪种？

　　　　□肺疾病　□肺气肿　□气短　□哮喘　□睡眠呼吸暂停　□其他　□不知道

如果是其他，是哪种？＿＿＿＿＿＿＿＿＿＿＿＿＿＿＿＿＿＿

鼻窦问题　□是　□否　□不知道　□现在　□过去

如果有，是哪种？＿＿＿＿＿＿＿＿＿＿＿＿＿＿＿＿＿＿

是否经过手术治疗？　□是　□否

如果是，是哪种手术？＿＿＿＿＿＿＿＿＿＿＿＿＿＿＿＿＿＿

胃部疾病　□是　□否　□不知道　□现在　□过去

如果有，是哪种？　□反流　□溃疡　□克罗恩病　□其他　□不知道

如果是其他，是哪种？＿＿＿＿＿＿＿＿＿＿＿＿＿＿＿＿＿＿

皮肤病　□是　□否　□不知道　□现在　□过去

如果有，是哪种？　□硬皮病　□扁平苔藓　□外胚层发育不全　□关节炎　□其他　□不知道

如果是其他，是哪种？＿＿＿＿＿＿＿＿＿＿＿＿＿＿＿＿＿＿

精神性和（或）神经性疾病　□是　□否　□不知道　□现在　□过去

如果有，是哪种？

　　　　□抑郁　□癫痫　□抽搐　□帕金森病　□其他　□不知道

如果是其他，是哪种？＿＿＿＿＿＿＿＿＿＿＿＿＿＿＿＿＿＿

综合性疾病　□是　□否　□不知道　□现在　□过去

您是否有以下疾病？

　　　　□进食障碍　□舍格伦综合征　□狼疮　□甲状腺疾病　□青光眼　□其他　□不知道

您是否有以上未列出的其他疾病或特殊情况？

　　　　□是　□否　□不知道　□现在　□过去

如果有，请详细说明：＿＿＿＿＿＿＿＿＿＿＿＿＿＿＿＿＿＿

＿＿＿＿＿＿＿＿＿＿＿＿＿＿＿＿＿＿＿＿＿＿＿＿＿＿＿＿＿＿

药物摄入

您是否摄入以下药物：					
双膦酸盐类	□是	□否	□不知道	□现在	□过去
如果过去用，何时停药？_____					
如果现在用，原因是什么？_____					
如果用过，是哪种方式？	□口服	□注射	□不知道		
抗凝药	□是	□否	□不知道	□现在	□过去
如果是，原因是什么？_____					
阿司匹林	□是	□否	□不知道	□现在	□过去
如果是，原因是什么？_____					
任何类固醇	□是	□否	□不知道	□现在	□过去
如果是，原因是什么？_____					

列出您目前摄入的所有药物（包括食欲抑制药、维生素、中药补充剂或者顺势疗法药物）：

药物	剂量	频率	药物	剂量	频率

过敏

请核对以下表格中的情况，如果有，请指明是现在还是过去。

是否有对以下物品敏感或者过敏？				
抗生素	□是	□否	□不知道	□现在 □过去
如果有，能否指明是哪类抗生素：_____				
局部麻醉药物	□是	□否	□不知道	□现在 □过去
如果有，能否指明是哪种麻醉药：_____				
乳胶	□是	□否	□不知道	□现在 □过去
其他	□是	□否	□不知道	□现在 □过去
如果有，请指明：_____				

个人习惯

请核对以下表格中的情况，如果有，请指明是现在还是过去。

吸烟 □从未吸烟 □现在仍吸 □以前吸 □被动吸烟	

现在仍吸：每天吸多少支？□   吸烟年数□

以前吸：每天吸多少支？□   吸烟年数□   戒断时间：＿＿＿＿＿＿

被动吸烟：年数□

其他烟草使用   □雪茄烟   □斗烟   □鼻烟   □嚼烟

消耗（每日数量）：＿＿＿＿＿＿＿＿＿＿＿＿＿＿＿＿＿＿＿＿＿

是否有兴趣戒烟？ □是   □否   □不知道

饮酒   □是   □否   □以前饮

如果是，请指明一周几杯： □葡萄酒   □啤酒   □开胃酒   □其他

如果是，那么您和（或）其他人是否关心您的饮酒情况？ □是   □否   □不知道

吸毒   □是   □否   □以前吸

其他任何您认为有瘾的习惯或行为（请详细说明）？

＿＿＿＿＿＿＿＿＿＿＿＿＿＿＿＿＿＿＿＿＿＿＿＿＿＿＿＿＿＿＿

手术史

牙科治疗史

是否有因牙科治疗而进行过局部麻醉？

□是   □否   □不知道   □现在   □过去

如果是，麻醉后您是否有异常反应？ □是   □否

如果有，请说明反应类型：＿＿＿＿＿＿＿＿＿＿＿＿＿＿＿＿＿＿＿

指明您何时有异常反应：   □年

请列出您最近 5 年内进行过的住院和（或）手术治疗情况，包括美容性的（说明细节）。

年份	描述	并发症（如果有）

在您看来，您是否还有其他关于健康状况方面，手术医生可能感兴趣的额外情况？

　　　　□是　　　　□否　　　　□不知道

如果有，请详细说明：_____

　　在此申明，我已根据我的认识，尽可能准确地回答了以上所有问题。这份表格将显示我的完整病史，帮助我的手术医生提供可能的最好的治疗。对于我在完成这份表格的过程中造成的错误或遗漏，我不会追责于我的手术医生和诊所。

　　患者 / 监护人签字_____　　　　　　日期_____

　　　　　　　　　　　　_____

　　审核人：_____

　　医生：_____

　　这份文件中的信息仅向与患者治疗和护理直接相关的人员提供，含有私密和（或）特别的内容。除此之外的任何个人或实体对此文件进行复阅、传播、散布或者用于其他用途均是违法行为。

E 牙科种植手术知情同意书

在签字及问询您不理解的任何问题前，请仔细阅读以下内容。

您有权获得即将植入的种植体的信息，以便决定是否继续进行手术。知情同意书包括我们所讨论的手术的性质、治疗目标、已知的风险和可行的治疗选择。您将有机会向我们提出问题，并且您所有的问题都会回答。

在研究了我的口腔情况后，牙医建议我可以通过一枚或多枚种植体支持的人工牙修复我缺失的牙齿。这个过程包括两个阶段：手术阶段（植入种植体，充当修复缺失牙的锚点），以及2~6个月愈合期后的修复阶段（获得附着于种植体上的冠、桥或义齿）。这个科室只负责手术阶段。我已理解，我的全科牙医或者修复医生会为我完成修复阶段，那个阶段的费用不包含于手术费用中。

手术方案

我们将应用最适合于您的手术方案。手术方案已与进行修复阶段的全科牙医或修复医生达成共识。

一次法和（或）两阶段式手术

我已理解，手术可以通过一次法或两阶段法进行。一次法手术只需要一次手术就可以植入种植体和安装愈合帽。两阶段式手术需要两次手术：①植入种植体；②显露种植体并安装愈合帽。

您的手术将是：

□一次法手术 □两阶段式手术

即刻负载

在某些特定情况下，遵循非常特定的标准，我们可以在种植体植入后即刻或很短的时间后修复部分或全部种植体。这项技术使得对骨和种植体的愈合的关注增加。

您的种植牙将进行：

□常规负载 □即刻负载

临时种植体

在某些特定情况下，会植入一些额外的特殊种植体，以便在其他种植体愈合的过程中，暂时性地固定临时修复体。这些特殊的种植体通常在治疗的最终阶段通过手术去除。

您的治疗将（□需要 □不需要）临时种植体。

额外的材料和手术

在某些病例中，手术可能会包含牙龈和（或）骨的增量手术，需要使用骨移植材料、人工骨替代材料和（或）与固定装置相关的膜。如果有这方面的计划，额外的手术会有单独的知情同意书。不过，这些手术的必要性有可能在手术开始后才能明确。因此，无论在计划阶段是否有这些额外的手术计划，我们先将这些材料的性质告知您。

您的手术将会使用：

□牙龈移植 □骨移植 □骨替代材料
□愈合膜 □固定螺丝 □上颌窦提升手术

▌麻　醉

我已在一份单独的知情同意书中被告知麻醉的风险。

签名：_____

我选择的麻醉方式是：

□局部麻醉　　□局部麻醉配合笑气镇痛

□局部麻醉配合术前口服用药　　□局部麻醉配合静脉镇静　　□全身麻醉

▌手术程序

医生将在牙龈上做切口，并将牙龈拉开以显露骨；然后在颌骨上钻孔，将钛种植体植入孔中。

一次法手术

将牙龈缝合到种植体颈部周围进行关闭。因此，在手术结束后，在 2~6 个月的愈合过程中，种植体的一部分不会被覆盖。

两阶段式手术

将牙龈覆盖种植体缝合关闭，在接下来的 2~6 个月的愈合过程中，种植体可能都将处于被覆盖状态。然后需要一次二期手术来打开种植体顶部的牙龈，为 4~5 周后的修复阶段做准备。

无论是哪种技术，如果使用不可吸收缝线，都应该在术后 8~14d 拆除。

医生已向我解释，手术过程中可能有不可预见的情况，可能需要额外的手术，或者是与原计划不同的手术（例如，从一次法手术改为两阶段式手术，应用骨移植技术，包括使用骨替代材料或局部获取的颗粒等）。我接受此类不可预见的额外手术，我允许我的手术医生根据其专业判断所做的必要的事情。

签名：_____

▌手术的主要风险和并发症

包括但不限于以下：

· 术后不适和肿胀，可能需要在家恢复数天。出血严重或出血时间延长可能需要额外的治疗。

· 在术后 1~2d 偶会发生皮肤变色，通常 2~3 周消退。

· 邻牙或其牙根损伤。

· 术后感染可能需要额外的治疗，并且可能导致种植体丧失。

· 对口角的牵拉可能会导致撕裂和挫伤，之后会慢慢恢复。

· 术后几天内的张口受限，有时与肿胀和肌肉疼痛相关，有时与关节的压力相关。

· 感觉神经分支损伤导致手术侧的颏部、唇、颊、牙龈、舌或者牙的刺痛、麻木或者疼痛（可能丧失味觉）。这种症状可能持续数周到数月，一些病例中可能会是永久性的。

· 打开上颌窦（上颌后牙区牙根上方骨内的正常空腔）需要额外的治疗。如果操作进入上颌窦，可能会有持续数周的上颌窦炎，可能需要某些药物治疗，并且需要额外的恢复时间。

· 颌骨或者薄的骨板的骨折。

· 种植体周围的骨丧失。

· 可能需要使用某些固定装置，这些装置可能会永久留存或需要通过额外的手术去除。这些装置可能出现预期之外的情况，而从牙龈暴露，导致其早失或需要去除，可能导致种植体丧失。

· 种植体或修复体失败。种植体或者支持修复体的部分结构，或种植牙本身，可能会因咀嚼应力而失败，但这种情况很罕见。

▌不担保

一些患者对种植手术没有反应，在这种情况下，种植体可能丧失。如果种植体在愈合期丧失，通常可以在缺损的骨愈合后，或者通过骨移植或得到足够种植体植入的骨量后，重新进行种植体植入。我已理解，如果发生这种情况，我需要为这个手术支付费用。也有可能种植体成功而稳定，但数月或数年后，种植体和牙龈和（或）骨之间的连接失败，也会导致需要移除种植体。

我已理解，对于我即将进行的手术，并没有给我保证在排除术前的症状和诉求后就能获得完全的成功。我理解，有失败、反复、选择性治疗或者使我的情况更差等风险，即使进行了最佳的治疗和护理。种植体失败后，不会进行退款。

我已理解，一旦种植体植入，整个治疗计划必须按计划进行直到完成。如果计划得不到执行，种植体可能会失败。

我已理解，我的医生不是种植材料的出售者，不对种植体或其附着体的失败担保。

签名：＿＿＿＿＿＿＿＿＿

种植牙的替代选择

医生已向我解释了修复我的缺失牙的不同方式的优点和缺点，包括以下内容：

· 不治疗。

· 保持我的义齿或桥的现状或试着改善。

· 使用新的标准的牙修复体修复缺失牙，如可摘义齿或者牙支持的固定桥。

最后，比较了这些无种植体的修复方式和种植治疗的优点和缺点后，我选择植入种植体。

签名：＿＿＿＿＿＿＿＿＿

患者合作

我同意并已理解，任何种植治疗的成功程度与我的合作相关。我已阅读并理解了术后指导，我将依从它。我同意，如果有必要，我将根据医生的建议，在术后1~2周内不戴义齿。

我已理解，烟草对于种植治疗极其不利。我同意努力根据手术和愈合过程，停止吸烟。我也

理解，任何滥用，包括酒精、毒品及饮食控制方面，都会影响种植体成功。

我已理解，种植体的成功很大程度上取决于我的维护及口腔卫生，特别是种植体周围和穿龈部分。

我同意按医嘱定期复诊，让医生或者卫生士检查我的口腔卫生，并进行维护我的口腔健康的牙科服务。

我同意，如果种植体周围出现任何疼痛、肿胀或或者炎症，立即报告，并且必要时前往医院。

签名：＿＿＿＿＿＿＿＿＿

牙科记录使用授权

我同意将我的照片、X线片或者治疗过程中的其他资料等用于教育或者研究。

我同意将我的任何文件和其他与治疗前、治疗中及治疗后相关的信息递送于我的保险公司、医生的财务代理、我的全科牙医及需要知道我的牙科治疗的其他医护提供者。

签名：＿＿＿＿＿＿＿＿＿

我保证我已阅读并已充分理解以上内容，我的所有问题都已得到完整回答。在签名前，我有机会拿到这份文件并进行审核。我在每一页的签名都是我已阅读并理解文件内容的证明。我已被告知可能用于手术中的不同材料的性质。我已知道，医生已向我详细解释，直到我完全理解，包括切口的数量和位置、种植体的类型。因此，我在此同意进行牙科种植治疗及相关手术，包括辅助的移植手术。

患者或监护人签名：＿＿＿＿＿＿＿

手术医生签名＿＿＿＿＿＿＿

见证人签名：＿＿＿＿＿＿＿

日期：＿＿＿＿＿＿＿

F 术后记录：一期

<table>
<tr><td colspan="9" align="center">术后记录（一期）
联系诊所</td></tr>
<tr><td colspan="4">姓名</td><td colspan="5">生日</td></tr>
<tr><td colspan="9">家庭地址</td></tr>
<tr><td>电话</td><td colspan="2">办公电话</td><td colspan="3">家庭</td><td colspan="3">手机</td></tr>
<tr><td colspan="9">介绍人</td></tr>
<tr><td colspan="4">第一阶段</td><td colspan="2">手术日期</td><td colspan="3"></td></tr>
<tr><td colspan="4">手术医生</td><td colspan="2">护士</td><td colspan="3"></td></tr>
<tr><td colspan="9">术前用药</td></tr>
<tr><td>麻醉</td><td>局部麻醉</td><td></td><td>EMONO</td><td></td><td>静脉麻醉</td><td></td><td>全身麻醉</td><td></td></tr>
<tr><td colspan="2">牙位（种植位点）</td><td></td><td></td><td></td><td></td><td></td><td></td><td></td></tr>
<tr><td rowspan="7">种植体</td><td>品牌</td><td></td><td></td><td></td><td></td><td></td><td></td><td></td></tr>
<tr><td>类型</td><td></td><td></td><td></td><td></td><td></td><td></td><td></td></tr>
<tr><td>长度</td><td></td><td></td><td></td><td></td><td></td><td></td><td></td></tr>
<tr><td>直径</td><td></td><td></td><td></td><td></td><td></td><td></td><td></td></tr>
<tr><td>角度</td><td></td><td></td><td></td><td></td><td></td><td></td><td></td></tr>
<tr><td>头部</td><td></td><td></td><td></td><td></td><td></td><td></td><td></td></tr>
<tr><td>颈部</td><td></td><td></td><td></td><td></td><td></td><td></td><td></td></tr>
<tr><td></td><td>商品号</td><td></td><td></td><td></td><td></td><td></td><td></td><td></td></tr>
<tr><td>即刻种植</td><td>是</td><td></td><td></td><td></td><td></td><td></td><td></td><td></td></tr>
<tr><td rowspan="2">负载</td><td>即刻</td><td></td><td></td><td></td><td></td><td></td><td></td><td></td></tr>
<tr><td>早期</td><td></td><td></td><td></td><td></td><td></td><td></td><td></td></tr>
<tr><td rowspan="2">埋入</td><td>是</td><td></td><td></td><td></td><td></td><td></td><td></td><td></td></tr>
<tr><td>否</td><td></td><td></td><td></td><td></td><td></td><td></td><td></td></tr>
<tr><td rowspan="2">愈合基台</td><td>高度</td><td></td><td></td><td></td><td></td><td></td><td></td><td></td></tr>
<tr><td>直径</td><td></td><td></td><td></td><td></td><td></td><td></td><td></td></tr>
<tr><td rowspan="3">骨吸收</td><td>A（轻度）</td><td></td><td></td><td></td><td></td><td></td><td></td><td></td></tr>
<tr><td>B（中度）</td><td></td><td></td><td></td><td></td><td></td><td></td><td></td></tr>
<tr><td>C（重度）</td><td></td><td></td><td></td><td></td><td></td><td></td><td></td></tr>
</table>

EMONO：Equimolar Mixture of Oxygen and Nitrous Oxide，氧气和一氧化碳的等摩尔混合物

骨密度	1（极高）									
	2（高）									
	3（中等）									
	4（低）									
初期稳定性	好									
	存疑									
备注										
处方										

术后控制		
日期	影像片	备注

追踪

G 术后记录：二期

术后记录（二期）								
联系诊所								
姓名			生日					
家庭地址								
电话		办公电话		家庭			手机	
介绍人								
第二阶段			手术日期					
手术医生				护士				
术前用药								
麻醉	局部麻醉		EMONO		静脉麻醉		全身麻醉	
牙位（种植位点）								
愈合基台	高度							
	直径							
晚期稳定性	好							
	存疑							
备注								
处方								

术后控制		
日期	影像片	备注

负载后控制		
日期	影像片	备注

H 术后指导

手术或使用麻醉止痛药当天不要开车。

药 物

· 不要停用内科医生开的常规药（糖尿病、高血压等用药），除非医生建议停。

· 服用手术医生开的药（止痛药、抗生素等），按剂量服。

疼 痛

· 疼痛在术后 6~8h 最明显。中等程度的疼痛通常不会超过 48h，轻微的不适通常在术后 3d 缓解。

· 如果疼痛超出您的忍耐，请打办公室电话。

愈 合

· 不要干扰术区。

· 10d 内不要用术区咀嚼。

· 术后 1d 不要刷手术区域。

· 避免用舌头检查种植体。

· 吸烟者在愈合期间要克制吸烟，术后至少 4d 内尽量做到完全不吸。

出 血

· 手术位点少量的出血或渗出是正常的。因此，术后几小时内，唾液可能呈红色。

· 按压是最好的止血方式。可以用纱布海绵包一个湿茶包，轻轻咬住。第一天整天都可能有轻微出血。每隔 30~45min 检查一下纱布，直到出血停止。

· 手术当天不要漱口，不要吐口水，可以用纸巾擦嘴。

肿胀和挫伤

· 通常会有轻微的肿胀，如果发生，常发生于术后 24~48h 内。术后 3d 应该消退。

· 术后 1d 面部皮肤偶会出现一些蓝色或黄色的印迹（挫伤）。印迹会在 1 周内消失。印迹不美观，但是不影响种植手术的结果。

· 术后 1d，在脸旁进行冰敷能显著减少肿胀和印迹，敷 10min，间隔 10min，尽可能多敷。

休 息

· 术后 24~48h 减少活动，避免剧烈运动。

· 躺下时，垫枕头抬高头部。可以在枕头上放一块毛巾以防带血的口水染到枕头。

饮 食

· 摄入足量液体：冷水、苏打水、茶、果汁都可以。

· 避免热饮。

· 1 周内不要用吸管。

· 服药期间不要饮酒类饮料。

· 吃凉而软的食物，它们最容易接受。进食时避免恶心。

· 如果可能，可以在服抗生素时摄入含有活性菌或者嗜酸乳杆菌的酸奶以避免腹泻。

▌口腔卫生

· 术后 24h 后，用非常软的牙刷刷术区，在缝线处要轻柔，刷术区时必须没有疼痛。如果刷的时候还有疼痛，那么隔天再刷。

· 不要使用注射器或者冲牙器。

· 不要用力漱口。

▌义齿或夜间护板

· 如果您戴义齿或者夜间护板，请遵从手术医生的医嘱，在正确的时间戴。过早地戴可摘义齿会影响愈合过程。

· 您可以戴义齿或夜间护板的时间为＿＿＿。

特殊手术
特殊手术可能会影响术后更长时间，除了以上建议外，还有些需要特别注意的问题。 **骨移植** 在开始的几天内，您可能会在口内发现一些颗粒。这不会影响手术效果。 **上颌窦提升** 任何可引起鼻腔压力的活动都必须避免。 · 不要擤鼻。 · 如果无法控制要打喷嚏，张开嘴打。 · 避免潜水、坐增压机舱飞行、吹乐器和吹气球。 鼻腔内可能会有一些出血。这不是异常，会很快停止。仰头躺下，在出血的鼻孔内塞个棉球。

▌下次复诊

您的下次复诊安排在＿＿＿＿＿＿。

复诊内容为拆线（如果合适）及术后评估。

紧急电话
如果有以下情况，请拨打号码＿＿＿＿＿＿。 出血持续或者活跃性出血；肿胀和（或）撕裂严重或者不缓解；您有任何术后问题或者其他问题。

I 治疗计划：无牙颌患者

表 I.1 基于种植体数量的下颌修复方案

种植体数目	可摘方案			
	修复设计	附着系统	固位	修复牙的数量
2	覆盖义齿	球和（或）杆和（或）磁性附着体	摩擦和（或）卡抱和（或）磁力	所有
4	覆盖义齿	杆	卡抱	所有
5	覆盖义齿	杆	卡抱	所有
6	不建议	−	−	−
8	不建议	−	−	−
种植体数目	固定方案			
	修复设计	附着系统	固位	修复牙的数量
2	不建议	−	−	−
4	义齿式设计（倾斜种植体）	金属支架	螺丝	10
5	义齿式设计（平行种植体）	金属支架	螺丝	10~12
6	义齿和（或）桥式设计	金属支架和（或）金属烤瓷冠	螺丝和（或）螺丝或粘接	10~14
8	桥式设计	金属烤瓷冠	螺丝或粘接	14

表 I.2 基于种植体数量的上颌修复方案

种植体数量	可摘方案			
	修复设计	附着系统	固位	修复牙的数量
4	覆盖义齿	杆	卡和（或）弹性针和（或）其他	所有
6	覆盖义齿	杆	卡和（或）弹性针和（或）其他	所有
8~10	不建议	−	−	−
种植体数量	固定方案			
	修复设计	附着系统	固位	修复牙的数量
4	义齿式设计（倾斜种植体）	金属支架	螺丝	10
6	义齿和（或）桥式设计	金属支架和（或）金属烤瓷冠	螺丝和（或）螺丝或粘接	10~12
8~10	桥式设计	金属烤瓷冠	螺丝或粘接	12~14

表 I.3　覆盖义齿相比固定修复体的优缺点

·优点	·缺点
– 种植体数量少	– 可摘性
– 骨增量手术少	·可能不满足患者预期
– 容易获得更好的美学效果	– 修复结构需要较高的垂直距离
– 修复阶段较容易	·特别是上颌的杆
– 口腔卫生维护较容易	– 需要专业的维护
– 容易修理	·附着体的替换
– 容易改为其他类型的修复体	·重衬
– 即刻花费少	·由于磨损，需要更换义齿
	– 长期花费

表 I.4　固定义齿式设计修复体与桥式设计修复体的优缺点

	义齿式设计	桥式设计	
	螺丝固位	螺丝固位	粘接固位
优点	可以补偿骨吸收	可以进行金属烤瓷修复	可以进行金属烤瓷修复
	专业维护时可以取下	专业维护时可以取下	可以通过最少8枚种植体修复所有缺失牙
	花费低	可以通过最少8枚种植体修复所有缺失牙	可能会有心理上的优势
缺点	可能会有心理方面的劣势	不能补偿吸收的骨量	不能补偿吸收的骨量
		花费高	不能取下进行专业维护
			花费高

J 两枚种植体支持的覆盖义齿：手术程序

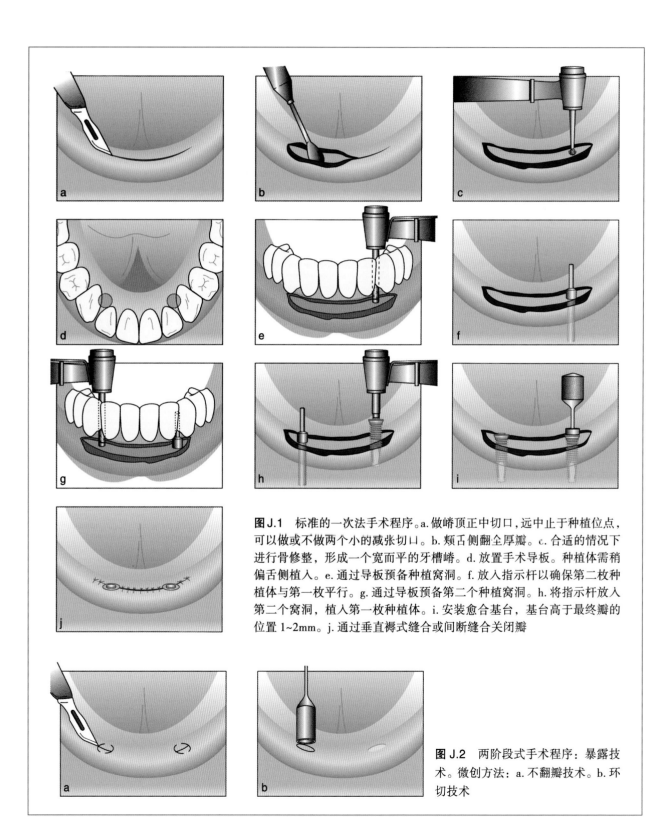

图J.1 标准的一次法手术程序。a. 做嵴顶正中切口，远中止于种植位点，可以做或不做两个小的减张切口。b. 颊舌侧翻全厚瓣。c. 合适的情况下进行骨修整，形成一个宽而平的牙槽嵴。d. 放置手术导板。种植体需稍偏舌侧植入。e. 通过导板预备种植窝洞。f. 放入指示杆以确保第二枚种植体与第一枚平行。g. 通过导板预备第二个种植窝洞。h. 将指示杆放入第二个窝洞，植入第一枚种植体。i. 安装愈合基台，基台高于最终瓣的位置1~2mm。j. 通过垂直褥式缝合或间断缝合关闭瓣

图J.2 两阶段式手术程序：暴露技术。微创方法：a. 不翻瓣技术。b. 环切技术

K 两枚种植体支持的覆盖义齿：修复程序

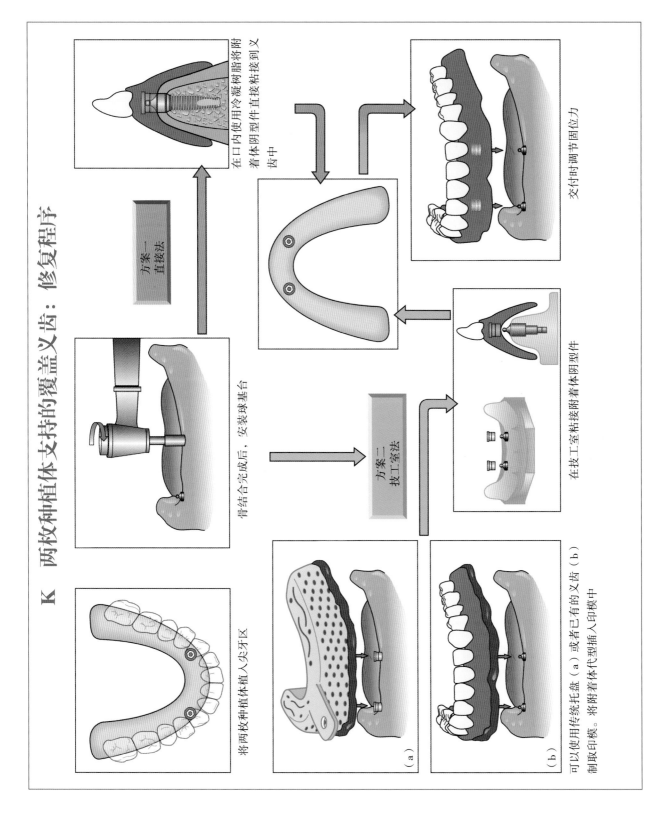

将两枚种植体植入尖牙区

骨结合完成后，安装球基台

方案一 直接法

方案二 技工室法

在口内使用冷凝树脂将附着体阴型件直接粘接到义齿中

在技工室粘接附着体阴型件

交付时调节固位力

可以使用传统托盘（a）或者已有的义齿（b）制取印模。将附着体代型插入印模中

（a）

（b）

L 4枚种植体支持的固定修复体（下颌）

手术程序

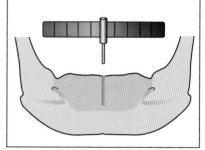

a. 翻开黏骨膜瓣后，使用骨钻在中线处钻孔，并放置可弯曲的导板

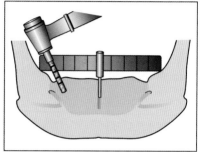

b. 明确颏神经的位置后，预备后部两枚种植体的骨床（15mm×2mm，50Ncm），倾斜角度最大可达45°，拧紧角度基台（30°，15Ncm）

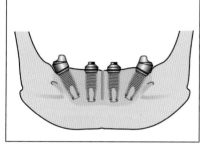

c. 植入两枚倾斜种植体（15mm×4mm）后，在前部植入两枚平行种植体（10mm×4mm），拧紧直基台（15Ncm）

即刻负载修复程序

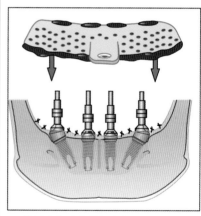

d. 使用硅橡胶印模材料制取印模

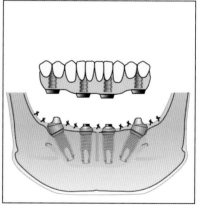

e. 技工室制作完成后，将丙烯酸树脂材料制作的临时义齿安装到患者口内

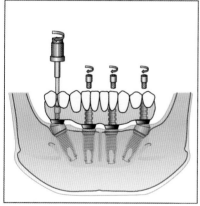

f. 用螺丝固定临时修复体，并检查咬合

M　4枚种植体支持的固定修复体（上颌）

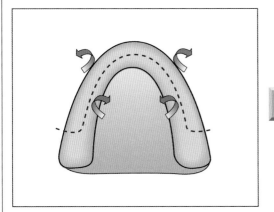

a. 在嵴顶做水平切口，远中做松弛切口。翻开颊舌侧黏骨膜瓣

手术程序

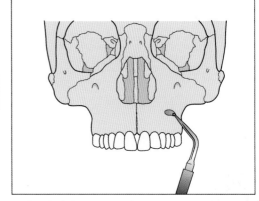

b. 在上颌窦颊壁开一小窗，用牙周探针探查上颌窦前壁

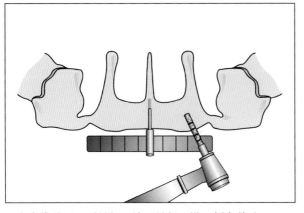

c. 在中线处置入引导杆，放置导板。沿上颌窦前壁4~5mm预备两枚后部种植体的骨床（15mm×2mm，50Ncm），倾斜角度最大可达45°。安装角度基台（30°，15Ncm）

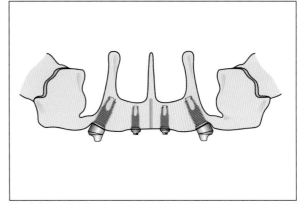

d. 植入两枚后部种植体后（15mm×4mm），在中切牙和（或）侧切牙位置平行植入两枚前部种植体。安装直基台（15Ncm）

N　数字化种植牙科学概览

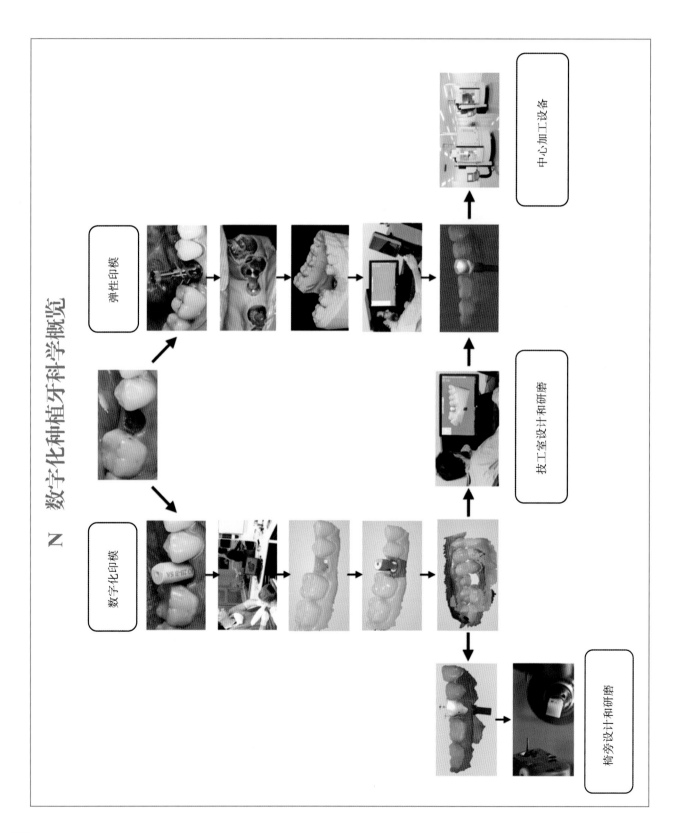

O 双重扫描法

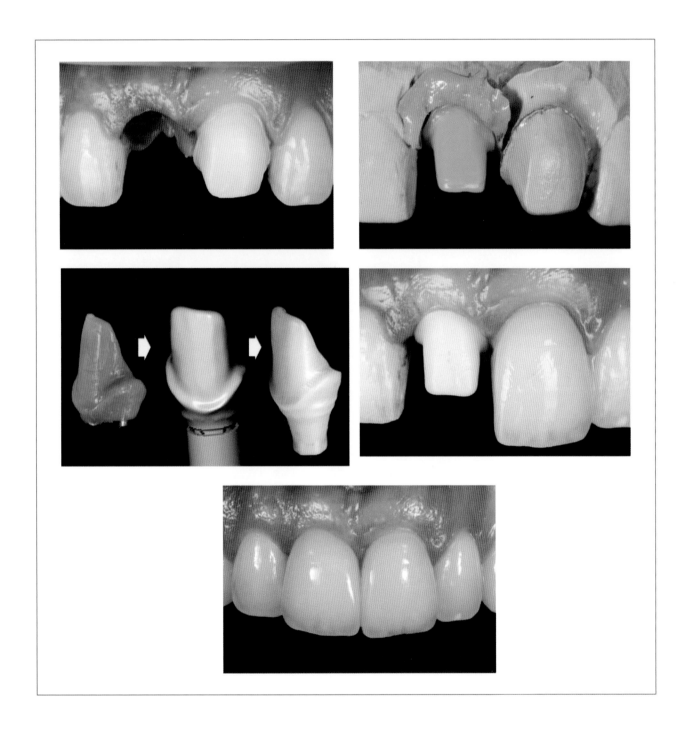

P 虚拟模型法

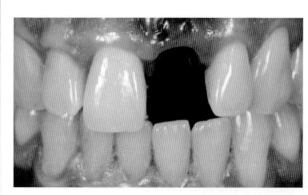
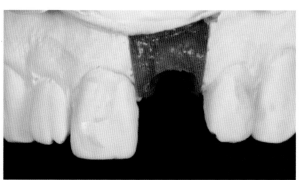

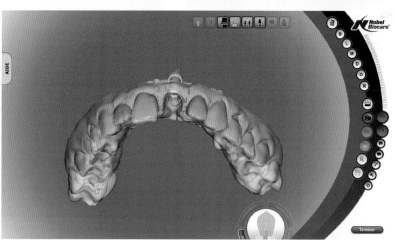

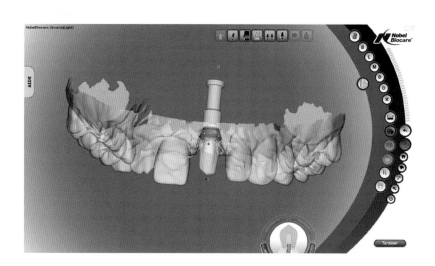

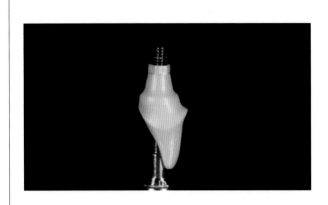
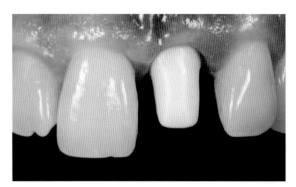

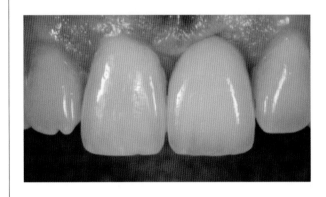

Q 引导骨再生

框表 Q.1 对于 GBR 技术的临床建议
·前提 　·血小板指数低（<20%） 　·缺损位点无感染 ·严格遵守翻瓣清创的基本原则 ·在缺损的骨表面打孔 ·膜的内表面和缺损间的空间 　·可以单独由血凝块充填 　　·只使用不可吸收的空间维持膜 　·可以由骨替代材料充填（大的或非自然形成的缺损） 　　·可以使用可吸收的非空间维持膜 ·通过膜完全覆盖缺损区域 ·膜没有污染 　·避免接触唾液 　·最少化处理 ·通过膜完全覆盖缺损的区域 ·膜必须延伸至缺损边缘外至少 3mm 　·可以使用固定螺丝或者固定针（大的缺损） ·完整的软组织缺损 　·膜完全埋于瓣下 　·无张力初期关闭 ·严格的口腔卫生维护计划

框表 Q.2 膜暴露患者的术后管理
不要通过手术关闭 ·无感染暴露 　·使用棉签或涂布器局部涂抗菌凝胶（氯己定），3/d 以上 　·增加抗菌性溶液漱口 　·患者每周复诊 　·如果暴露逐渐增大，至少 4 周[1] 后去除膜 ·有感染暴露（有脓） 　·即刻去除所有膜 　·抗生素治疗 注：1. 膜屏障应保留至少 4 周，以免影响再生过程

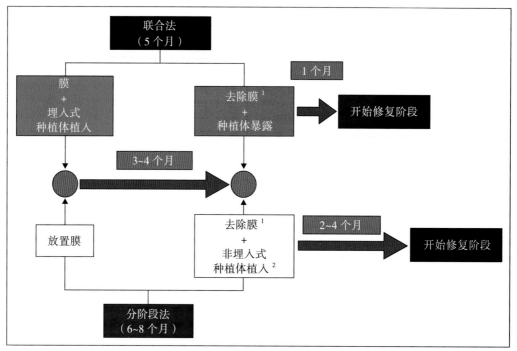

图 Q.1 分阶段法和联合法的时间区别

注：1. 仅适用于非吸收膜；2. 埋入式种植体需要额外的 1 个月

参考文献和扩展阅读

前　言

参考文献

Lang N P, Lindhe J, Karring T. Clinical Periodontology and Implant Dentistry. 5th ed. Oxford: Blackwell, 2008.

第 1 章

参考文献

Abuzar M A, Humplik A J, Shahim N, 2015. The shortened dental arch concept: Awareness and opinion of dentists in Victoria, Australia. Aust Dent J, 60 (3):294–300.

Adolph M, Darnaud C, Thomas F, et al, 2017. Oral health in relation to all-cause mortality: The IPC cohort study Sci Rep, 7: 44604.

Angkaew C, Serichetaphongse P, Krisdapong S, et al, 2016. Oral health-related quality of life and esthetic outcome in single anterior maxillary implants. Clin. Oral Implants Res, 28 (9):1089–1096.

Antunes J L, Tan H, Peres K G, et al, 2016. Impact of shortened dental arches on oral health-related quality of life. J Oral Rehabil, 43 (3):190–197.

Becker W, Hujoel P, Becker B E, et al, 2016. Dental implants in an aged population: Evaluation of periodontal health, bone loss, implant survival, and quality of life. Clin Implant Dent Relat Res, 18 (3):473–479.

Bouchard P, Renouard F, Bourgeois D, et al, 2009. Cost-effectiveness modeling of dental implant vs. bridge. Clin. Oral Implants Res, 20 (6):583–587.

Boven G C, Raghoebar G M, Vissink A, et al, 2015. Improving masticatory performance, bite force, nutritional state and patient's satisfaction with implant overdentures: A systematic review of the literature. J Oral Rehabil, 42(3): 220–233.

Brennan M, Houston F, O'Sullivan M, et al, 2010. Patient satisfaction and oral health-related quality of life outcomes of implant overdentures and fixed complete dentures. Int J Oral Maxillofac Implants, 25 (4):791–800.

Broder HL, Wilson-Genderson M, 2007. Reliability and convergent and discriminant validity of the Child Oral Health Impact Profile (COHIP Child's version). Community Dent. Oral Epidemiol, 35 (Suppl. 1): 20–31.

CDC. Measuring Healthy Days: Population Assessment of Health-Related Quality of Life. Atlanta:November. Centers for Disease Control and Prevention, 2000.

Darnaud C, Thomas F, Pannier B, et al, 2015. Oral health and blood pressure: The IPC cohort. Am J Hypertens, 28 (10): 1257–1261.

El Osta N, Hennequin M, Tubert-Jeannin S, et al, 2014. The pertinence of oral health indicators in nutritional studies in the elderly. Clin Nutr, 33 (2):316–321.

Esfandiari S, Lund J P, Penrod J R, et al, 2009. Implant overdentures for edentulous elders: Study of patient preference. Gerodontology, 26 (1):3–10.

Feine J S, Carlsson G E, Awad M A, et al, 2002. The McGill consensus statement on overdentures. Mandibular two-implant overdentures as first choice standard of care for edentulous patients. Montreal, Quebec, May 24–25, 2002. Int J Oral Maxillofac. Implants, 17 (4):601–602.

Godlewski A E, Veyrune J L, Nicolas E, et al, 2011. Effect of dental status on changes in mastication in patients with obesity following bariatric surgery. PLoS One, 6 (7):e22324.

Hennequin M, Allison P J, Veyrune J L, et al, 2005. Clinical evaluation of mastication: Validation of video versus electromyography. Clin Nutr, 24 (2):314–320.

Jensen P M, Saunders R L, Thierer T, et al, 2008. Factors associated with oral health-related quality of life in community-dwelling elderly persons with disabilities. J Am Geriatr Soc, 56 (4):711–717.

Klages U, Bruckner A, Zentner A, 2004. Dental aesthetics, self-awareness, and oral health-related quality of life in young adults. Eur J Orthod, 26 (5):507–514.

Leung K C, McGrath C P, 2010. Willingness to pay for implant therapy: A study of patient preference. Clin Oral Implants Res, 21 (8):789–793.

Moreira N C, Krausch-Hofmann S, Matthys C, et al, 2016. Risk factors for malnutrition in older adults: A systematic review of the literature based on longitudinal data. Adv Nutr, 7 (3): 507–522.

Nickenig H J, Wichmann M, Andreas S K, et al, 2008. Oral health-related quality of life in partially edentulous patients: Assessments before and after implant therapy. J Craniomaxillofac Surg, 36 (8):477–480.

Pavel K, Seydlova M, Dostalova T, et al, 2012. Dental implants and improvement of oral health-related quality of life. Community Dent. Oral Epidemiol, 40 (Suppl. 1):65–70.

Petersen P E, Yamamoto T, 2005. Improving the oral health of older people: The approach of the WHO Global Oral Health Programme. Community Dent Oral Epidemiol, 33 (2):81–92.

Pisetkul C, Chanchairujira K, Chotipanvittayakul N, et al, 2010. Malnutrition-inflammation score associated with atherosclerosis, inflammation and short-term outcome in hemodialysis patients. J Med Assoc Thai, 93 (Suppl. 1): S147–S156.

Tan H, Peres K G, Peres M A, 2015. Do people with shortened dental arches have worse oral health-related quality of life than those with more natural teeth? A population-based study. Community Dent. Oral Epidemiol, 43 (1):33–46.

Tan H, Peres K G, Peres M A, 2016. Retention of teeth and oral health-related quality of life. J Dent Res, 95 (12): 1350–1357.

Thomason J M, Feine J, Exley C, et al, 2009. Mandibular two implant-supported overdentures as the first choice standard of care for edentulous patients—the York Consensus Statement. Br Dent J, 207 (4):185–186.

Vogel R, Smith-Palmer J, Valentine W, 2013. Evaluating the health economic implications and cost-effectiveness of dental implants: A literature review. Int J Oral Maxillofac Implants, 28 (2):343–356.

von der Gracht I, Derks A, Haselhuhn K, et al, 2016. EMG correlations of edentulous patients with implant overdentures and fixed dental prostheses compared to conventional complete dentures and dentates: A systematic review and meta-analysis. Clin Oral Implants Res, 28 (7):765–773.

WHO. Constitution of the World Health Organization. Official Records of the World Health Organization, 1946, 2: 100–122.

WHO. WHOQOL Measuring Quality of Life. WHO (MNH/PSF/97.4). Geneva:World Health Organization, 1997.

WHO. Health topics: Nutrition. [2017-11-10].http://www.who.int/topics/ nutrition/en/.

Witter D J, van Palenstein Helderman W H, Creugers N H, et al, 1999. The shortened dental arch concept and its implications for oral health care. Community Dent. Oral Epidemiol, 27 (4):249–258.

Woda A, Nicolas E, Mishellany-Dutour A, et al, 2010. The masticatory normative indicator. J Dent Res, 89 (3):281–285.

Wood A D, Strachan A A, Thies F, et al, 2014. Patterns of dietary intake and serum carotenoid and tocopherol status are associated with biomarkers of chronic low-grade systemic inflammation and cardiovascular risk. Br J Nutr, 112 (8):1341–1352.

第 2 章

参考文献

Abrahamsson I, Berglundh T, Linder E, et al, 2004. Early bone formation adjacent to rough and turned endosseous implant surfaces: An experimental study in the dog. Clin Oral Implants Res, 15 (4):381–392.

Berglundh T, Abrahamson I, Lang N P, et al, 2003. De novo alveolar bone formation adjacent to endosseous implants: A model study in the dog. Clin Oral Implants Res, 14 (3): 251–262.

Berglundh T, Abrahamsson I, Lindhe J, 2005. Bone reactions to longstanding functional load at implants: An experimental study in dogs. J Clin Periodontol, 32 (9):925–932.

扩展阅读

Lindhe J, Berglundh T, Lang N P, 2008. Osseointegration// Lang N P, Lindhe J, Karring T. Clinical Periodontology and Implant Dentistry. 5th ed.Oxford:Blackwell: 99–107.

第 3 章

扩展阅读

Berglundh T, 1999. Soft tissue interface and response to microbial challenge//Lang N P, LindheJ, Karring T. Implant Dentistry: Proceedings of the Third European Workshop on Periodontology. Berlin: Quintessence: 153–174.

Lindhe J, Wennström J L, Berglundh T, 2008. The mucosa at teeth and implants//Lang N P, Lindhe J, Karring T. Clinical Periodontology and Implant Dentistry. 5th ed. Oxford: Blackwell:69–85.

第 4 章

扩展阅读

Greenstein G, D Tarnow, 2006. The mental foramen and nerve: Clinical and anatomical factors related to dental implant placement: A literature review. J Periodontol, 77 (12):1933–1943.

第 5 章

扩展阅读

Greenstein G, Cavallaro J, Romanos G, et al, 2008. Clinical recommendations for avoiding and managing surgical complications associated with implant dentistry: A review. J Periodontol, 79 (8):1317–1329.

第 6 章

参考文献

Lekholm U, Zarb G A, 1985. Patient selection//Bränemark P I, Zarb G A , Albrektsson T. Tissue Integrated Prostheses: Osseointegration in Clinical Dentistry. Chicago: Quintessence: 199–209.

Wolff J. The Law of Bone Remodeling. New York: Springer, 1986 (translation of German 1892 ed).

扩展阅读

Ericsson J, Randow K, Glantz P O, et al, 1994. Some clinical and radiographic features of submerged and non-submerged titanium implants. Clin. Oral Implants Res, 5 (3):185–189.

Esposito M, Hirsch J M, Lekholm U, et al, 1998. Biological factors contributing to failures of osseointegrated oral implant (II): Etiopathogenesis. Eur J Oral Sci, 106 (3):721–764.

Quirynen M, Lekholm U, 2008. The surgical site//Lang N P, Lindhe J, Karring T. Clinical Periodontology and Implant Dentistry. 5th ed. Oxford: Blackwell:1068–1079.

Rangert B, Jemt T, Jorneus L, 1989. Forces and moments on Brånemark implants. Int J Oral Maxillofac Implants, 4 (3):241–247.

第 7 章

参考文献

Abuhussein H, Pagni G, Rebaudi A, et al, 2010. The effect of thread pattern upon implant osseointegration. Clin Oral Implants Res, 21 (2): 129–136.

Esposito M, 2007. Interventions for replacing missing teeth: Different types of dental implants (Review). Cochrane Database Syst Rev, 4:CD003815.

Lang N, Tonetti M, Suvan J, et al, 2007. Immediate implant placement with transmucosal healing in areas of aesthetic priority: A multicentre randomized-controlled clinical trial I. Surgical outcomes. Clin Oral Implants Res, 18 (2):188–196.

Steigenga J, Al-Shammari K, Misch C, et al, 2004. Effects of implant thread geometry on percentage of osseointegration and resistance to reverse torque in the tibia of rabbits. J Periodontol, 75 (9):1233–1241.

扩展阅读

Renouard F, Nisand D, 2006. Impact of implant length and diameter on survival rates. Clin Oral Implants Res, 17 (Suppl. 2):35–51.

第 8 章

参考文献

Fan T, Li Y, Deng W W, et al, 2017. Short implants (5 to 8 mm) versus longer implants (>8 mm) with sinus lifting in atrophic posterior maxilla: A meta-analysis of RCTs. Clin Implant Dent Relat Res,19 (1):207–215.

Garaicoa-Pazmino C, Suarez-Lopez del Amo F, Monje A, et al, 2014. Influence of crown/implant ratio on marginal bone loss: A systematic review. J Periodontol, 85 (9):1214–1221.

Javed F, Ahmed H B, Crespi R, et al, 2013. Role of primary stability for successful osseointegration of dental implants: Factors of influence and evaluation. Interv Med Appl Sci, 5 (4):162–167.

Monje A, Suarez F, Galindo-Moreno P, et al, 2014. A systematic review on marginal bone loss around short dental implants (<10 mm) for implant-supported fixed prostheses. Clin. Oral Implants Res, 25 (10):1119–1124.

Nisand D, Renouard F, 2000. Short implant in limited bone volume. Periodontology, 2014, 66 (1):72–96.

Telleman G, Raghoebar G M, Vissink A, et al, 2011. A systematic review of the prognosis of short (<10 mm) dental implants placed in the partially edentulous patient. J Clin Periodontol, 38 (7):667–676.

Thoma D S, Zeltner M, Husler J, et al, 2015. EAO Supplement Working Group 4–EAO CC 2015. Short implants versus sinus lifting with longer implants to restore the posterior maxilla: A systematic review. Clin Oral Implants Res, 26 (Suppl. 11):154–169.

第 9 章

参考文献

Antoszewska-Smith J, Sarul M, Lyczek J, et al, 2017. Effectiveness of orthodontic miniscrew implants in anchorage reinforcement during en-masse retraction: A systematic review and meta-analysis. Am J Orthod Dentofacial Orthop, 151 (3):440–455.

Bidra AS, Almas K, 2013. Mini implants for definitive prosthodontic treatment: A systematic review. J Prosthet

Dent, 109 (3):156–164.

Chen Y J, Chang H H, Huang C Y, et al, 2007. A retrospective analysis of the failure rate of three different orthodontic skeletal anchorage systems. Clin Oral Implants Res, 18 (6): 768–775.

Lambert F, Botilde G, Lecloux G, et al, 2016. Effectiveness of temporary implants in teenage patients: A prospective clinical trial. Clin Oral Implants Res, 28 (9):1152–1157.

Lemos C A, Verri F R, Batista V E, et al, 2017. Complete overdentures retained by mini implants: A systematic review. J Dent, 57:4–13.

Melsen B, Costa A, 2000. Immediate loading of implants used for orthodontic anchorage. Clin. Orthod. Res, 3 (1):23–28.

Reynders R, Ronchi L, Bipat S, 2009. Mini-implants in orthodontics: A systematic review of the literature. Am J Orthod Dentofacial Orthop, 135 (5): 564.e1–19; discussion 564–565.

Watanabe H, Deguchi T, Hasegawa M, et al, 2013. Orthodontic miniscrew failure rate and root proximity, insertion angle, bone contact length, and bone density. Orthod Craniofac Res, 16 (1): 44–55.

Zygogiannis K, Wismeijer D, Parsa A, 2016. A pilot study on mandibular overdentures retained by mini dental implants: Marginal bone level changes and patient-based ratings of clinical outcome. Int J Oral Maxillofac Implants, 31 (5): 1171–1178.

第 10 章

参考文献

Crespi R, Cappare P, Gherlone E, 2009. Radiographic evaluation of marginal bone levels around platform-switched and non-platform-switched implants used in an immediate loading protocol. Int J Oral Maxillofac Implants, 24 (5): 920–926.

Hansson S, 2003. A conical implant-abutment interface at the level of the marginal bone improves the distribution of stresses in the supporting bone: An axisymmetric finite element analysis. Clin Oral Implants Res, 14 (3):286–293.

Piermatti J, Yousef H, Luke A, et al, 2006. An in vitro analysis of implant screw torque loss with external hex and internal connection implant systems. Implant Dent, 15 (4):427–435.

第 11 章

参考文献

Jarmar T, Palmquist A, Brånemark R, et al, 2008. Characterization of the surface properties of commercially available dental implants using scanning electron microscopy, focused ion beam and high resolution transmission electron microscopy. Clin Implant Dent Relat Res, 10 (1):11–22.

Wennerberg A, Albrektsson T, 2010. On implant surfaces: A review of current knowledge and opinions. Int J Oral Maxillofac Implants, 25 (1):63–74.

扩展阅读

Albrektsson T, Wennerberg A, 2004. Oral implant surfaces. Part 1: Review focusing on topographic and chemical properties of different surfaces and in vivo responses to them. Int J Prosth Dent, 17 (5):536–543.

Albrektsson T, Wennerberg A, 2004. Oral implant surfaces. Part 2: Review focusing on clinical knowledge of different surfaces. Int J Prosth Dent, 17 (5):544–564.

Albrektsson T, Zarb G, Woorthington P, et al, 1986. The long-term efficacy of currently used dental implants: A review and proposed criteria of success. Int J Oral Maxillofac Implants, 1 (1):11–25.

第 12 章

参考文献

Cionca N, Hashim D, Mombelli A, 2017. Zirconia dental implants: Where are we now, and where are we heading? Periodontology 2000, 73 (1):241–258.

Sennerby L, Rocci A, Becker W, et al, 2008. Short-term clinical results of Nobel Direct implants: A retrospective multicenter analysis. Clin Oral Implants Res, 19 (3): 219–226.

第 13 章

参考文献

Bornstein M M, Schmid B, Belser U C, et al, 2005. Early loading of non-submerged titanium implants with a sandblasted and acid-etched surface: 5-year results of a prospective study in partially edentulous patients. Clin Oral Implants Res, 16 (6):631–638.

Cionca N, Hashim D, Mombelli A, 2017. Zirconia dental implants: Where are we now, and where are we heading? Periodontology 2000, 73 (1):241–258.

De Bruyn H, Raes S, Ostman P O, et al, 2014. Immediate loading in partially and completely edentulous jaws: A review of the literature with clinical guidelines. Periodontology 2000, 66 (1): 153–187.

Karl M, Taylor T D, 2016. Effect of cyclic loading on micromotion at the implant-abutment interface. Int J Oral Maxillofac Implants, 31 (6):1292–1297.

Klein M O, Schiegnitz E, Al-Nawas B, 2014. Systematic

review on success of narrow-diameter dental implants. Int J Oral Maxillofac Implants, 29 (Suppl.): 43–54.

Koodaryan R, Hafezeqoran A, 2016. Evaluation of implant collar surfaces for marginal bone loss: A systematic review and meta-analysis. Biomed Res Int:4987526.

Lang N P, Salvi G E, Huynh-Ba G, et al, 2011. Early osseointegration to hydrophilic and hydrophobic implant surfaces in humans. Clin Oral Implants Res, 22 (4):349–356.

Saulacic N, Bosshardt D D, Bornstein M M, et al, 2012. Bone apposition to a titanium-zirconium alloy implant, as compared to two other titanium-containing implants. Eur Cell Mater, 23:273–286; discussion 276–278.

Shah FA, Trobos M, Thomsen P, et al, 2016. Commercially pure titanium (cp-Ti) versus titanium alloy (Ti6Al4V) materials as bone anchored implants: Is one truly better than the other? Mater Sci Eng C Mater Biol Appl, 62: 960–966.

Smeets R, Stadlinger B, Schwarz F, et al, 2016. Impact of dental implant surface modifications on osseointegration. Biomed Res Int: 6285620.

Stach R M, Kohles S S, 2003. A meta-analysis examining the clinical survivability of machined-surfaced and osseotite implants in poor-quality bone. Implant Dent, 12 (1):87–96.

Sullivan D, Vincenzi G, Feldman S, 2005. Early loading of osseotite implants 2 months after placement in the maxilla and mandible: A 5-year report. Int J Oral Maxillofac Implants, 20:905–912.

第 14 章

参考文献

Berglundh T, Persson L, Klinge B, 2002. A systematic review of the incidence of biological and technical complications in implant dentistry reported in prospective longitudinal studies of at least 5 years. J Clin Periodontol, 29 (Suppl. 3):197–212.

Blanes R J, 2009. To what extent does the crown-implant ratio affect the survival and complications of implant-supported reconstructions? A systematic review. Clin Oral Implants Res, 20 (Suppl. 4):67–72.

Bouchard P, Renouard F, Bourgeois D, et al, 2009. Cost-effectiveness modeling of dental implant vs. bridge. Clin Oral Implants Res, 20 (6):583–587.

Derks J, Tomasi C, 2015. Peri-implant health and disease: A systematic review of current epidemiology. J Clin Periodontol, 42 (Suppl. 16):S158–S171.

Esposito M, Grusovin M G, Achille H, et al, 2009. Interventions for replacing missing teeth: Different times for loading dental implants. Cochrane Database Syst Rev, 1: CD003878.

Lang N P, Berglundh T, Heitz-Mayfield L J, et al, 2004.

Consensus statements and recommended clinical procedures regarding implant survival and complications. Int J Oral Maxillofac Implants, 19 (Suppl.):150–154.

Lang N P, Salvi G E, 2008. Implants in restorative dentistry// Lang N P, Lindhe J, Karring T. Clinical Periodontology and Implant Dentistry. 5th edn. Oxford: Blackwell:1138–1145.

Moraschini V, Poubel L A, Ferreira V F, et al, 2015. Evaluation of survival and success rates of dental implants reported in longitudinal studies with a follow-up period of at least 10 years: A systematic review. Int J Oral Maxillofac Surg, 44 (3):377–388.

Papaspyridakos P, Chen C J, Singh M, et al, 2012. Success criteria in implant dentistry: A systematic review. J Dent Res, 91 (3):242–248.

Pjetursson B E, 2008. Systematic reviews of survival and complication rates of implant-supported fixed dental prostheses and single crowns, 14–26//Jokstad A. Osseointegration and Dental Implants. Oxford:Wiley-Blackwell:429.

Popelut A, Rousval B, Fromentin O, et al, 2010a. Tooth extraction decision model in periodontitis patients. Clin Oral Implant Res, 21 (1):80–89.

Popelut A, Valet F, Fromentin O, et al, 2010b. Relationship between sponsorship and failure rate of dental implants: A systematic approach. PLoS ONE, 5 (4):e10274.

扩展阅读

Berglundh T, Persson L, Klinge B, 2002,. A systematic review of the incidence of biological and technical complications in implant dentistry reported in prospective longitudinal studies of at least 5 years. J Clin Periodontol 29 (Suppl. 3): 197–212.

Karoussis I K, Bragger U, Salvi G E, et al, 2004. Effect of implant design on survival and success rates of titanium oral implants: A 10-year prospective cohort study of the ITIs dental implant system. Clin Oral Implants Res, 15 (1): 8–17.

Lang N P, Pjetursson B E, Tan K, et al, 2004. A systematic review of the survival and complication rates of fixed partial dentures (FPDs) after an observation period of at least 5 years. II. Combined tooth-implant-supported FPDs. Clin Oral Implants Res, 15 (6):643–653.

Pjetursson B E, Tan K, Lang N P, et al, 2004. A systematic review of the survival and complication rates of fixed partial dentures (FPDs) after an observation period of at least 5 years. Clin Oral Implants Res, 15 (6):625–642.

Tan K, Pjetursson B E, Lang N P, et al, 2004. A systematic review of the survival and complication rates of fixed partial dentures (FPDs) after an observation period of at least 5 years. Clin Oral Implants Res, 15 (6):654–666.

Zurdo J, Romão C, Wennström J L, 2009. Survival and complication rates of implant-supported fixed partial dentures with cantilevers: A systematic review. Clin Oral Implants Res, 20 (Suppl. 4):59–66.

第 17 章

参考文献

Brasseur M, Brogniez V, Grégoire V, et al, 2006. Effects of irradiation on bone remodelling around mandibular implants: An experimental study in dogs. Int J Oral Maxillofac Surg, 35 (9):850–855.

Esposito M, Grusovin M G, Patel S, et al, 2008. Interventions for replacing missing teeth: Hyperbaric oxygen therapy for irradiated patients who require dental implants. Cochrane Database Syst Rev, 1: CD003603.

Lazarovici T S, Yahalom R, Taicher S, et al, 2010. Bisphosphonate-related osteonecrosis of the jaw associated with dental implants. J Oral Maxillofac Surg, 68 (4):790–796.

Madrid C, Sanz M, 2009. What influence do anticoagulants have on oral implant therapy? A systematic review. Clin Oral Implants Res, 20 (Suppl. 4):96–106.

National Patient Safety Agency. Managing Patients Who Are Taking Warfarin and Undergoing Dental Treatment. National Patient Safety Agency/British Dental Association/British Society for Haematology, London, 2007.

RPSGB/BMA. British National Formulary 52. London:Royal Pharmaceutical Society of Great Britain/British Medical Association,2006:24–25.

Sanz M, Naert I, 2009. Biomechanics/risk management (Working Group 2). Clin Oral Implants Res, 20 (Suppl. 4):107–111.

扩展阅读

Gomez-de Diego R, Mang-de la Rosa Mdel R, Romero-Perez MJ, et al, 2014. Indications and contraindications of dental implants in medically compromised patients: Update Med Oral Patol Oral Cir Bucal, 19 (5):e483–e489.

Mucke T, Krestan CR, Mitchell D A, et al, 2016. Bisphosphonate and medication-related osteonecrosis of the jaw: A review. Semin Musculoskelet Radiol, 20 (3):305–314.

第 18 章

参考文献

Bornstein M M, Cionca N, Mombelli A, 2009. Systemic conditions and treatments as risks for implant therapy. Int J Oral Maxillofac Implants, 24 (Suppl.):12–27.

Chambrone L, Preshaw P M, Ferreira J D, et al, 2014. Effects of tobacco smoking on the survival rate of dental implants placed in areas of maxillary sinus floor augmentation: A systematic review. Clin Oral Implants Res, 25 (4):408–416.

Chrcanovic B R, Albrektsson T, Wennerberg A, 2014a. Periodontally compromised vs. periodontally healthy patients and dental implants: A systematic review and meta-analysis. J Dent, 42 (12):1509–1527.

Chrcanovic B R, Albrektsson T, Wennerberg A, 2014b. Diabetes and oral implant failure: A systematic review. J Dent Res, 93 (9):859–867.

Cochran D L, Schou S, Heitz-Mayfield L J, et al, 2009. Consensus statements and recommended clinical procedures regarding risk factors in implant therapy. Int. J Oral Maxillofac Implants, 24 (Suppl.):86–89.

Ferreira S D, Silva G L, Cortelli J R, et al, 2006. Prevalence and risk variables for peri-implant disease in Brazilian subjects. J Clin Periodontol, 33 (12):929–935.

Heitz-Mayfield L J, Huynh-Ba G, 2009. History of treated periodontitis and smoking as risks for implant therapy. Int J Oral Maxillofac Implants, 24 (Suppl.): 39–68.

Keenan J R, Veitz-Keenan A, 2016. The impact of smoking on failure rates, postoperative infection and marginal bone loss of dental implants. Evid Based Dent 17 (1): 4–5.

Madrid C, Sanz M, 2009. What impact do systemically administrated bisphosphonates have on oral implant therapy? A systematic review. Clin Oral Implants Res, 20 (Suppl. 4):87–95.

Monje A, Alcoforado G, Padial-Molina M, et al, 2014. Generalized aggressive periodontitis as a risk factor for dental implant failure: A systematic review and meta-analysis. J Periodontol, 85 (10):1398–1407.

Monje A, Catena A, Borgnakke W S, 2017. Association between diabetes mellitus/hyperglycemia and peri-implant diseases: Systematic review and meta-analysis. J Clin Periodontol, 44 (6):636–648.

Noda K, Arakawa H, Kimura-Ono A, et al, 2015. A longitudinal retrospective study of the analysis of the risk factors of implant failure by the application of generalized estimating equations. J Prosthodont Res, 59 (3):178–184.

Renvert S, Polyzois I, 2015. Risk indicators for peri-implant mucositis: A systematic literature review. J Clin Periodontol, 42 (Suppl. 16):S172–S186.

Shi Q, Xu J, Huo N, et al, 2016. Does a higher glycemic level lead to a higher rate of dental implant failure? A meta-analysis.

J Am Dent Assoc, 147 (11):875–881.

Sousa V, Mardas N, Farias B, et al, 2016. A systematic review of implant outcomes in treated periodontitis patients. Clin Oral Implants Res, 27 (7): 787–844.

Srinivasan M, Meyer S, Mombelli A, et al, 2017. Dental implants in the elderly population: A systematic review and meta-analysis. Clin Oral Implants Res, 28 (8):920–930.

Yap A K, Klineberg I, 2009. Dental implants in patients with ectodermal dysplasia and tooth agenesis: A critical review of the literature. Int J Prosthodont, 22 (3):268–276.

Zangrando M S, Damante C A, Sant'Ana A C, et al, 2015. Long-term evaluation of periodontal parameters and implant outcomes in periodontally compromised patients: A systematic review. J Periodontol, 86 (2): 201–221.

扩展阅读

Turri A, Rossetti P H, Canullo L, et al, 2016. Prevalence of peri-implantitis in medically compromised patients and smokers: A systematic review. Int J Oral Maxillofac Implants, 31 (1): 111–118.

第 19 章

参考文献

Bengazi F, Wennström J L, Lekholm U, 1996. Recession of the soft tissue margin at the oral implants: A 2 year longitudinal prospective study. Clin Oral Implants Res, 7 (4): 303–310.

Cochran D L, Schou S, Heitz-Mayfield LJ, et al, 2009. Consensus statements and recommended clinical procedures regarding risk factors in implant therapy. Int J Oral Maxillofac Implants, 24 (Suppl.):86–89.

Esposito M, Maghaireh H, Grusovin M G, et al, 2012. Interventions for replacing missing teeth: Management of soft tissues for dental implants. Cochrane Database Syst Rev, 2: CD006697.

Martin W, Lewis E, Nicol A, 2009. Local risk factors for implant therapy. Int J Oral Maxillofac Implants, 24 (Suppl.): 28–38.

Molly L, 2006. Bone density and primary stability in implant therapy. Clin Oral Implants Res, 17 (Suppl. 2):124–135.

第 20 章

参考文献

Heitz-Mayfield L J, Huynh-Ba G, 2009. History of treated periodontitis and smoking as risks for implant therapy. Int J Oral Maxillofac Implants, 24 (Suppl.):39–68.

Salvi G E, Bragger U, 2009. Mechanical and technical risks in implant therapy. Int J Oral Maxillofac Implants, 24 (Suppl.):
69–85.

Van Steenberghe D, Lekholm U, Bolender C, et al, 1990. Applicability of osseointegrated oral implants in the rehabilitation of partial edentulism: A prospective multicenter study on 558 fixtures. Int J Oral Maxillofac Implants, 5 (3):272–281.

第 21 章

参考文献

Cochran D L, Schou S, Heitz-Mayfield L J, et al, 2009. Consensus statements and recommended clinical procedures regarding risk factors in implant therapy. Int J Oral Maxillofac Implants, 24 (Suppl.):86–89.

Heitz-Mayfield L J, Huynh-Ba G, 2009. History of treated periodontitis and smoking as risks for implant therapy. Int J Oral Maxillofac Implants, 24 (Suppl.):39–68.

Ong C T T, Ivanovski S, Needleman I G, et al, 2008. Systematicreview of implant outcomes in treated periodontitis subjects. J Clin Periodontol, 35 (5):438–462.

Popelut A, Rousval B, Fromentin O, et al, 2010. Tooth extraction decision model in periodontitis patients. Clin Oral Implants Res, 21 (1):80–89.

Wen X, Liu R, Li G, et al, 2014. History of periodontitis as a risk factor for long-term survival of dental implants: A meta-analysis. Int J Oral Maxillofac Implants, 29 (6): 1271–1280.

第 22 章

参考文献

Araújo M, Lindhe J, 2005. Dimensional ridge alterations following tooth extraction: An experimental study in the dog. J Clin Periodontol, 32 (2): 212–218.

Buser D, Martin W, Belser UC, 2004. Optimizing esthetics for implant restorations in the anterior maxilla: Anatomic and surgical considerations. Int J Oral Maxillofac Implants, 19 (Suppl.): 43–61.

Choquet V, Hermans M, Adriaenssens P, et al, 2001. Clinical and radiographic evaluation of the papilla level adjacent to single-tooth dental implants: A retrospective study in the maxillary anterior region. J Periodontol, 72 (10): 1364–1371.

Olsson M, Lindhe J, 1991. Periodontal characteristics in individuals with varying form of the upper central incisors. J Clin Periodontol, 18 (1):78–82.

Tarnow D P, Cho S C, Wallace S S, 2000. The effect of inter-implant distance on the height of inter-implant bone crest. J Periodontol, 71 (4):546–549.

第 24 章

参考文献

Vercruyssen M, Laleman I, Jacobs R, et al, 2015. Computer-supported implant planning and guided surgery: A narrative review. Clin Oral Implants Res, 26 (Suppl. 11):69–76.

扩展阅读

Pozzi A, Polizzi G, Moy P K, 2016. Guided surgery with tooth-supported templates for single missing teeth: A critical review. Eur J Oral Implantol, 9 (Suppl. 1):S135–S153.

第 25 章

扩展阅读

Jacobs R, 2003. Preoperative radiologic planning of implant surgery in compromised patients. Periodontology, 33 (1): 12–25.

Tyndall D A, Brooks S L, 2000. Selection criteria for dental implant site imaging: A position paper of the American Academy of Oral and Maxillofacial Radiology. Oral Surg Oral Med Oral Pathol Oral Radio. Endod, 89 (5):630–637.

Zitzmann N U, Margolin M D, Filippi A, et al, 2008. Patient assessment and diagnosis in implant treatment. Aust Dent J, 53 (Suppl. 1):S3–S10.

第 27 章

参考文献

Belser U, Buser D, Bernard J P, 2008a. Implants in the posterior dentition//Lang N P, Lindhe J, Karring T. Clinical Periodontology and Implant Dentistry. 5th ed. Oxford: Blackwell: 1175–1207.

Belser U, Bernard JP, Buser D, 2008b. Implants in the esthetic zone//Lang N P, Lindhe J, Karring T.Clinical Periodontology and Implant Dentistry. 5th ed.Oxford: Blackwell, 1146–1174.

Renouard F, Rangert B. Risk Factors in Implant Dentistry. Chicago: Quintessence, 1999.

扩展阅读

Lang N P, Wilson T, Corbet E F, 2000. Biological complications with dental implants: Their prevention, diagnosis and treatment. Clin. Oral Implants Res, 11 (Suppl. 1): 146–155.

Magne P, Magne M, Belser U C, 1993. Natural and restorative oral esthetics. Part I: Rationale and basic strategies for successful esthetic rehabilitations. J Esthet Dent, 5 (4): 161–173.

Quirynen M, van Assche N, Botticelli D, et al, 2007. How does the timing of implant placement to extraction affect oucome? Int J Oral Maxillofac Implants, 22 (Suppl.): 203–223.

Salvi G E, Brägger U, 2009. Mechanical and technical risks in implant therapy. Int J Oral Maxillofac Implants, 24 (Suppl.): 69–85.

Weber H P, Morton D, Gallucci G O, et al, 2009. Consensus statements and recommended clinical procedures regarding loading protocols. Int J Oral Maxillofac Implants, 24 (Suppl.): 180–185.

Zistman N U, Marinello C P, 1999. Treatment plan for restoring the edentulous maxilla with implant supported restorations: Removable overdenture versus fixed partial denture design. J Prosthet Dent, 82 (2): 188–196.

第 28 章

参考文献

Ivanoff C J, Grondahl K, Sennerby L, et al, 1999. Influence of variations in implant diameters: A 3- to 5-year retrospective clinical report. Int J Oral Maxillofac. Implants, 14 (2): 173–180.

扩展阅读

Nisand D, Renouard F, 2014. Short implant in limited bone volume. Periodontology 2000, 66 (1): 72–96.

Telleman G, Raghoebar G M, Vissink A, et al, 2011. A systematic review of the prognosis of short (<10 mm) dental implants placed in the partially edentulous patient. J Clin Periodontol, 38 (7): 667–676.

第 29 章

扩展阅读

Siadat H, Alikhasi M, Beyabanak E, 2017. Interim prosthesis options for dental implants, J Prosthodont, 26 (4): 331–338.

第 30 章

参考文献

Esposito M, Grusovin M G, Achille H, et al, 2009. Interventions for replacing missing teeth: Different times for loading dental implants. Cochrane Database Syst. Rev, 1:CD003878.

Gallucci G O, Morton D, Weber H P, 2009. Loading protocols for dental implants in edentulous patients. Int J Oral

Maxillofac Implants, 24 (Suppl.):132–146.

Roccuzzo M, Aglietta M, Cordaro L, 2009. Implant loading protocols for partially edentulous maxillary posterior sites. Int J Oral Maxillofac Implants, 24 (Suppl.): 147–157.

第 31 章

参考文献

Belser U, Bernard J P, Buser D, 2008. Implants in the esthetic zone//Lang N P, Lindhe J, Karring T.Clinical Periodontology and Implant Dentistry: 5th ed.Oxford: Blackwell: 1146–1174.

Bouchard P, Renouard F, Bourgeois D, et al, 2009. Cost-effectiveness modeling of dental implant vs. bridge. Clin. Oral Implants Res, 20:583–587.

第 32 章

参考文献

Pjetursson B, Lang N, 2008. Prosthetic treatment planning on the basis of scientific evidence. J Oral Rehabil, 35 (Suppl. 1): 72–79.

第 33 章

参考文献

Cehreli M C, Karasoy D, Kökat A M, et al, 2010. A systematic review of marginal bone loss around implants retaining or supporting overdentures. Int J Oral Maxillofac Implants, 25 (2):266–277.

Cune M, Burgers M, van Kampen F, et al, 2010. Mandibular overdentures retained by two implants: 10-year results from a crossover clinical trial comparing ball-socket and bar-clip attachments. Int J Prosthodont, 23 (4):310–317.

Cune M, van Kampen F, van der Bilt A, et al, 2005. Patient satisfaction and preference with magnet, bar-clip, and ball-socket retained mandibular implant overdentures: A cross-over clinical trial. Int J Prosthodont, 18 (2):99–105.

Esposito M, Grusovin M G, Chew Y S, et al, 2009. One-stage versus two-stage implant placement: A Cochrane systematic review of randomised controlled clinical trials. Eur J Oral Implantol, 2 (2):91–99.

Gotfredsen K, Carlsson G E, Jokstad A, et al, 2008. Scandinavian Society for Prosthetic Dentistry, Danish Society of Oral Implantology. Implants and/or teeth: Consensus statements and recommendations. J Oral Rehabil, 35 (Suppl. 1):2–8.

Preiske H W, 1996. Overdentures Made Easy: A Guide to Implant and Root Supported Prostheses.Chicago IL: Quintessence: 81–122.

Sadowsky S, 2007. Treatment considerations for maxillary overdentures: A systematic review. J Prosthet Dent, 97 (6): 340–348.

Semper W, Heberer S, Nelson K, 2010. Retrospective analysis of bar-retained dentures with cantilever extension: Marginal bone level changes around dental implants over time. Int J Oral Maxillofac Implants, 25 (2):385–393.

第 34 章

参考文献

Alsabeeha N, Atieh M, Payne A G, 2010. Loading protocols for mandibular implant overdentures: A systematic review with meta-analysis. Clin Implant Dent Relat Res, 12 (Suppl. 1): e28–38.

Brånemark P I, Engstrand P, Öhrnell L O, et al, 1999. Brånemark Novum: A new treatment concept for rehabilitation of the edentulous mandible. Preliminary results from a prospective clinical follow-up study. Clin Implant Dent Relat Res, 1 (1): 2–16.

Bryant S R, MacDonald-Jankowski D, Kim K, 2007. Does the type of implant prosthesis affect outcomes for the completely edentulous arch? Int J Oral Maxillofac Implants, 22 (Suppl.):117–139.

Feine J S, Carlsson G E, Awad M A, et al, 2002. The McGill Consensus Statement on Overdentures. Montreal, Quebec, Canada. May 24–25, 2002. Int J Prosthodont, 15 (4): 413–414.

Kawai Y, Taylor J A, 2007. Effect of loading time on the success of complete mandibular titanium implant retained overdentures: A systematic review. Clin Oral Implants Res, 18 (4): 399–408.

Maló P, Rangert B, Nobre M, 2003. 'All-on-Four' immediate-function concept with Brånemark System implants for completely edentulous mandibles: A retrospective clinical study. Clin Implant Dent Relat Res, 5 (Suppl. 1):2–9.

Vercruyssen M, Marcelis K, Coucke W, 2010, et al. Long-term, retrospective evaluation (implant and patient-centred outcome) of the two-implants-supported overdenture in the mandible. Part 1: survival rate. Clin Oral Implants Res, 21 (4): 357–365.

第 35 章

参考文献

Bueno-Samper A, Hernández-Aliaga M, Calvo-Guirado JL, 2010. The implant-supported milled bar overdenture: A literature review. Med Oral Patol Oral Cir Bucal, 15 (2): e375–e378.

Gallucci G O, Morton D, Weber H P, 2009. Loading protocols for dental implants in edentulous patients. Int J Oral Maxillofac Implants, 24 (Suppl.):132–146.

Lambert F E, Weber H P, Susarla S M, et al, 2009. Descriptive analysis of implant and prosthodontic survival rates with fixed implant-supported rehabilitations in the edentulous maxilla. J Periodontol, 80 (8):1220–1230.

Maló P, Rangert B, Nobre M, 2003. 'All-on-Four' immediate-function concept with Brånemark System implants for completely edentulous mandibles: A retrospective clinical study. Clin Implant Dent Relat Res, 5 (Suppl. 1): 2–9.

Mericske-Stern R, 2003. Prosthodontic management of maxillary and mandibular overdentures//Feine J S, Carlsson G E. Implant Overdentures: The Standard of Care for Edentulous Patients. Chicago: Quintessence:83–98.

Weber H P, Morton D, Gallucci GO, et al, 2009. Consensus statements and recommended clinical procedures regarding loading protocols. Int J Oral Maxillofac Implants, 24 (Suppl.): 180–183.

第 36 章

参考文献

Atieh M A, Duncan W J, Faggion C M, 2016. Quality assessment of systematic reviews on oral implants placed immediately into fresh extraction sockets, Int J Oral Maxillofac Implants, 31 (2):338–351.

Buser D, Martin W, Belser U C, 2004. Optimizing esthetics for implant restorations in the anterior maxilla: Anatomic and surgical considerations. Int J Oral Maxillofac Implants, 19 (Suppl.):43–61.

Cardaropoli G, Lekholm U, Wennstrom J L, 2006. Tissue alterations at implant-supported single-tooth replacements: A 1-year prospective clinical study. Clin Oral Implants Res, 17 (2):165–171.

Chen S T, Buser D, 2014. Esthetic outcomes following immediate and early implant placement in the anterior maxilla: A systematic review. Int J Oral Maxillofac Implants, 29 (Suppl.):186–215.

Chrcanovic B R, Albrektsson T, Wennerberg A, 2015. Dental implants inserted in fresh extraction sockets versus healed sites: A systematic review and meta-analysis. J Dent, 43 (1): 16–41.

De Rouck T, Collys K, Wyn I, et al, 2009. Instant provisionalization of immediate single-tooth implants is essential to optimize esthetic treatment outcome. Clin Oral Implants Res, 20 (6): 566–570.

Jemt T, 1999. Restoring the gingival contour by means of provisional resin crowns after single-implant treatment. Int J Periodontics Restorative Dent, 19 (1):20–29.

Kan J Y, Rungcharassaeng K, Lozada J L, et al, 2011. Facial gingival tissue stability following immediate placement and provisionalization of maxillary anterior single implants: A 2- to 8-year follow-up. Int J Oral Maxillofac Implants, 26 (1): 179–187.

Lutz R, Neukam F W, Simion M, et al, 2015. Long-term outcomes of bone augmentation on soft and hard-tissue stability: A systematic review. Clin Oral Implants Res, 26 (Suppl. 11):103–122.

Mello C C, Lemos C A A, Verri F R, et al, 2017. Immediate implant placement into fresh extraction sockets versus delayed implants into healed sockets: A systematic review and meta-analysis. Int J Oral Maxillofac Surg, 46 (9): 1162–1177.

Schropp L, Wenzel A, Kostopoulos L, et al, 2003. Bone healing and soft tissue contour changes following single-tooth extraction: A clinical and radiographic 12-month prospective study. Int J Periodontics Restorative Dent, 23 (4):313–323.

第 37 章

参考文献

Heij D G, Opdebeeck H, van Steenberghe D, et al, 2006. Facial development, continuous tooth eruption, and mesial drift as compromising factors for implant placement. Int J Oral Maxillofac Implants, 21 (6):867–878.

Karl M, 2016. Outcome of bonded vs all-ceramic and metal-ceramic fixed prostheses for single tooth replacement. Eur J Oral Implantol, 9 (Suppl. 1):S25–S44.

Kiliaridis S, Sidira M, Kirmanidou Y, et al, 2016. Treatment options for congenitally missing lateral incisors. Eur J Oral Implantol, 9 (Suppl. 1):S5–S24.

Lambert F, Botilde G, Lecloux G, et al, 2016. Effectiveness of temporary implants in teenage patients: A prospective clinical trial. Clin. Oral Implants Res, 28 (9):1152–1157.

Melsen B, Lang N P, 2001. Biological reactions of alveolar bone to orthodontic loading of oral implants. Clin Oral Implants Res, 12 (2):144–152.

Terheyden H, Wusthoff, F, 2015. Occlusal rehabilitation in patients with congenitally missing teeth-dental implants, conventional prosthetics, tooth autotransplants, and preservation of deciduous teeth: A systematic review. Int J Implant Dent, 1 (1):30.

第 38 章

参考文献

Haanaes H R, 1990. Implants and infections with special reference to oral bacteria. J Clin Periodontol, 17 (7):516–524.

Parienti J J, Thibon P, Heller R, et al, 2002. Hand-rubbing with an aqueous alcoholic solution vs traditional surgical hand-scrubbing and 30-day surgical site infection rates: A randomized equivalence study. JAMA, 288 (6): 722–727.

Van Steenberghe D, Yoshida K, Papaioannou W, et al, 1997. Complete nose coverage to prevent airborne contamination via nostrils is unnecessary. Clin Oral Implants Res, 8 (6): 512–516.

第 39 章

参考文献

Araujo M G, Lindhe J, 2005. Dimensional ridge alterations following tooth extraction: An experimental study in the dog. J Clin Periodontol, 32 (2):212–218.

Araújo M G, Lindhe J, 2009a. Ridge alterations following tooth extraction with and without flap elevation: An experimental study in the dog. Clin Oral Implants Res, 20 (6):545–549.

Araújo M G, Lindhe J, 2009b. Ridge preservation with the use of Bio-Oss collagen: A 6-month study in the dog. Clin Oral Implants Res, 20 (5): 433–440.

Araújo M G, Lindhe J, 2011. Socket grafting with the use of autologous bone: An experimental study in the dog. Clin Oral Implants Res, 22 (1): 9–13.

Araujo M G, Wennström J L, Lindhe J, 2006. Modeling of the buccal and lingual bone walls of fresh extraction sites following implant installation. Clin Oral Implants Res, 17 (6): 600–614.

Atieh M A, Alsabeeha N H, Payne A G, et al, 2015. Interventions for replacing missing teeth: Alveolar ridge preservation techniques for dental implant site development. Cochrane Database Syst Rev, 5: CD010176.

Carmagnola D, Adriaens P, Berglundh T, 2003. Healing of human extraction sockets filled with Bio-Oss. Clin Oral Implants Res, 14 (2):137–143.

Darby I, Chen ST, Buser D, 2009. Ridge preservation techniques for implant therapy. Int J Oral Maxillofac Implants, 24 (Suppl.):260–271.

Esposito M, Worthington H V, Loli V, et al, 2010. Interventions for replacing missing teeth: Antibiotics at dental implant placement to prevent complications. Cochrane Database Syst Rev, 7: CD004152.

Iasella J M, Greenwell H, Miller R H, et al, 2003. Ridge preservation with freeze-dried bone allograft and a collagen membrane compared to extraction alone for implant site development: A clinical and histologic study in humans. J Periodontol, 74 (7):990–999.

Kim J J, Ben Amara H, Schwarz F, et al, 2017. Is ridge preservation/augmentation at periodontally compromised extraction sockets safe? A retrospective study. J Clin Periodontol, 44 (10):1051–1058.

扩展阅读

Fickl S, Zuhr O, Wachtel H, et al, 2008. Tissue alterations after tooth extraction with and without surgical trauma: A volumetric study in the beagle dog. J Clin Periodontol, 35 (4): 356–363.

Fiorellini J, Howell T, Cochran D, et al, 2005. Randomized study evaluating recombinant human bone morphogenetic protein-2 for extraction socket augmentation. J Periodontol, 76 (4): 605–613.

Grunder U, 2000. Stability of the mucosal topography around single-tooth implants and adjacent teeth: 1 year results. Int J Periodont Restorat Dent, 20:11–17.

Quirynen M, van Assche N, Botticelli D, et al, 2008. How does the timing of implant placement to extraction affect outcome? Int J Oral Maxillofac Implants, 23 (1):203–223.

Serino G, Rao W, Iezzi G, et al, 2008. Polylactide and polyglycolide sponge used in human extraction socket: Bone formation following 3 months after its application. Clin Oral Implants Res, 19 (1): 26–31.

第 40 章

参考文献

Quirynen M, Lekholm U, 2008. The surgical site//Lang N P, Lindhe J, Karring T. Clinical Periodontology and Implant Dentistry. 5th ed. Oxford: Blackwell:1068–1079.

扩展阅读

Hämmerle CHF, Araújo M, Lindhe J, 2008. Timing of implant placement//Lang N P, Lindhe J, Karring T.Clinical Periodontology and Implant Dentistry. 5th ed. Oxford: Blackwell: 1053–1067.

第 41 章

参考文献

Araújo M G, Sukekava F, Wennström J L, et al, 2006. Tissue

modeling following implant placement in fresh extraction sockets. Clin Oral Implants Res, 17 (6): 615–624.

Botticelli D, Berglundh T, Lindhe J, 2004. Hard tissue alterations following immediate implant placement in extraction sites. J Clin Periodontol, 31 (10):820–828.

Chen S T, Buser D, 2008. Implants in post-extraction sites: A literature update//Chen S, Buser D. ITI Treatment Guide, Vol. 3. Implant Placement in Post-Extraction Sites: Treatment Options. Chicago: Quintessence: 9–16.

Chen S T, Buser D, 2009. Clinical and esthetic outcomes of implants placed in the postextraction sites. Int J Oral Maxillofac Implants, 24 (Suppl.):186–217.

Esposito M, Grusovin M G, Polyzos I P, et al, 2010. Interventions for replacing missing teeth: Dental implant in fresh extraction socket (immediate, immediate-delayed, delayed implants). Cochrane Database Syst Rev, 9: CD005968.

Sanz M, Cecchinato D, Ferrus J, et al, 2010. A prospective, randomized-controlled clinical trial to evaluate bone preservation using implants with different geometry placed into extraction sockets in the maxilla. Clin Oral Implants Res, 21 (1): 13–21.

扩展阅读

Hammerle C H, Chen S T, Wilson T G, 2004. Consensus statements and recommended clinical procedures regarding the placement of implants in extraction sockets. Int J Oral Maxillofac Implants, 19 (Suppl.):26–28.

Lindeboom J A, Tjiook Y, Kroon F H, 2006. Immediate placement of implants in periapical infected sites: A prospective randomized study in 50 patients. Oral Surg Oral Med Oral Pathol Oral Radiol Endod, 101 (6):705–710.

Paolantonio M, Dolci M, Scarano A, et al, 2001. Immediate implantation in fresh extraction sockets: A controlled clinical and histological study in man. J Periodontol, 72 (11): 1560–1571.

第 42 章

参考文献

Hammerle C H, Stone P, Jung R E, et al, 2009. Consensus statements and recommended clinical procedures regarding computer-assisted implant dentistry. Int J Oral Maxillofac Implants, 24 (Suppl.):126–131.

Jung R E, Schneider D, Ganeles J, et al, 2009. Computer technology applications in surgical implant dentistry: A systematic review. Int J Oral Maxillofac Implants, 24 (Suppl.): 92–109.

Vercruyssen M, Laleman I, Jacobs R, et al, 2015. Computer-supported implant planning and guided surgery: A narrative review. Clin Oral Implants Res, 26 (Suppl. 11):69–76.

扩展阅读

D'Haese J, Ackhurst J, Wismeijer D, et al, 2017. Current state of the art of computer-guided implant surgery. Periodontology 2000, 73 (1):121–133.

第 43 章

参考文献

Abduo J, Lyons K, 2013. Rationale for the use of CAD/CAM technology in implant prosthodontics. Int J Dent: 768121.

Abduo J, Lyons K, Waddell N, et al, 2012. A comparison of fit of CNC-milled titanium and zirconia frameworks to implants. Clin Implant Dent Relat Res, 14 (Suppl. 1): e20–e29.

Glauser R, Sailer I, Wohlwend A, et al, 2004. Experimental zirconia abutments for implant-supported single-tooth restorations in esthetically demanding regions: 4-year results of a prospective clinical study. Int J Prosthodont, 17 (3): 285–290.

Joda T, Ferrari M, Gallucci G O, et al, 2017. Digital technology in fixed implant prosthodontics. Periodontology 2000, 73 (1):178–192.

Kapos T, Ashy L M, Gallucci G O, et al, 2009. Computer-aided design and computer-assisted manufacturing in prosthetic implant dentistry. Int J Oral Maxillofac Implants, 24 (Suppl.):110–117.

Ortorp A, Jemt T, Back T, et al, 2003. Comparisons of precision of fit between cast and CNC-milled titanium implant frameworks for the edentulous mandible. Int J Prosthodont, 16 (2):194–200.

Takahashi T, Gunne J, 2003. Fit of implant frameworks: An in vitro comparison between two fabrication techniques. J Prosthet Dent, 89 (3):256–260.

van Noort R, 2012. The future of dental devices is digital. Dent. Mater, 28 (1):3–12.

Yuzugullu B, Avci M, 2008. The implant-abutment interface of alumina and zirconia abutments. Clin Implant Dent Relat Res, 10 (2):113–121.

第 44 章

参考文献

Amin S, Weber H P, Finkelman M, et al, 2017. Digital vs. conventional full-arch implant impressions: A comparative study. Clin Oral Implants Res, 28 (11):1360–1367.

Brown S D, Payne A G, 2011. Immediately restored single implants in the aesthetic zone of the maxilla using a novel design: 1-year report. Clin Oral Implants Res, 22:445–454.

Ekfeldt A, Furst B, Carlsson G E, 2011. Zirconia abutments for single-tooth implant restorations: A retrospective and clinical follow-up study. Clin Oral Implants Res, 22:1308–1314.

Flugge T V, Att W, Metzger M C, et al, 2016. Precision of dental implant digitization using intraoral scanners. Int J Prosthodont, 29 (3):277–283.

Guess P C, Att W, Strub J R, 2012. Zirconia in fixed implant prosthodontics. Clin Implant Dent Relat Res, 14 (5):633–645.

Guess P C, Bonfante E A, Silva N R, et al, 2013. Effect of core design and veneering technique on damage and reliability of Y-TZP-supported crowns. Dent Mater, 29 (3):307–316.

Kohal R J, Wolkewitz M, Mueller C, 2010. Alumina- reinforced zirconia implants: Survival rate and fracture strength in a masticatory simulation trial. Clin Oral Implants Res, 21 (12):1345–1352.

Kokubo Y, Tsumita M, Kano T, et al, 2011. The influence of zirconia coping designs on the fracture load of all-ceramic molar crowns. Dent Mater, 30 (3):281–285.

Larsson C, Vult von Steyern P, 2010. Five-year follow-up of implant-supported Y-TZP and ZTA fixed dental prostheses: A randomized, prospective clinical trial comparing two different material systems. Int J Prosthodont, 23 (6): 555–561.

Larsson C, Vult von Steyern P, Nilner K, 2010. A prospective study of implant-supported full-arch yttria-stabilized tetragonal zirconia polycrystal mandibular fixed dental prostheses: Three-year results. Int J Prosthodont, 23 (4): 364–369.

Papaspyridakos P, Chen C J, Gallucci G O, et al, 2014. Accuracy of implant impressions for partially and completely edentulous patients: A systematic review. Int J Oral Maxillofac Implants, 29 (4):836–845.

Parpaiola A, Norton M R, Cecchinato D, et al, 2013. Virtual abutment design: A concept for delivery of CAD/CAM customized abutments – report of a retrospective cohort. Int J Periodontics Restorative Dent, 33:51–58.

Rauscher O, 2011. Impression-free implant restorations with Cerec InLab. Int J Comput Dent, 14 (2):139–146.

Sailer I, Philipp A, Zembic A, et al, 2009. A systematic review of the performance of ceramic and metal implant abutments supporting fixed implant reconstructions. Clin Oral Implants Res, 20 (Suppl. 4):4–31.

Selz C F, Bogler J, Vach K, et al, 2015. Veneered anatomically designed zirconia FDPs resulting from digital intraoral scans: Preliminary results of a prospective clinical study. J Dent, 43 (12):1428–1435.

Silva N R, Bonfante E A, Rafferty B T, et al, 2011. Modified Y-TZP core design improves all-ceramic crown reliability. J Dent Res, 90 (1):104–108.

Vandeweghe S, Vervack V, Dierens M, et al, 2017. Accuracy of digital impressions of multiple dental implants: An in vitro study. Clin Oral Implants Res, 28 (6):648–653.

第 45 章

参考文献

Chiapasco M, Casentini P, Zaniboni M, 2009. Bone augmentation procedures in implant dentistry. Int J Oral Maxillofac Implants, 24 (Suppl.): 237–259.

Hammerle C H, Lang N, 2001. Single stage surgery combining transmucosal implant placement with guided bone regeneration and bioresorbable materials. Clin Oral Implants Res, 12 (1):9–18.

第 46 章

参考文献

Wang J, Wang L, Zhou Z, et al, 2016. Biodegradable polymer membranes applied in guided bone/tissue regeneration: A review, Polymers, 8 (4):115.

第 47 章

参考文献

Antoun H, Sitbon J M, Martinez H. et al, 2001. A prospective randomized study comparing two techniques of bone augmentation: Onlay graft alone or associated with a membrane. Clin Oral Implants Res, 12 (6):632–639.

Benic G I, Hammerle C H, 2014. Horizontal bone augmentation by means of guided bone regeneration. Periodontology 2000, 66 (1):13–40.

Chiapasco M, Zaniboni M, 2009. Clinical outcomes of GBR procedures to correct peri-implant dehiscences and fenestrations: A systematic review. Clin Oral Implants Res, 20 (Suppl. 4):113–123.

Dahlin C, Sennerby L, Lekholm U, et al, 1989. Generation of new bone around titanium implants using a membrane technique: An experimental study in rabbits. Int J Oral Maxillofac Implants, 4 (1):19–25.

Esposito M, Grusovin M G, Felice P, et al, 2009. Interventions for replacing missing teeth: Horizontal and vertical bone augmentation techniques for dental implant treatment.

Cochrane Database Syst Rev, 4: CD003607.

Esposito M, Grusovin M G, Tzanetea E, et al, 2010. Interventions for replacing missing teeth: Treatment of perimplantitis. Cochrane Database Syst Rev, 6:CD004970.

Gottlow J, Nyman S, Karring T, et al, 1984. New attachment formation as the result of controlled tissue regeneration. J Clin Periodontol, 11 (8): 494–503.

Hurley L A, Stinchfield F E, Bassett AL, et al, 1959. The role of soft tissues in osteogenesis: An experimental study of canine spine fusions. J Bone Joint Surg Am, 41-A: 1243–1254.

Klinge B, Flemmig T F, 2009. Tissue augmentation and esthetics (Working Group 3). Clin Oral Implants Res, 20 (Suppl. 4):166–170.

Tonetti M S, Hammerle C H, 2008. Advances in bone augmentation to enable dental implant placement: Consensus Report of the Sixth European Workshop on Periodontology. J Clin Periodontol, 35 (8 Suppl.):168–172.

von Arx T, Cochran D L, Hermann J S, et al, 2001. Lateral ridge augmentation using different bone fillers and barrier membrane application: A histologic and histomorphometric pilot study in the canine mandible. Clin Oral Implants Res, 12 (3):260–269.

第 48 章

参考文献

Anitua E, 1999. Plasma rich in growth factors: Preliminary results of use in the preparation of future sites of implants. Int. J. Oral Maxillofac. Implants, 14 (4):529–535.

Berglundh T, Lindhe J, 1997. Healing around implants placed in bone defects treated with Bio-Oss: An experimental study in the dog. Clin Oral Implants Res, 8 (2):117–124.

Boyne P, James R A, 1980. Grafting of the maxillary sinus floor with autogenous marrow and bone. J Oral Surg, 38 (8):613–616.

Carmagnola D, Berglundh T, Araujo M, et al, 2000. Bone healing around implants placed in a jaw defect augmented with Bio-Oss: An experimental study in dogs. J Clin Periodontol, 27 (11):799–805.

Daculsi G, 1998. Biphasic calcium phosphate concept applied to artificial bone, implant coating and injectable bone substitute. Biomaterials, 19 (16):1473–1478.

Davies J E, Hosseini M M, 2000. Histodynamics of endosseus wound healing//Davies J E. Bone Engineering. Em Toronto: Squared: 1–14.

Esposito M, Grusovin M G, Felice P, et al, 2009. Interventions for replacing missing teeth: Horizontal and vertical bone augmentation techniques for dental implant treatment. Cochrane Database Syst Rev, 4:CD003607.

Hallman M, Thor A, 2008. Bone substitutes and growth factors as an alternative/complement to autogenous bone for grafting in implant dentistry. Periodontology 2000, 47 (1): 172–192.

Merkx M A, Fennis J P, Verhagen C M, et al, 2004. Reconstruction of the mandible using preshaped 2, 3 mm titanium plates, autogenous particulate cortico-cancellous bone grafts and platelet rich plasma: A report on eight patients. Int J Oral Maxillofac Surg, 33:2029–2035.

Piatelli M, Favero G, Scarano A, et al, 1999. Bone reactions to anorganic bovine (Bio-Oss) used in sinus augmentation procedures: A histologic long-term report of 20 cases in humans. Int J Oral Maxillofac Implants, 14 (6): 835–840.

Terheyden H, Jepsen S, Môller B, et al, 1999. Sinus floor augmentation with simultaneous placement of dental implants using a combination of deproteinized bone xenograft and recombinant human osteogenic protein-1: A histometric study in miniature pigs. Clin Oral Implants Res, 10 (6): 510–521.

Thor A, Wannfors K, Sennerby L, et al, 2005. Reconstruction of the severely resorbed maxilla with autogenous bone, platelet-rich plasma, and implants: 1-year results of a controlled prospective 5-year study. Clin Implant Dent Relat Res, 7 (4): 209–220.

Tonetti M S, Hâmmerle C H F, 2008. Advances in bone augmentation to enable dental implant placement: Consensus Report of the Sixth European Workshop on Periodontology. J Clin Periodontol, 35 (Suppl. 8):168–172.

Turunen T, Peltola J, YLI-Urpo A, et al, 2004. Bioactive glass granules as a bone adjunctive material in maxillary sinus floor augmentation. Clin Oral Implants Res, 15 (2): 135–141.

Valentini P, Abensur D, Densari D, et al, 1998. Histological evaluation of Bio-Oss in a 2-stage sinus floor elevation and implantation procedure: A human case report, Clin Oral Implants Res, 9 (1): 59–64.

Wiltfang J, Schlegel K A, Schultze-Mosgau S, et al, 2003. Sinus floor augmentation with beta-tricalciumphosphate (beta- TCP): Does platelet-rich plasma promote its osseous integration and degradation? Clin Oral Implants Res, 14 (2): 213–218.

Yildirim M, Spiekermann H, Handt S, et al, 2001. Maxillary sinus augmentation with the xenograft Bio-Oss and autogenous intraoral bone for qualitative improvement of the implant site: A histologic and histomorphometric clinical study in humans. Int J Oral Maxillofac Implants, 16 (1):23–33.

第 49 章

参考文献

Chen S T, Beagle J, Jensen S S, et al, 2009. Consensus statements and recommended clinical procedures regarding surgical techniques. Int J Oral Maxillofac Implants, 24 (Suppl.): 272–278.

Chiapasco M, Casentini P, Zaniboni M, 2009. Bone augmentation procedures in implant dentistry. Int J Oral Maxillofac Implants, 24 (Suppl.): 237–259.

Esposito M, Grusovin M G, Felice P, et al, 2009. Interventions for replacing missing teeth: Horizontal and vertical bone augmentation techniques for dental implant treatment. Cochrane Database Syst Rev, 4:CD003607.

第 50 章

参考文献

Chen S T, Beagle J, Jensen S S, et al, 2009. Consensus statements and recommended clinical procedures regarding surgical techniques. Int J Oral Maxillofac Implants, 24 (Suppl.): 272–278.

Donos N, Mardas N, Chadha V, 2008. Clinical outcomes of implants following lateral bone augmentation: Systematic assessment of available options (barrier membranes, bone grafts, split osteotomy). J Clin Periodontol, 35 (Suppl. 8):173–202.

第 51 章

参考文献

Chiapasco M, Casentini P, Zaniboni M, 2009. Bone augmentation procedures in implant dentistry. Int J Oral Maxillofac Implants, 24 (Suppl.): 237–259.

Del Fabbro M, Testori T, Francetti L, et al, 2004. Systematic review of survival rates for implants placed in the grafted maxillary sinus. Int J Periodontics Restorative Dent, 24 (6): 565–577.

Esposito M, Felice P, Worthington H V, 2014. Interventions for replacing missing teeth: Augmentation procedures of the maxillary sinus. Cochrane Database Syst Rev, 5: CD008397.

Graziani F, Donos N, Needleman I, et al, 2004. Comparison of implant survival following sinus floor augmentation procedures with implants placed in pristine posterior maxillary bone: A systematic review. Clin Oral Implants Res, 15 (6): 677–682.

Lutz R, Berger-Fink S, Stockmann P, et al, 2015. Sinus floor augmentation with autogenous bone vs. a bovine-derived xenograft: A 5-year retrospective study. Clin Oral Implants Res, 26:644–648.

Nkenke E, Stelzle F, 2009. Clinical outcomes of sinus floor augmentation for implant placement using autogenous bone or bone substitutes: A systematic review. Clin Oral Implants Res, 20 (Suppl. 4):124–133.

Pjetursson B E, Tan W C, Zwahlen M, et al, 2008. A systematic review of the success of sinus floor elevation and survival of implants inserted in combination with sinus floor elevation. J Clin Periodontol, 35 (8 Suppl.):216–240.

Schmitt C M, Doering H, Schmidt T, et al, 2013. Histological results after maxillary sinus augmentation with Straumann® BoneCeramic, Bio-Oss®, Puros®, and autologous bone: A randomized controlled clinical trial. Clin Oral Implants Res, 24 (5): 576–585.

Tonetti M S, Hammerle C H, 2008. Advances in bone augmentation to enable dental implant placement: Consensus Report of the Sixth European Workshop on Periodontology. J Clin Periodontol, 35 (8 Suppl.): 168–172.

Wallace S S, Froum S J, 2003. Effect of maxillary sinus augmentation on the survival of endosseous dental implants: A systematic review. Ann Periodontol, 8 (1):328–343.

第 52 章

参考文献

Engelke W, Deckwer I, 1997. Endoscopically controlled sinus floor augmentation: A preliminary report. Clin Oral Implants Res, 8 (6):527–531.

Esposito M, Felice P, Worthington H V, 2014. Interventions for replacing missing teeth: Augmentation procedures of the maxillary sinus. Cochrane Database Syst Rev, 5: CD008397.

Franceschetti G, Rizzi A, Minenna L, et al, 2017. Patient-reported outcomes of implant placement performed concomitantly with transcrestal sinus floor elevation or entirely in native bone. Clin Oral Implants Res, 28:156–162.

Franceschetti G, Trombelli L, Minenna L, et al, 2015. Learning curve of a minimally invasive technique for transcrestal sinus floor elevation: A split-group analysis in a prospective case series with multiple clinicians. Implant Dent, 24 (5): 517–526.

Fugazzotto P A, De P S, 2002. Sinus floor augmentation at thetime of maxillary molar extraction: Success and failure rates of 137 implants in function for up to 3 years. J Periodontol, 73 (1):39–44.

Sohn D S, Lee J S, Ahn M R, et al, 2008. New bone formation in the maxillary sinus without bone grafts. Implant Dent, 17 (3):321–331.

Summers R B, 1994. The osteotome technique: Part 3–Less invasive methods of elevating the sinus floor. Compendium, 15:698, 700, 702–704 passim; quiz 710.

Tan W C, Lang N P, Zwahlen M, et al, 2008. A systematic review of the success of sinus floor elevation and survival of implants inserted in combination with sinus floor elevation. Part Ⅱ: Transalveolar technique. J Clin Periodontol, 35 (8 Suppl.):241–254.

Trombelli L, Minenna P, Franceschetti G, et al, 2010. Transcrestal sinus floor elevation with a minimally invasive technique. J Periodontol, 81 (1):158–166.

第 53 章

参考文献

Allais M, Maurette PE, Mazzonetto R, et al, 2007. Patient's perception of the events during and after osteogenic alveolar distraction. Med Oral Patol Oral Cir Bucal, 12:E225–E228.

Chen ST, Beagle J, Jensen S S, et al, 2009. Consensus statements and recommended clinical procedures regarding surgical techniques. Int J Oral Maxillofac Implants, 24 (Suppl.): 272–278.

Chiapasco M, Casentini P, Zaniboni M, 2009. Bone augmentation procedures in implant dentistry. Int J Oral Maxillofac Implants, 24 (Suppl.):237–259.

Chiapasco M, Zaniboni M, Rimondini L, 2007. Autogenous onlay bone grafts vs. alveolar distraction osteogenesis for the correction of vertically deficient edentulous ridges: A 2–4-year prospective study on humans. Clin Oral Implants Res, 18 (4):432–440.

Chin M, 1999. Distraction osteogenesis for dental implants. Oral Maxillofac. Surg Clin North Am, 7 (1):41–63.

Esposito M, Grusovin M G, Felice P, et al, 2009. Interventions for replacing missing teeth: Horizontal and vertical bone augmentation techniques for dental implant treatment. Cochrane Database Syst Rev, 4: CD003607.

Tonetti M S, Hammerle C H F, 2008. Advances in bone augmentation to enable dental implant placement: Consensus Report of the Sixth European Workshop on Periodontology. J Clin Periodontol, 35 (8 Suppl): 168–172.

第 54 章

参考文献

Abrahamsson I, Berglundh T, Glantz P O, et al, 1998. The mucosal attachment at different abutments: An experimental study in dogs. J Clin Periodontol, 25 (9):721–727.

Abrahamsson I, Zitzmann N U, Berglundh T, et al, 2001. Bone and soft tissue integration to titanium implants with different surface topography: An experimental study in the dog. Int J Oral Maxillofac Implants, 16 (3):323–332.

Berglundh T, Abrahamsson I, Welander M, et al, 2007. Morphogenesis of the peri-implant mucosa: An experimental study in dogs. Clin Oral Implants Res, 18 (1): 1–8.

Berglundh T, Lindhe J, Ericsson I, et al, 1991. The soft tissue barrier at implants and teeth. Clin Oral Implants Res, 2 (2):81–90.

Blanco J, Carral C, Linares A, et al, 2012. Soft tissue dimensions in flapless immediate implants with and without immediate loading: An experimental study in the beagle dog. Clin Oral Implants Res, 23 (1):70–75.

Canullo L, Tallarico M, Penarrocha-Oltra D, et al, 2016. Implant abutment cleaning by plasma of argon: 5-year follow-up of a randomized controlled trial. J Periodontol, 87 (4): 434–442.

de Sanctis M, Vignoletti F, Discepoli N, et al, 2009. Immediate implants at fresh extraction sockets: Bone healing in four different implant systems. J Clin Periodontol, 36 (8): 705–711.

Degidi M, Artese L, Piattelli A, et al, 2012. Histological and immunohistochemical evaluation of the peri-implant soft tissues around machined and acid-etched titanium healing abutments: A prospective randomised study. Clin Oral Invest, 16:857–866.

Glauser R, Schupbach P, Gottlow J, et al, 2005. Periimplant soft tissue barrier at experimental one-piece mini-implants with different surface topography in humans: A light-microscopic overview and histometric analysis. Clin.Implant Dent Relat Res, 7 (Suppl. 1):S44–S51.

Glauser R, Zembic A, Hammerle C H, 2006. A systematic review of marginal soft tissue at implants subjected to immediate loading or immediate restoration. Clin Oral Implants Res, 17 (Suppl. 2): 82–92.

Hermann JS, Buser D, Schenk R K, et al, 2001. Biologic width around one-and two-piece titanium implants. Clin Oral Implants Res, 12 (6):559–571.

Linkevicius T, Vaitelis J, 2015. The effect of zirconia or titanium as abutment material on soft peri-implant tissues: A systematic review and meta-analysis. Clin Oral Implants Res, 26 (Suppl. 11):139–147.

Nevins M, Kim D M, Jun S H, et al, 2010. Histologic evidence of a connective tissue attachment to laser microgrooved abutments: A canine study. Int J Periodontics Restorative Dent, 30 (3):245–255.

Pontes A E, Ribeiro F S, Iezzi G, et al, 2008. Biologic width changes around loaded implants inserted in different levels in relation to crestal bone: Histometric evaluation in canine mandible. Clin Oral Implants Res, 19:483–490.

Sculean A, Gruber R, Bosshardt D D, 2014. Soft tissue wound healing around teeth and dental implants. J Clin Periodontol, 41 (Suppl. 15):S6–S22.

Tallarico M, Canullo L, Caneva M, et al, 2017. Microbial colonization at the implant-abutment interface and its possible influence on periimplantitis: A systematic review and meta-analysis. J Prosthodont Res, 61 (3): 233–241.

Vignoletti F, de Sanctis M, Berglundh T, et al, 2009. Early healing of implants placed into fresh extraction sockets: An experimental study in the beagle dog. III: Soft tissue findings. J Clin Periodontol, 36 (12):1059–1066.

Weber H P, Buser D, Donath K, et al, 1996. Comparison of healed tissues adjacent to submerged and non-submerged unloaded titanium dental implants: A histometric study in beagle dogs. Clin Oral Implants Res, 7 (1):11–19.

You T M, Choi B H, Li J, et al, 2009. Morphogenesis of the peri-implant mucosa: A comparison between flap and flapless procedures in the canine mandible. Oral Surg Oral Med Oral Pathol Oral Radiol Endod, 107:66–70.

Zhao B, van der Mei H C, Subbiahdoss G, et al, 2014. Soft tissue integration versus early biofilm formation on different dental implant materials. Dent Mater, 30 (7):716–727.

第 55 章

参考文献

Bouchard P, Malet J, Borghetti A, 2001. Decision-making in aesthetics: Root coverage revisited. Periodontology 2000, 27 (1):97–120.

Esposito M, Maghaireh H, Grusovin M G, et al, 2012. Interventions for replacing missing teeth: Management of soft tissues for dental implants. Cochrane Database Syst Rev, 2:CD006697.

Jung J E, Siegenthaler D W, Hammerle C H, 2004. Postextraction tissue management: A soft tissue punch technique. Int J Periodont Restorat Dent, 24 (6):545–553.

Klinge B, Flemmig T F, 2009. Tissue augmentation and esthetics (Working Group 3). Clin Oral Implants Res, 20 (Suppl. 4):166–170.

Rotundo R, Pagliaro U, Bendinelli E, et al, 2015. Long-term outcomes of soft tissue augmentation around dental implants on soft and hard tissue stability: A systematic review. Clin Oral Implants Res, 26 (Suppl. 11):123–138.

Scharf D R, Tarnow D P, 1992. Modified roll technique for localized alveolar ridge augmentation. Int J Periodont Restorat

Dent, 12 (5):415–425.

Sculean A, Chappuis V, Cosgarea R, 2017. Coverage of mucosal recessions at dental implants. Periodontology, 73 (1): 134–140.

Seibert J S, Salama H, 1996. Alveolar ridge preservation and reconstruction. Periodontology, 11:69–84.

Thoma D S, Benic G I, Zwahlen M, et al, 2009. A systematic review assessing soft tissue augmentation techniques. Clin Oral Implants Res, 20 (Suppl. 4):146–165.

Wennstrom J L, Bengazi F, Lekholm U, 1994. The influence of the masticatory mucosa on the peri-implant soft tissue condition. Clin Oral Implants Res, 5 (1):1–8.

第 56 章

参考文献

Esposito M, Grusovin M G, Worthington HV, 2013. Interventions for replacing missing teeth: Antibiotics at dental implant placement to prevent complications. Cochrane Database Syst Rev, 7: CD004152.

第 57 章

扩展阅读

Hofschneider U, Tepper G, Gahleitner A, et al, 1999. Assessment of the blood supply to the mental region for reduction of bleeding complications during implant surgery inthe interforaminal region. Int J Oral Maxillofac Implants, 14 (3):379–383.

Manning J E, 2004. Fluid and blood resuscitation//Tintinalli J.Emergency Medicine: A Comprehensive Study Guide. New York: McGraw-Hill: 227.

第 58 章

参考文献

Branemark P I, Adell R, Albrektsson T, et al, 1984. An experimental and clinical study of osseointegrated implants penetrating the nasal cavity and maxillary sinus. J Oral Maxillofac Surg, 42 (8): 497–505.

Chen ST, Beagle J, Jensen S S, et al, 2009. Consensus statements and recommended clinical procedures regarding surgical techniques. Int J Oral Maxillofac. Implants, 24 (Suppl.): 272–278.

Giglio J, Laskin D, 1998. Perioperative errors contributing to implant failure. Oral Maxillofac Surg Clin North Am, 2: 197–202.

第 59 章

参考文献

Devine M, Taylor S, Renton T, 2016. Chronic post-surgical pain following the placement of dental implants in the maxilla: A case series. Eur J Oral Implantol, 9 (Suppl. 1): 179–186.

Goodacre C J, Bernal G, Rungcharassaeng K, et al, 2003. Clinical complications with implants and implant prostheses. J Prosthet Dent, 90 (2):121–132.

Lin C S, Wu S Y, Huang H Y, et al, 2016. Systematic review and meta-analysis on incidence of altered sensation of mandibular implant surgery. PLoS One, 11 (4): e0154082.

Park S H, Wang H L, 2005. Implant reversible complications: Classification and treatments. Implant Dent, 14 (3): 211–220.

Vetromilla B M, Moura L B, Sonego C L, et al, 2014. Complications associated with inferior alveolar nerve repositioning for dental implant placement: A systematic review. Int J Oral Maxillofac Surg, 43 (11):1360–1366.

第 60 章

参考文献

Hofschneider U, Tepper G, Gahleitner A, et al, 1999. Assessment of the blood supply to the mental region for reduction of bleeding complications during implant surgery in the interforaminal region. Int J Oral Maxillofac. Implants, 14 (3):379–383.

Manning J E, 2004. Fluid and blood resuscitation//Tintinalli J. Emergency Medicine: A Comprehensive Study Guide. New York: McGraw-Hill: 227.

ten Bruggenkate C M, Krekeler G, Kraaijenhagen H A, et al, 1993. Hemorrhage of the floor of the mouth resulting from lingual perforation during implant placement: A clinical report. Int J Oral Maxillofac Implants, 8 (3):329–334.

第 61 章

参考文献

Academy Report, 2013. Peri-implant mucositis and peri-implantitis: A current understanding of their diagnoses and clinical implications. J Periodontol, 84 (4):436–443.

Albrektsson T, Isidor F, 1994. Consensus report of session IV// Lang N P. Proceedings of the 1st European Workshop on Periodontology. London: Quintessence:365–369.

Berglundh T, Lindhe J, Lang K, 2008. Peri-implant pathology// Lindhe J, Lang N P, Karring T.Clinical Periodontology and Implant Dentistry:5th edn. New York: Blackwell:529–538.

Coli P, Christiaens V, Sennerby L, et al, 2017. Reliability of periodontal diagnostic tools for monitoring peri-implant health and disease. Periodontology 2000, 73 (1): 203-217.

Derks J, Schaller D, Håkansson J, et al, 2016. Effectiveness of implant therapy analyzed in a Swedish population: Prevalence of peri-implantitis. J Dent Res, 95 (1):43–49.

Ellegaard B, Baelum V, Karring T, 1997. Implant therapy in periodontally compromised patients. Clin Oral Implants Res, 8 (3):180–188.

Heitz-Mayfield L J, Schmid B, Weigel C, et al, 2004. Does excessive occlusal load affect osseointegration? An experimental study in the dog. Clin Oral Implants Res, 15 (3): 259–268.

Isidor F, 1996. Loss of osseointegration caused by occlusal load of oral implants: A clinical and radiographic study in monkeys. Clin Oral Implants Res, 7 (2):143–152.

Isidor F, 1997. Histological evaluation of peri-implant bone at implants subjected to occlusal overload or plaque accumulation. Clin Oral Implants Res, 8 (1): 1–9.

Jepsen S, Berglundh T, Genco R, et al, 2015. Primary prevention of periimplantitis: Managing peri-implant mucositis. J Clin Periodontol, 42 (Suppl. 16):S152–S157.

Lang N P, Berglundh T, 2011. Periimplant diseases: Where are we now? Consensus of the Seventh European Workshop on Periodontology. J Clin Periodontol, 38 (Suppl. 11):178–181.

Lang N P, Berglundh T, Heitz-Mayfield L J, et al, 2004. Consensus statements and recommended clinical procedures regarding implant survival and complications. Int. J Oral Maxillofac Implants, 19 (Suppl.):150–154.

Lang N P, Bragger U, Walther D, et al, 1993. Ligature-induced peri-implant infection in cynomolgus monkeys. I. Clinical and radiographic findings. Clin Oral Implants Res, 4 (1): 2–11.

Meyle J, 2008. Peri-implant diseases: Consensus report of the Sixth European Workshop on Periodontology. J Clin Periodontol, 35 (8 Suppl.):282–285.

Mombelli A, 1999. Prevention and therapy of peri-implant infections//Lang N P, Karring T, Lindhe J.Proceedings of the 3rd European Workshop on Periodontology. Berlin: Quintessence:281–303.

Roos-Jansåker A M, Lindahl C, Renvert H. et al, 2006. Nine-to fourteen-year follow-up of implant treatment. Part II: Presence of peri-implant lesions. J Clin Periodontol, 33 (4): 290–295.

Schou S, Holmstrup P, Reibel J, et al, 1993a. Ligature-induced marginal inflammation around osseointegrated implants and ankylosed teeth: Stereologic and histologic observations in cynomolgus monkeys (Macaca fascicularis). J Periodontol, 64:529–537.

Schou S, Holmstrup P, Stoltze K, et al, 1993b. Ligature-induced marginal inflammation around osseointegrated implants and ankylosed teeth. Clin Oral Implants Res, 4:12–22.

Weyant R J, Burt B A, 1993. An assessment of survival rates and within-patient clustering of failures for endosseous oral implants. J Dent Res, 72 (1):2–8.

第 62 章

参考文献

Carcuac O, Derks J, Charalampakis G, et al, 2016. Adjunctive systemic and local antimicrobial therapy in the surgical treatment of peri-implantitis: A randomized controlled clinical trial. J Dent Res, 95 (1):50–57.

Esposito M, Grusovin M G, Tzanetea E, et al, 2010. Interventions for replacing missing teeth: Treatment of perimplantitis. Cochrane Database Syst Rev, 6:CD004970.

Heitz-Mayfield L J, Mombelli A, 2014. The therapy of peri-implantitis: A systematic review. Int J Oral Maxillofac Implants, 29 (Suppl.):325–345.

Kotsakis G A, Konstantinidis I, Karoussis I K, et al, 2014. Systematic review and meta-analysis of the effect of various laser wavelengths in the treatment of peri-implantitis. J Periodontol, 85 (9):1203–1213.

Listl S, Fruhauf N, Dannewitz B, et al, 2015. Cost-effectiveness of non-surgical peri-implantitis treatments. J Clin Periodontol, 42 (5):470–477.

Louropoulou A, Slot D E, Van der Weijden F, 2014. The effects of mechanical instruments on contaminated titanium dental implant surfaces: A systematic review. Clin Oral Implants Res, 25 (10): 1149–1160.

Renvert S, Polyzois I, Maguire R, 2009. Re-osseointegration on previously contaminated surfaces: A systematic review. Clin Oral Implants Res, 20 (Suppl. 4):216–227.

Salvi G E, Ramseier CA, 2015. Efficacy of patient-administered mechanical and/or chemical plaque control protocols in the management of peri-implant mucositis: A systematic review. J Clin Periodontol, 42 (Suppl. 16):S187–S201.

扩展阅读

Ellegaard B, Baelum V, Karring T, 1997. Implant therapy in periodontally compromised patients. Clin Oral Implants Res, 8 (3): 180–188.

Heitz-Mayfield L J, Schmid B, Weigel C, et al, 2004. Does excessive occlusal load affect osseointegration? An experimental study in the dog. Clin Oral Implants Res, 15 (3):259–268.

Isidor F, 1996. Loss of osseointegration caused by occlusal load of oral implants: A clinical and radiographic study in monkeys. Clin Oral Implants Res, 7 (2):143–152.

Isidor F, 1997. Histological evaluation of peri-implant bone at implants subjected to occlusal overload or plaque accumulation. Clin Oral Implants Res, 8 (1):1–9.

Mombelli A, 1999. Prevention and therapy of peri-implant infections//Lang N P, Karring T, Lindhe J.Proceedings of the 3rd European Workshop on Periodontology. Berlin: Quintessence: 281–303.

Roos-Jansåker A M, Lindahl C, Renvert H, 2006. Nine-to fourteen-year follow-up of implant treatment. Part II: Presence of peri-implant lesions. J Clin Periodontol, 33 (4): 290–295.

Weyant R J, Burt B A, 1993. An assessment of survival rates and within-patient clustering of failures for endosseous oral implants. J Dent Res, 72 (1):2–8.

第 63 章

参考文献

Albertini M, López-Cerero L, O'Sullivan M G, et al, 2015. Assessment of periodontal and opportunistic flora in patients with peri-implantitis. Clin Oral Implants Res, 26 (8):937–941.

Esposito M, Grusovin M G, Tzanetea E, et al, 2010. Interventions for replacing missing teeth: Treatment of perimplantitis. Cochrane Database Syst Rev, 6:CD004970.

Heitz-Mayfield L J, Lang N P, 2010. Comparative biology of chronic and aggressive periodontitis vs. peri-implantitis. Periodontology 2000, 53:167–181.

Jepsen S, Berglundh T, Genco R, et al, 2015. Primary prevention of periimplantitis: Managing peri-implant mucositis. J Clin Periodontol, 42 (Suppl. 16):S152–S157.

Monje A, Aranda L, Diaz K T, et al, 2016. Impact of maintenance therapy for the prevention of peri-implant diseases: A systematic review and meta-analysis, J Dent Res, 95 (4): 372–379.

Pontoriero R, Tonelli M P, Carnevale G, et al, 1994. Experimentally induced peri-implant mucositis: A clinical study in humans. Clin Oral Implants Res, 5 (4),:254–259.

Salvi G E, Ramseier C A, 2015. Efficacy of patient-administered mechanical and/or chemical plaque control protocols in the management of peri-implant mucositis: A systematic review. J Clin Periodontol, 42 (Suppl. 16):S187–S201.

Salvi G E, Zitzmann N U, 2014. The effects of anti-infective preventive measures on the occurrence of biologic implant complications and implant loss: A systematic review. Int J Oral Maxillofac Implants, 29 (Suppl.): 292–307.

Schou S, Holmstrup P, Reibel J, et al, 1993. Ligature-induced marginal inflammation around osseointegrated implants and ankylosed teeth: Stereologic and histologic observations in cynomolgus monkeys (Macaca fascicularis). J Periodontol, 64 (6):529–537.

Serino G, Turri A, Lang N P, 2015. Maintenance therapy in patients following the surgical treatment of peri-implantitis: A 5-year follow-up study. Clin Oral Implants Res, 26 (8): 950–956.

扩展阅读

Grusovin M G, Coulthard P, Worthington HV, et al, 2010. Interventions for replacing missing teeth: Maintaining and recovering soft tissue health around dental implants. Cochrane Database Syst Rev, 8: CD003069.